AF567814

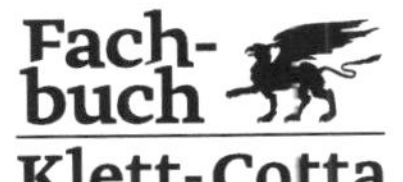
Fach-
buch
Klett-Cotta

Eva Jaeggi ist em. Professorin für Klinische Psychologie und Psychotherapie, Verhaltenstherapeutin und Psychoanalytikerin, Lehrtherapeutin/Supervisorin. Zahlreiche Veröffentlichungen im Bereich Vergleich von Therapieschulen, Moderne Lebensformen, Beruf des Psychotherapeuten.

Volker Riegels ist em. Professor für Klinische Psychologie und Psychotherapie, Psychodramatherapeut und Psychoanalytiker, Lehrtherapeut/Supervisor. Veröffentlichungen im Bereich der Dynamischen Psychotherapie, Psychodrama u. a.

Eva Jaeggi/Volker Riegels

Techniken und Theorie der tiefenpsychologisch fundierten Psychotherapie

Unter Mitwirkung von Heidi Möller

Klett-Cotta

Klett-Cotta
www.klett-cotta.de
Für die deutsche Ausgabe

Printed in Germany
Umschlag: Klett-Cotta Design
Gedruckt und gebunden von Esser printSolutions GmbH, Bretten
ISBN 978-3-608-96348-9

Dritte Auflage, 2018

Bibliographische Information Der Deutschen Bibliothek
Die Deutsche Bibliothek verzeichnet diese Publikation in der
Deutschen Nationalbibliographie; detaillierte bibliographische
Daten sind im Internet über <http://dnb.d-nb.de> abrufbar

Inhalt

Vorwort ... 9

An wen richtet sich dieses Buch? ... 13

Das ›richtige‹ Vorgehen in der tiefenpsychologisch fundierten Psychotherapie ... 18

Ein unterschiedlicher Blick: Intrapsychisch und/oder interpsychisch ... 26

Fiktives Beispiel ... 30

Konflikt statt Trauma ... 33

Theoretische Standortbestimmung ... 35

Einige Hinweise zur historischen Entwicklung ... 47

Der Therapeut in der tiefenpsychologisch fundierten Psychotherapie: lebendiger? ... 55

Erlebnisaktivierung, der therapeutische Prozess, Übertragung und Beziehung ... 61

Stellenwert der Übertragung in der tiefenpsychologisch fundierten Psychotherapie ... 62

Die Entwicklung einer inneren Welt im Licht neurobiologischer Forschung ... 63

Das implizite und das explizite Gedächtnis ... 64

Bedeutung für das Verständnis von Übertragung ... 65

Vergangenheits- und Gegenwartsunbewusstes ... 66

Der Umgang mit der Übertragung ... 74
Zur Haltung des Therapeuten ... 75
Umgang mit realitätsbezogener Wahrnehmung ... 75
Begegnungsmomente im Kontext der therapeutischen Beziehung 76
Erst die aktuelle Beziehung, dann die externen Übertragungen beachten ... 80
Gegenübertragungsagieren ... 81
Negative Übertragung ... 82
Fallbeispiel ... 82

Die therapeutische Grundhaltung und der therapeutische Raum ... 86
Gleichschwebende Aufmerksamkeit ... 87
Liegen oder Sitzen – die symbolträchtige Couch ... 89
Die Grundregel ... 91
Abstinenz und Neutralität ... 93
Fallbeispiel ... 95

Der Ort der Deutung in der tiefenpsychologisch fundierten Psychotherapie ... 102

Techniken ... 113
Neue Techniken, aber keine neue Therapie ... 113
Rollentausch ... 119
Fiktiver Dialog und Entscheidungsfindung ... 124
Doppeln im Rollentausch ... 128
Externalisierung von Introjekten ... 133
Interview und Rollentausch ... 136
Differenzierung der inneren Wirklichkeit ... 139
Symbole ... 141
Symbole und Psychotherapie ... 145
Arbeit am Widerstand ... 150
Abgrenzung und Identitätsfindung ... 152
Kombination mit dem Rollentausch ... 155
Symbole, Zwischenraum und Beziehung ... 156

Umgang mit Geschenken ... 157
Arbeitsstörungen ... 158
Kunstpostkarten ... 159
Eheprobleme ... 160
Beziehungsstrukturen (Münzen, Knöpfe, Steine etc.) ... 165
Wiederholungszwang ... 166
Malen ... 169
Zukunftsvision ... 170
Imagination ... 171
Wege aus der Depression ... 173
Der Einbezug des Körpers ... 175
Bewältigung einer Angst ... 178
Awareness ... 180
Auftauchen einer Schlüsselerfahrung ... 182
Körperempfindung und Selbsterleben ... 183
Aufhebung einer Spaltung ... 185
Experiment ... 186
Differenzierung der Innensicht ... 188
Körpererinnerung ... 189
Sprachspiele ... 190
Wunderfrage ... 195
Bewusstmachung der Konfliktdynamik ... 196
Hausaufgaben ... 198
Hilfs-Ich-Funktion von Hausaufgaben ... 201

Auswirkungen auf die Ausbildung ... 205

Beispiele aus der Praxis ... 209
Magdalena, ein Fall von Anorexia nervosa ... 209
Bettina, Leistungs- und Autoritätsängste ... 219
Boris, Schuld und Angst ... 230

Literatur ... 238

Register ... 244

Vorwort

Dieses Buch hat einen langen Weg hinter sich. Angeregt vom 1999 in Kraft getretenen neuen Gesetz über die Ausübung des Psychotherapeutenberufes und der Schaffung des Berufsstandes der Psychologischen Psychotherapeuten, wurde uns bald klar, dass wir uns überlegen mussten, wie der Therapeut bei der »tiefenpsychologisch fundierten Psychotherapie« – erstmals eine eigene Richtung – wohl methodisch vorgehen sollte. Braucht es überhaupt neue Techniken? Schließlich haben Psychoanalytiker schon immer auch niederfrequent gearbeitet. Ist es wirklich ein ›neuer‹ Beruf? Ist er gleichwertig mit dem Beruf des Psychoanalytikers? Worin unterscheidet er sich?

Das alles waren Fragen, die uns Verfasser in besonderer Weise betrafen, weil wir – als Psychoanalytiker, die auch andere Therapieformen gelernt hatten – nunmehr mit der Ausbildung von Kandidaten der »Tiefenpsychologie« betraut waren. Die Lage war vertrackt. Wir hatten selbst eine lange und ausführliche Ausbildung als Psychoanalytiker hinter uns. Tiefenpsychologisch fundierte Psychotherapie – ein Kunstwort, das nur in Deutschland gebräuchlich ist – kam in diesen Ausbildungen nur in sehr kurzer Form vor, weil die meisten Dozenten der Meinung waren, die Vorgehensweise verstünde sich von selbst: ein wenig mehr Aktivität, weniger Regression, stärkerer Bezug zur Aktualität, weniger Übertragung – das meiste war ein ›weniger des Guten‹. Der Idealfall schien es nicht, obwohl schon auch sehr früh klar geworden war, dass sehr viele, vielleicht die meisten Patienten mit einer niederfrequenten Therapie mehr anfangen konnten als mit einer hochfrequenten.

Auf der anderen Seite: Unsere Ausbildungen als Verhaltenstherapeuten, Psychodramatiker, Gestalttherapeuten hatten uns gezeigt, dass wir auch in diesen Therapieformen sinnvoll arbeiten konnten und dass unsere Kollegen das auch oft jahrzehntelang getan hatten. Dass viele dieser Therapierichtungen nun auf einmal disqualifiziert wurden, empfanden wir als Ungerechtigkeit.

Es scheint vom heutigen Standpunkt aus nur als folgerichtig, dass wir versuchten, auch Techniken aus anderen Therapieschulen in unser niederfrequentes Setting zu integrieren. Allerdings – und deshalb hat dieses Buch eine lange Vorgeschichte – haben wir nicht damit gerechnet, dass wir bei unserem schon frühzeitig entstandenen Vorhaben auf sowohl äußere als auch innere Hemmungen zahlreicher Art stoßen würden. Die äußeren kamen natürlich von vielen Kollegen aus der psychoanalytischen Ecke: Manche der Argumente der Anfangszeit sind in der heutigen Situation, wo die Frage der Technikenintegration immer häufiger und ernsthafter diskutiert wird, schon nicht mehr ganz nachfühlbar. Immer wieder ging es darum, dass die Psychoanalyse ›verwässert‹ werde, dass man die ›Tiefe‹ der Erkenntnisse zugunsten von Abwehrstärkung vermeide und ähnliches mehr. »Bauchladentherapie« wurde uns vorgeworfen, ein heilloses Technikengemisch ohne erkennbaren theoretischen Hintergrund. Manches Argument hieß einfach nur »aber das ist ja schrecklich«, »vollkommen unanalytisch« – wir fühlten uns zeitweise fast als Outcasts. Das aber macht, im Verein mit anderen Outcasts, ja bekanntlich auch stärker.

Die inneren Hemmungen aber waren schwerer zu überwinden. Natürlich hatten wir in unserer psychoanalytischen Sozialisation auch verinnerlicht, dass wir die ›Königin‹ aller Therapierichtungen vertraten, wir hatten Freunde und Kollegen, die wir gerne mochten und deren Kritik wir uns nicht so gerne stellten, und wir hatten damit auch das bekannte »Psychoanalytische Über-Ich« entwickelt.

Unsere ersten, immer wieder überholten Entwürfe zu diesem Buch zeigten dies deutlich: Absicherungen gegenüber der Psychoanalyse, Beweisführungen, dass wir mit unseren Vorschlägen nicht gegen psychoanalytisches Ethos verstießen, dauernde Vergleiche – all dies hinderte uns am Denken und Schreiben.

Eine unserer Mitstreiterinnen – Heidi Möller, Professorin für Psychologie – hatte sich inzwischen in Innsbruck mit der österreichischen Szene der Psychoanalytiker vertraut gemacht und berichtete von dort Erstaunliches. Vorträge zur Technikenfrage, die in Deutschland vor Psychoanalytikern Skepsis, Desinteresse oder sogar Empörung ausgelöst hatten, wurden in Innsbruck dankbar aufgenommen und als interessante Diskussionsvorlage betrachtet. Nur wenige Kilometer entfernt von der Grenze würden unsere Vorschläge also nichts an sich haben, was uns zum Dissidententum verurteilte. Dies gab uns neuen Mut.

Heidi Möller konnte wegen Arbeitsbelastung und der Entfernung halber zwar nicht mehr kontinuierlich mitarbeiten, aber Ratschläge und Meinungen aus der Ferne waren uns natürlich auch wichtig. Einige Kapitel (Sprachspiele, Experiment, Wunderfrage) hat sie beigesteuert, wofür wir ihr an dieser Stelle recht herzlich danken. Noch wichtiger aber war für uns ihr Interesse an der Arbeit, die Freiheit, die sie sich nahm, auch lang gehegte aber wenig durchdachte Vorstellungen in Frage oder zumindest auf den Prüfstand zu stellen. Auch dafür sei ihr sehr herzlich gedankt!

Dieser Prozess der Befreiung von unseren allzu großen Hemmungen und Ängsten hat länger gedauert als wir zuerst dachten. Das wichtige Anliegen des Buches war uns zwar immer klar, aber in der Durchführung haben wir doch erheblich geschwankt und uns immer wieder neu besonnen, auch unsere Argumentation immer wieder neu bedacht.

Irgendwann kamen wir dazu, uns auch mit der Frage auseinanderzusetzen, ob es nicht auch einem Psychoanalytiker ganz gut täte, sich in der Technikenfrage an anderen Richtungen der Therapie zu orientieren. Das aber ist ein anderes Kapitel und dieses Fass wollten wir dann doch nicht (zumindest nicht öffentlich) auftun.

Als Fazit aber bleibt, dass wir bei Wahrung unseres tiefen Interesses für die Psychoanalyse in ihren Theorien, bei der niederfrequenten tiefenpsychologisch fundierten Psychotherapie vorschlagen, auch Techniken aus anderen Therapieschulen daraufhin zu überprüfen, ob sie für unsere Zwecke und die psychoanalytische Theorie ›tauglich‹ sind. Wir haben dies an vielen Beispielen dargestellt und unsere Überlegungen in Hinblick auf wichtige theoretische Bestimmungsstücke der Psychoanalyse dargelegt. Rechtfertigungen gegenüber Einwänden sehr strenger Psychoanalytiker haben wir versucht, nicht allzu defensiv auszugestalten. Ob etwas »nicht mehr analytisch« ist oder nicht, halten wir für eine belanglose Frage. Wir fühlen uns als Psychoanalytiker, aber wir schwören unseren anderen Ausbildungen nicht ab, sondern wollen vieles davon ›retten‹, auch wenn die Gesetzeslage zurzeit einem Pluralismus der Therapieschulen widerspricht. Die Forschungsbemühungen an vielen Orten akademischen Lebens allerdings sehen anders aus, sie sind interessiert an einer Technikenintegration. Auch viele theoretische psychoanalytische Konzepte unterstützen unser Anliegen. In den Kapiteln zu unserer theoretischen Positionierung haben wir dies ausführlicher dargelegt.

Wir hoffen sehr, dass das Buch vielen Kollegen eine Hilfe sein kann. Wenn wir im Text von »Therapeut, Patient« etc. sprechen, sind immer beide Gechlechter gemeint. Unserem Lektor Dr. Beyer danken wir für die bereitwillige und recht rasch erfolgte Unterstützung. Es gibt unter unseren psychoanalytischen Kollegen sowie unter denjenigen Kandidaten, die ihre Ausbildung als Tiefenpsychologen schon abgeschlossen haben, viele, die uns mit Fallgeschichten und eigenen Ideen Mut gemacht haben. Auch ihnen danken wir sehr herzlich.

Eva Jaeggi
Volker Riegels

An wen richtet sich dieses Buch?

In einer Zeit, in der nicht nur in Deutschland (dort aber in besonderer Weise) der Beruf des Psychotherapeuten berufsrechtlich und sozialrechtlich neu bestimmt wird, wo aber darüber hinaus auch innerhalb etablierter Therapieschulen sich überall neue Ideen entwickeln, scheint es sinnvoll, auch erneut über Techniken des psychotherapeutischen Vorgehens nachzudenken. Dies gilt in besonderer Weise für alle diejenigen Richtungen, die sich in ihren theoretischen Voraussetzungen auf die Psychoanalyse berufen. In Deutschland sind dies ›offiziell‹ vor allem die beiden als »psychodynamisch« bezeichneten Richtungen der Psychoanalyse und der sogenannten »tiefenpsychologisch fundierten« Psychotherapie. Es gibt aber natürlich noch immer Therapeuten, die – obwohl theoretisch der Psychoanalyse verpflichtet – schon lange vor der 1999 stattgefundenen Gesetzgebung andere Techniken als die der Psychoanalytiker entwickelt haben, zum Teil auch andere Namen für ihre Therapierichtung gefunden haben und diese Form der Psychotherapie nunmehr unter dem Namen »tiefenpsychologisch fundierte Psychotherapie (TP)« weiterführen, sofern sie die sogenannte »Nachqualifikation« im Sinne des Gesetzes durchlaufen haben. Dies gilt zum Beispiel für die Gestalttherapie, für das Psychodrama oder für die Therapie des katathymen Bilderlebens. Manche nennen sich – sozusagen als Untertitel ihrer offiziellen Bezeichnung als Psychoanalytiker – so, wie ihre Gründerväter sie genannt haben – Analytische Psychotherapeuten (Jung), Individualtherapeuten(Adler) – alles Richtungen, die sich in den langen Jahrzehnten ihrer Entwicklung mehr oder auch weniger von der Psychoanalyse fort oder zur Psychoanalyse hin entwickelt haben.

Psychoanalyse – auch dies allgemein bekannt – ist natürlich auch nicht mehr ein einheitliches theoretisches Werk. Wie jede wissenschaftliche Richtung hat sie sich weiterentwickelt, gespalten (dies tut sie besonders gerne), unterschiedliche Gedankenstränge akzentuiert, andere verlassen. Anders als die meisten Naturwissenschaften ist sie als ein geistes- und sozialwissenschaftliches Denkgebäude nicht in einer steten Entwicklung begriffen, sondern wechselt ihre Blickrichtung im Zusammenhang mit den jeweiligen historischen und kulturellen Gegebenheiten.

All dies macht die Psychotherapie als Wissenschaft oft unübersichtlich, ganz besonders im Bereich der psychoanalytisch begründeten Psychotherapien. Jahrzehntelang wurde zum Beispiel in Deutschland die Richtung der »tiefenpsychologisch fundierten Psychotherapie« nur im Zusammenhang mit der psychoanalytischen Ausbildung gelehrt. Gestalttherapeuten oder Psychodramatiker, die sich sehr oft theoretisch in der Psychoanalyse wiederfanden, gründeten eigene Ausbildungsinstitute, unter anderem auch deshalb, weil die Techniken, mit denen sie arbeiteten, anders waren als die herkömmlichen (zum Beispiel den Körper stärker einbezogen).

Nunmehr müssen sich also alle Psychotherapeuten in Deutschland, die nicht Verhaltenstherapeuten, Gesprächspsychotherapeuten oder Psychoanalytiker sind, als »tiefenpsychologisch fundierte« Psychotherapeuten bezeichnen und auch entsprechende Ausbildungen durchlaufen. Diese Ausbildungen sind institutsspezifisch unterschiedlich organisiert, müssen aber in einigen Punkten den vom Gesetz vorgeschriebenen Curricula entsprechen, wobei aber die inhaltliche Ausgestaltung recht verschieden sein kann. Auch die Organisationsformen variieren. Es ist selbstverständlich, dass die Ausbildung zum Beispiel innerhalb eines alten psychoanalytischen Instituts andere Schwerpunkte hat als in Instituten, die sich auf »tiefenpsychologisch fundierte Psychotherapie« erst neuerdings spezialisiert haben oder die ihre Herkunft aus anderen Therapieschulen (z. B. Gestalttherapie) nicht ganz verleugnen wollen. Die Diskussionen über die adäquate, ja die ›bessere‹ Ausbildung der Tiefenpsychologen ist seit einigen Jahren daher ein Dauerthema – oft wird es auch innerhalb einer einzigen Institution sehr unterschiedlich diskutiert. Es geht dabei immer wieder um die ›richtige‹ Anwendung psychotherapeutischer Techniken, also um die Frage ob – vielleicht abweichend von dem, was in einer strengeren Psychoanalyse praktiziert wurde – Techniken, die man schon von anderen therapeutischen Richtungen kennt, auch innerhalb der tiefenpsychologisch fundierten Psychotherapie verwendet werden sollten.

Die Adressaten für dieses Buch, so denken wir Verfasser, sind daher im Grunde alle Kandidaten oder auch fertige Psychotherapeuten, die sich dafür interessieren, wie eine Arbeit (und damit Ausbildung) zum tiefenpsychologisch fundierten Psychotherapeuten gerade auch in Hinblick auf die Technikenfrage aussehen kann, also alle, die sich dafür interessieren, wie die Forderungen, die sozusagen ›offiziellerweise‹ von psychoanalytischer Seite an die tiefenpsychologisch fundierten Psychotherapeuten gestellt werden, vom Praktiker einzulösen sind. Wir möchten daher ein neues Denken in Bezug auf die Fragen der Techniken innerhalb dieser neu zu konzipierenden Richtung der tiefenpsychologisch fundierten Psychotherapie vorschlagen; ein Denken, das spezifischer eingeht auf die Bedürfnisse derjenigen, die in tiefenpsychologisch fundierter Psychotherapie arbeiten oder die darin ausbilden und sich nicht damit begnügen, die etwas leeren Formeln herkömmlicher Beschreibungen der tiefenpsychoplogisch fundierten Psychotherapie wiederzugeben.

Es geht also nicht um neue theoretische Einsichten, sondern um Behandlungstechniken, die mit den psychoanalytischen Theorien vereinbar sind, bisher aber innerhalb der Ausbildung zum tiefenpsychologisch fundierten Psychotherapeuten selten gelehrt werden oder vielleicht nicht im Zusammenhang mit den psychoanalytischen Theorien gesehen wurden.

Ausbildern und /oder Praktikern sollte also gleichermaßen eine Plattform geboten werden, von der aus diese neu zu konzipierende »tiefenpsychologisch fundierte Psychotherapie« diskutiert werden kann. In Anbetracht der Tatsache, dass heutzutage die tiefenpsychologisch fundierte Psychotherapie diejenige Therapieform ist, die neben der Verhaltenstherapie am häufigsten angewandt wird, scheint es wichtig, sich der Frage der Praxeologie der Technik neu zu stellen und diese abzugleichen mit den Forderungen, die an eine solche Therapieform gestellt werden: Fundierung ihrer Techniken in einer theoretischen Denkweise, die die wichtigsten Bestimmungsstücke unseres psychoanalytischen Erbes – das Unbewusste, Widerstand, Übertragung und Gegenübertragung sowie die Einsicht in die konfliktträchtige Natur des Menschen – berücksichtigt.

Ausgehend von unseren Erfahrungen in anderen Therapieschulen waren wir Verfasser uns einig, dass wir die Techniken anderer Schulen nicht einfach über Bord werfen oder strikt auf die entsprechende Therapieschule beschränken wollten. Wir sind zwar als Psychoanalytiker sehr überzeugt von der Vielfalt theoretischer psychoanalytischer Konstrukte, sind auch nach wie vor der Meinung, dass hier die interessantesten Ansatzpunkte für mögliche Weiter-Entwicklungen liegen: aber nicht nur die Theorie, sondern auch die Praxis, so meinen wir, bedarf einiger Erweiterungen, damit man tiefenpsychologisch sinnvoll arbeiten kann.

Dieses Buch verdankt also seine Entstehung einer Bestimmung der praktischen Arbeit von Tiefenpsychologen, die sich mit verschiedenen Techniken der Therapie befasst haben und der Meinung sind, dass viele Techniken, die aus anderen Therapierichtungen stammen, durchaus kompatibel sind mit der psychoanalytischen Theorie. Das zeichnet dieses Buch aus vor den ›Vorläufern‹, z. B. Reimer und Rüger, »Psychodynamische Psychotherapien« (2000), wo viele Techniken von ihren jeweiligen Schulenvertretern zwar beschrieben, aber meist nicht explizit in ein psychoanalytisches Theoriegebäude eingearbeitet wurden. Auch das Buch von Wöller und Kruse (2002), das sehr konkret und gerade auch für Ausbildungskandidaten sehr hilfreich ist, beschränkt sich in der Darstellung der Interventionen auf das verbale Medium. Mit einem Wort: Wir haben keine Berührungsängste mit Techniken des Rollenspiels, des Focusing, der Awareness-Bewegung oder mit Techniken der Imagination. Wir möchten nur jeweils überlegen, wie sie einzubauen sind in die psychoanalytische Theorie, zum Beispiel der Übertragung oder des Widerstands, wie Indikationsüberlegungen aussehen könnten und in welcher Form sie der jeweiligen Persönlichkeit, dem Störungsbild oder der jeweiligen Phase im Prozess anzupassen sind. Es geht also nicht um ekklektisches Zusammenfügen verschiedener Techniken, sondern um Überlegungen, wie man bestimmte der Psychoanalyse bisher ›fremde‹ Techniken einbauen kann in eine Vorstellung vom Menschen mit seinen Störungen und den Heilungsmöglichkeiten.

Außerhalb Deutschlands haben diese Fragen der Zusammenführung verschiedener Techniken eine andere Relevanz. Da die Berufsbezeichnung »tiefenpsychologisch fundierter Psychotherapeut« nicht existiert, in manchen Ländern einfach viele auf die Psychoanalyse gründende Schulen als »Psychodynamische Therapie« bezeichnet werden, kommt die Frage, mit welchen Techniken man denn arbeiten kann bzw. als psychoanalytisch denkender Therapeut vielleicht vorsichtig sein sollte, in dieser Schärfe gar nicht auf. Das Problem in solchen Ländern besteht eher darin, dass allzu viele Techniken verwendet werden, ohne dass eine Reflexionsbasis geschaffen würde über die Verträglichkeit bzw. Unverträglichkeit von Techniken mit bestimmten Theorien.

Wir sind der Meinung, dass auch für Kollegen außerhalb Deutschlands mit seiner speziellen Gesetzgebung diese Überlegungen relevant sind, weil bestimmte Basisprobleme bei der Technikenintegration reflektiert werden müssen – allen voran das Thema von Übertragung und Gegenübertragung (z. B.: passt eine in-vivo-Desensibilisierung in eine Psychodynamische Therapie oder wird dadurch die Übertragungsdynamik gestört und der Therapeut wird zum Hilfs-Ich? Sind Rollenspiele im Setting der psychodynamischen Therapie kontraproduktiv, weil sie die Übertragung verändern? etc.).

Diese Themen sind auch – cum grano salis – für moderne Psychoanalytiker nicht ohne Relevanz. Auch ›auf der Couch‹ sind die Techniken natürlich – angeregt durch verschiedene Therapieschulen – nicht mehr so eindeutig festgelegt (was sie übrigens in der Realität nie waren), dass man nicht auch dort mit Imaginationstechniken oder Awareness-Übungen experimentiert. Die entsprechenden Überlegungen, wann man welche Techniken verwenden könnte, sind daher auch für Psychoanalytiker von Wichtigkeit.

Last but not least aber sind diese Fragen auch für die Erstellung von Forschungsvorhaben wichtig. Wir wissen schon seit langem, dass bei Vergleichsstudien die Grobeinteilung in bestimmte Therapieschulen nicht genügt – allzu viele Therapeuten haben ein ausgeweitetes Technikenrepertoire zur Hand, ohne dass ihre Interventionen von der entsprechenden Therapieschule ›gedeckt‹ sind. Es wäre daher für Fragen der Indikation, der Vergleichbarkeit und ähnliches wichtig, sich mit den einzelnen konkreten Interventionen zu beschäftigen und nicht nur mit den Etiketten, die durch die kassenrechtlich anerkannte Richtung vorgegeben sind. Auch auf diesem Wege werden wir dem Ziel einer sinnvollen Technikenintegration, die nicht nur ein »Misch-Masch« ist (Möller 2007), näherkommen.

Das ›richtige‹ Vorgehen in der tiefenpsychologisch fundierten Psychotherapie

Nicht nur in der sogenannten tiefenpsychologisch fundierten Psychotherapie ist es für die meisten Therapeuten unklar, was die ›richtige‹ Vorgehensweise ist. Auch Psychoanalytiker suchen schon seit langem danach, wie sie ihre therapeutischen Techniken definieren sollen, in welcher Weise man Ausbildungskandidaten anweisen sollte und ob es überhaupt die ›richtige‹ Vorgehensweise gibt. Schon in den Zwanzigerjahren hat eine erste Umfrage unter Psychoanalytikern ergeben, dass sie sich – auf ihre speziellen Techniken hin befragt – ganz und gar nicht einig waren darüber, wie man therapeutisch vorgehen sollte, wenn man ›richtig‹ analysiere. Eine Umfrage von Hamilton (1953) unter 56 Psychoanalytikern strenger Schulen ergab, dass auch zu diesem Zeitpunkt – trotz Eisslers normativer Technikvariablen (Eissler 1953) – noch keine Einheitlichkeit erreicht war. Dieses Faktum ist seither unter vielen Gesichtspunkten immer wieder von neuem analysiert und bedacht worden. Es hängt zum einen damit zusammen, dass das komplexe Gefüge einer therapeutischen Beziehung zwischen jeweils sehr verschiedenen Menschen (Patient und Therapeut) von außerordentlich vielen Faktoren bestimmt wird; zum anderen spiegelt es aber auch die sehr unterschiedlichen theoretischen Entwicklungen in der Psychoanalyse wider.

Wie Mitchell (2005/1997) sehr eindringlich beschreibt, sind alle jeweiligen Absichten der Psychoanalytiker, zu festen Bestandteilen des ›richtigen‹ Handelns zu kommen (Neutralität, Abstinenz, Empathie, Korrektur der emotionalen Erfahrung u. ä.), als nicht wirklich realisierbar erschienen, haben sich in ihrer Durchführung als »illusionär« (S. 220) erwiesen. Allenfalls kann es immer wieder »Versuche« geben, bestimmte Ziele zu verwirklichen. Unter dem theoretischen Postulat des Konstruktivismus zeigt Mitchell an einzelnen Bestandteilen der als unerlässlich geltenden Normen (Neutralität, Abstinenz, Gegenübertragungsdeutung) auf, dass diese Begriffe sich mit immer wieder neuen Inhalten füllen müssen, wenn man die Tatsache des interaktionellen

Konstruierens ernst nimmt. Ja, dass überhaupt keine Einigkeit erreicht werden kann, was dies denn überhaupt im konkreten Fall ist und wie man feststellen könnte, dass in einem bestimmten Fall eine persönlich geäußerte Meinung des Therapeuten ein Gegenübertragungswiderstand oder ein hilfreiches Instrument oder ein sadistischer Akt sei. Die wichtigen Konzepte ›zerfließen‹ gleichsam in der konkreten Interaktion des therapeutischen Handelns, wobei selbst die »Deutung«, lange Zeit ein Königsweg der therapeutischen Kunst, unter der Hand z. B. als ein Instrument des Gegenübertragungsagierens oder des Sadismus oder als ein hilfreiches Pendant zur »Markierung« im Sinne Fonagys gesehen werden kann. Letztlich haben Therapeut und Patient ›recht‹, wenn die Therapie im Sinne beidseitigen guten Gefühls fortschreitet.

Die Neutralität sowie die Abstinenz des Psychoanalytikers als »Illusion« zu bezeichnen (Mitchell) oder als einen »Mythos« (Stolorow, Orange, Atwood 2001), der einem veralteten Ideal des positivistischen Denkens geschuldet ist: Das macht es schwierig, die Identität des Psychoanalytikers noch in einem einheitlichen Rahmen zu beschreiben. »Ist es utopisch, sich zukünftige Psychoanalytiker ohne besondere berufliche Identität vorzustellen?«, fragt einer der bedeutenden deutschen Psychoanalytiker, Helmut Thomä, in einem Artikel des »Forums der Psychoanalyse« (2/2004) in provokanter Manier. Seine besondere Skepsis gilt der neu auflebenden Kleinianischen Schule. Sie bildet seiner Meinung nach in schwer nachzuvollziehender Weise eine Art »geschlossene Formation« und scheint zu »wissen«, wie man mit Hilfe der Gegenübertragungsanalyse einen privilegierten Zugang zum Unbewussten bekommt. Demgegenüber fordert er den immer wachen und selbstkritischen Psychoanalytiker, der ergebnisoffen verschiedenen empirischen Forschungsergebnissen gegenübersteht und die unterschiedlichen theoretischen Richtungen als Heuristiken einbezieht. Eine geschlossene »Identität« über die Identifizierung mit einer Schule oder einer Gruppe muss es dann nicht mehr geben. Mit einem Wort: Der Psychoanalytiker nähert sich der bekannten Figur des ›ganz normalen‹ Wissenschaftlers an, der – wenngleich nie ganz tendenzlos – doch versucht, sich mit den verschiedenen Denkmöglichkeiten und empirisch gewonnenen Ergebnissen zu befassen und vergleichend mit seiner »Persönlichen Gleichung« in Einklang zu bringen.

All diese Diskussionen – und natürlich könnte man reihenweise andere Kritiker und Zweifler bezogen auf die ›richtige‹ Vorgehensweise und die

›richtige‹ Identität des Psychoanalytikers anführen (Kernberg [2000] und viele andere), zeigen auf, wie brüchig das Selbstverständnis der Psychoanalytiker geworden ist. Für die tiefenpsychologisch fundierte Psychotherapie, eine nunmehr anerkannte eigene therapeutische Richtung, gilt dies in ganz besonderer Weise. Bisher als ›Stiefkind‹ der ›richtigen‹ Analyse angesehen, bekommt sie nun eigenen Status. Welchen aber? Kandidaten, die in dieser therapeutischen Richtung ausgebildet werden, haben selbst oft das Gefühl, sie lebten im Schatten einer ›großen Schwester‹ und müssten alles tun, um ihr zu gleichen. Da nützen alle Beteuerungen, dass es sich um eine gleichwertige, wenngleich ›andere‹ Form der Therapie handle, oft nichts. Die in Deutschland geltende Kassenregelung (maximal 100 Stunden für die TP, maximal 300 Stunden für die AP) scheint die Ungleichwertigkeit noch zu bestätigen.

Dazu kommen die (eher vagen) inhaltlichen Bestimmungsstücke: weniger Regression, weniger Übertragungsdeutung, Steuerung der Übertragung, aktuelle Konflikte bearbeitend statt biografischer, statt intrapsychischer interpersonelle Arbeit, im schlimmsten Fall »edukativ«.... Damit sind die großen idealen Ziele der Psychoanalyse schon erheblich angekratzt: Strukturveränderung qua Einsicht, eventuell (bei Kleinianern) das Vordringen in den »psychotischen Kern« der Persönlichkeit, was offenbar eine besondere Tiefe der Selbstsicht bedeutet – mit einem Wort, eine von Selbsttäuschungen möglichst gereinigte Beziehung zu sich selbst und damit auch zu anderen wird damit in der tiefenpsychologisch fundierten Psychotherapie unwahrscheinlich. Es scheint sich von selbst zu ergeben, dass dabei die tiefenpsychologisch fundierte Psychotherapie nicht ganz ›mithalten‹ kann. Die Fragwürdigkeit solcher Therapieziele ist allerdings schon öfter betont worden, zuerst übrigens von Freud selbst (endliche und unendliche Analyse).

Die Frage der Identität von tiefenpsychologisch fundierter Psychotherapie oder Psychoanalyse können (und wollen) wir nicht lösen mit diesem Buch. Uns scheint die Frage von Thomä gerechtfertigt und auch seine Antwort vernünftig. Die von ihm geforderte »Haltung«, nämlich die des forschenden Praktikers, der ergebnisoffen denkt und handelt, verleiht zwar keine »Gruppenidentität«, erscheint aber als ein den modernen Erkenntnistheorien angemessenes Verhalten.

Unser Bemühen gilt der Überlegung, ob Therapeuten, die als tiefenpsychologisch fundierte Psychotherapeuten arbeiten, nicht noch ganz andere

Möglichkeiten innerhalb der Therapie nutzen sollten als Psychoanalytiker, indem sie (siehe im Kapitel »Techniken« S. 113–205) andere Techniken als die in der Psychoanalyse üblichen benutzen. Auch wenn man die meist als Kennzeichen der tiefenpsychologisch fundierten Psychotherapie angesehenen Beschreibungsstücke (weniger Übertragungsdeutungen, weniger Regression, weniger Deutungen etc.) ernst nimmt, stellt sich natürlich immer die Frage, *wie* man denn diese Art des Therapierens erreichen könne. *Wie* wird Regression gesteuert? *Wie* werden interpersonale statt intrapsychische Konflikte thematisiert? *Wie* kommt man dazu, Patienten auch in weniger »regressiven« Settings erleben zu lassen, was sie fühlen und in welcher Form sie ihr Verhalten steuern oder Steuerung vergessen können? In der großen Analyse wird durch eine Vorgabe von sehr viel Zeit und wenig aktives Eingreifen des Therapeuten darauf gebaut, dass sich intrapsychisches Konfliktgeschehen langsam aufbaut, woraus sich eine Neubewertung einstellt und ohne den aktiven Eingriff des Psychoanalytikers alternative Gefühls-, Denk- und Handlungsmuster einstellen.

Indem wir aufzeigen, wie man mit anderen Techniken (die zum Teil sogar aus anderen theoretischen Zusammenhängen stammen können) arbeiten kann, ohne dass man den theoretischen Rahmen der Psychoanalyse verlässt, hoffen wir darauf, dass diese Erweiterungen auch den Blick weiten dafür, dass die Identität eines Psychotherapeuten nicht in Identifikation mit Schulen oder bestimmten Menschen erfolgt, sondern dass eine moderne therapeutische Identität – wenn man von einer solchen sprechen will – sich vom ergebnisoffenen Blick des Wissenschaftlers herleiten lässt. Die Frage nach einer geringeren oder größeren ›Tiefe‹ des Therapieergebnisses sollte dann kein Qualitätsmerkmal eines bestimmten Vorgehens sein. Es kann – so eine mögliche Lesart – sehr umfassende Therapieergebnisse in einer tiefenpsychologisch fundierten Psychotherapie geben und weniger umfassende in einer Psychoanalyse und umgekehrt, wie schon Wallerstein (1988) und in letzter Zeit auch Rudolf et al. (2006) aufgezeigt haben. Dies hängt von der Person des Patienten, des Therapeuten und vom Einsatz seiner Techniken ab – die ›richtigen‹ sind ja wohl diejenigen, die dem Patienten helfen.

Die größere Freiheit, die ein tiefenpsychologisch fundierter Psychotherapeut sich erringen kann, indem er auf ein größeres Technikenrepertoire zurückgreifen kann, sollte – und das wäre eine Hoffnung in die Zukunft – jüngere Kollegen anregen, sich bei ihren Fallberichten und Einzelfallstudien in anderer Weise mit den Theorien der Psychoanalyse auseinanderzusetzen als dort, wo man sehr eng kleben bleibt an einigen als ›analytisch‹ angesehenen Standards. Wir haben in diesem Buch bei den vielen Fallbeispielen versucht, darauf zu achten, dass die angewandten Techniken immer wieder im Lichte wichtiger psychoananalytischer Theoriebestandteile reflektiert werden: dass Übertragung und Widerstand, Forderungen der Abstinenz und Neutralität in Betracht gezogen werden, vor allem natürlich haben wir auch versucht, den vorweggenommenen Vorwurf des »Agierens« (viele Techniken sind aktivierend, haben Vorschlagscharakter) zu überlegen. Wir denken, dass damit auch theoretische Einsichten in therapeutische Wirkfaktoren erweitert werden können.

Alles in allem hoffen wir, dass dadurch nicht nur die Gruppe der tiefenpsychologisch fundierten Psychotherapeuten, sondern alle Therapeuten, die in irgendeiner Form auf dem Boden der Psychoanalyse stehen, von diesen Erweiterungen profitieren können – auch dann, wenn sie diese – meist erlebniszentrierten, aktivierenden und strukturierenden Techniken nicht anwenden wollen.

Wir sind nicht die Ersten, die fordern, dass wir unsere behandlungstechnischen Vorstellungen erweitern und differenzieren müssen, wenn wir mit unseren Techniken auch die Patienten erreichen wollen, die vermehrt in den Praxen und Ambulanzen vorstellig werden, nämlich Patienten mit strukturellen Störungen, »welche v. a. das interpersonelle Verhalten beeinflussen, auf diesem Wege symptomwertig werden und Leidensgefühle hervorrufen« (Reimer & Rüger 2000, S. 218).

Fürstenau hat schon 1979 eine veränderte Praxeologie für die Psychoanalyse bei Patienten mit sogenannten strukturellen Frühstörungen gefordert. Die Erfahrung zeige, dass solche Patienten auf Deutungen und konfrontierende Interventionen mit Widerständen reagierten. Interventionen, die primär konfliktaufdeckend seien und die die psychische Spannung erhöhten, provozierten Dekompensationen, die sich in psychosomatischen Krisen, in dissozialem Agieren, in narzisstischem Rückzug und depressiven oder aggressiven Verstimmungen oder auch anderen Mechanismen im Sinne einer Notreaktion äußerten (Fürstenau 1979). Schon damals meinte er mit Blick auf die Psychoanalyse, wenn es nicht gelänge, »unsere behandlungstechnischen Vorstellungen zu erweitern, zu differenzieren, gemeinsam neu zu formulieren, dann – so fürchte ich – fällt die Psychoanalyse – als soziales Phänomen verstanden – wesentlich hinter ihre eigenen wissenschaftlichen und kompetenzmäßigen Möglichkeiten zurück.« (Fürstenau 1979, S. 45)

Diese Forderung gilt umso mehr für die tiefenpsychologisch fundierte Psychotherapie. Bei aller Unklarheit in Fragen der Indikation wird die tiefenpsychologisch fundierte Psychotherapie häufig als bevorzugtes Verfahren bei Patienten genannt, die spezifische Defizite im Bereich ihrer Ich-Funktionen aufweisen. Für die therapeutische Zielsetzung bedeutet das, dass zu allererst der Erwerb elementarer Ich-Funktionen das Ziel der therapeutischen Arbeit sein muss, wie z. B. die Fähigkeit zur Selbststeuerung, zur Affektregulierung und -differenzierung, zur Selbstwahrnehmung und Empathie entwickeln zu helfen. Das bedarf einer viel aktiveren Haltung des Therapeuten als sie in analytischen Psychotherapien oder gar in Psychoanalysen praktiziert wird.

Mit der Forderung nach einer veränderten Praxeologie mit Blick auf diese Patientengruppe sehen wir uns in einer Linie mit den Forderungen von Alexander, Balint Ferenczi, später insbesondere Heigl und Heigl-Evers, ja selbst Freud, der auf dem Budapester Kongress (1920) Überlegungen anstellte, ob nicht für die Massenanwendung im Unterschied zur »strengen« und »tendenzlosen« Psychoanalyse eine verkürzte Form der Psychotherapie entwickelt werden müsse.

Dabei scheint zunächst ein veränderter diagnostischer Blick notwendig. Im Vordergrund muss die Analyse des Ich-Mangels stehen und nicht die Aufdeckung unbewusster Prozesse, die für Übertragung und Widerstand verantwortlich sind. Ein Ich-Mangel zeigt sich z. B. an der Schwierigkeit, zu sich selbst und zu anderen ein konstruktives Muster einer Beziehung aufbauen zu können. Diese Menschen können sich nicht ohne Unterstützung kreativ weiterentwickeln. Sie sind (zunächst) nicht in der Lage, sich mit ihrem Unbewussten und mit sich selbst auseinanderzusetzen, wie im psychoanalytischen Setting gefordert. Deshalb, so Balint, seien gerade bei solcherart strukturierten Patienten Deutungen kontraindiziert. Er hat für »einen gewährenden Umgang« mit solchen Patienten plädiert. Auch Winnicott hat davon gesprochen, für diese Patienten ein »facilitating environment« zu schaffen.

Das bedeutet unter anderem, dass der Therapeut sich gewissermaßen zur Verfügung stellt, er muss vom Patienten ›gebraucht‹ werden dürfen zur Entwicklung altersadäquater Ich-Funktionen. Damit ist gemeint, dass der Therapeut aktiv Beziehungsstrukturen zwischen sich und dem Patienten entwickeln hilft, die einen »Entwicklungsraum« für die Erweiterung der Ich-Fähigkeiten des Patienten eröffnen. Das bedeutet natürlich ein aktiveres Vorgehen als es in der Psychoanalyse üblich ist. Der Therapeut strukturiert stärker die Situation, und er hält von sich aus den Kontakt zum Patienten aufrecht. Die therapeutische Situation bekommt dadurch etwas modellhaftes, mit dem der Patient sich identifizieren kann.

Es ist klar, dass eine solche Haltung nichts mit einer gleichbleibend distanzierten gleichschwebenden Aufmerksamkeit zu tun hat. Vielmehr wird die Entwicklung solch basaler Funktionen durch Techniken unterstützt, wie wir sie im vorliegenden Buch vorschlagen und diskutieren. So kann ein Rollentausch die Entwicklung der Mentalisierungsfähigkeit fördern und damit die Interaktionskompetenz erweitern helfen. Diese Techniken tragen dazu bei, basale Ichfunktionen zu entwickeln. Dabei halten wir auch solche Techniken für sinnvoll, die sich auch auf den Raum außerhalb der Therapie beziehen wie z.B. »Hausaufgaben«. Hier wird ein Strukturelement in den Alltag des Patienten eingeführt, mit dessen Hilfe ein Aspekt der Selbstbehauptung oder Selbstbestimmung oder der Affektkontrolle geübt und damit entwickelt wird.

Ziel all dieser Interventionen ist es, den Patienten affektiv zu erreichen. Das bedeutet, dass die therapeutische Arbeit auf der Ebene, über die wir sprechen, nicht in erster Linie das Ziel hat, Verständnis-erweiternd zu wirken und das Geworden-sein vor dem Hintergrund der eigenen Geschichte verstehbar zu machen. Die Patienten sind meist gar nicht in der Lage, sich produktiv mit ihrem Unbewussten und mit den pathologischen Konfliktlösungen als Ausdruck der entwickelten Reaktionsweisen in ihrer Kindheit auseinanderzusetzen. Es geht hier stärker um die Gestaltung des affektiv Naheliegenden in der aktuellen Beziehungssituation. Ziel ist, dass der Patient ein neues Muster der Beziehung zu sich selbst und zu anderen entwickeln kann.

Wir sind allerdings der Meinung, dass nicht nur strukturell gestörte Patienten von einem erweiterten Technikrepertoire profitieren können. In jeder Therapie, so meinen wir, gibt es Phasen, wo eine klare Strukturierung, aktive Anweisungen zur Hinwendung auf bestimmte Problemkonstellationen, erlebniszentriertes Herangehen sinnvoll sein können. Natürlich ist auch in einer tiefenpsychologisch fundierten Psychotherapie die Einsicht in bestimmte bisher unbewusste oder vorbewusste Prozesse immer wieder möglich und nötig. Immer wird man dazu auch die üblichen nur-verbalen Techniken einer vorsichtigen Gesprächsführung nötig haben – und diese in Hinblick auf zentrale theoretische Konzepte der Psychoanalyse verwenden.

Zu betonen ist daher immer wieder, dass es sich nicht darum handelt, wahllos eine nicht-verbale Technik an die andere zu reihen. Das Wichtigste ist in jeder tiefenpsychologisch fundierten Psychotherapie immer das Gespräch, weil keine der von uns vorgeschlagenen Techniken unkommentiert oder unanalysiert bleibt. Wann eine andere Technik als das Gespräch gewählt wird, bleibt, wie jede Intervention eines Psychotherapeuten, sehr weitgehend der Intuition des Therapeuten für die jeweilige Situation überlassen. Andernfalls würde es sich wirklich um ein »Gegenübertragungsagieren« handeln.

Ein unterschiedlicher Blick: Intrapsychisch und/oder interpsychisch

Folgt man der Literatur über die Spezifität der tiefenpsychologisch fundierten Psychotherapie, dann stößt man bei der Abgrenzung von Psychoanalyse und tiefenpsychologisch fundierter Psychotherapie neben vielem anderen (wie Regressionstiefe, Steuerung der Übertragung durch den Therapeuten, Aktivierung, Zielformulierung etc.) auch oft auf einen Unterschied in Bezug auf das Bearbeiten intrapsychischer vs. interpsychischer Probleme, so zum Beispiel bei Reimer & Rüger (2000). Nun ist natürlich fraglich, ob diese Trennung wirklich so leicht zu machen ist, handelt es sich doch bei den psychosozialen Konflikten meist um das »Außen« der intrapsychischen Konflikte. Natürlich muss dabei auch beachtet werden, dass auch das spezifische soziale Umfeld eine Eigendynamik (die sich mit der inneren Dynamik verbindet) entfaltet. Die Unterscheidung ist also nicht immer sehr sauber zu machen; als eine Annäherung an unterscheidende Vorgehensweisen aber stellt sie bestimmt ein sinnvolles Konzept dar. Die eine oder die andere Annäherungsweise an die Problematik eines Patienten der tiefenpsychologisch fundierten Psychotherapie oder der Psychoanalyse zuzuschreiben erscheint uns allerdings nur dann sinnvoll, wenn man dies als Akzentsetzung begreift und nicht übersieht, dass die gemeinsame ›Schnittmenge‹ recht groß sein kann.

In der Literatur wird außerdem oft konstatiert, dass in der tiefenpsychologisch fundierten Psychotherapie eine Übertragungsneurose nicht angestrebt wird, was mit der geringeren Regressionstiefe zusammenhängt (und dies wiederum u.a. mit der niedrigen Frequenz). Hier muss man wohl recht genaue Unterscheidungen machen, denn natürlich werden pathologische Überzeugungen auch in eine tiefenpsychologisch fundierte Psychotherapie (und überhaupt in jede Therapie) hineingenommen, was sich auch im Übertragungsgeschehen einer tiefenpsychologisch fundierten Psychotherapie äußert. Es bestimmt auch in der tiefenpsychologisch fundierten Psychotherapie einen Teil der therapeutischen Beziehung. Die »Übertragungsneurose«, ein im Übrigen auch von vielen Psychoanalytikern nicht mehr unversehens übernommenes Konzept, konstelliert sich also in jedem Fall und der Therapeut ist gezwungen damit umzugehen. Ob man es als eine Konstante, die sich unabhängig vom Therapeuten entwickelt, oder als eine gemeinsame Konstruktion ansieht, bestimmt den Umgang damit in erheblicher Form. Dazu braucht es vermutlich Technik-Konzepte, die bisher noch nicht sehr klar formuliert wurden.

Wir sind mit Mertens (1992/93) und anderen Autoren wie Reimer und Rüger (2000) der Meinung, dass der Schwerpunkt der therapeutischen Arbeit bei der tiefenpsychologisch fundierten Psychotherapie im Gegenwartsunbewussten liegt (s. u.) und nicht in der Aufarbeitung der Vergangenheit – obwohl dies natürlich nicht ausgespart werden muss, wenn es sich ergibt. Eine Zentrierung auf Konflikte, die durch aktuelle Beziehungen sich ergeben, wird aber sehr oft die Vergangenheit zurücktreten lassen. Trotzdem gehören Übertragung und Gegenübertragung sowie die Bearbeitung von Widerständen zu den wichtigsten Bestandteilen der Therapie.

Was heißt das konkret und wie lässt es sich bewerkstelligen? Es sind vor allem klärende Fragen nach sehr konkreten Bestandteilen der (oft misslingenden) Beziehungen, die dann im Zentrum der Therapie stehen. Dies sind Fragen nach Beginn und Beendigung von Interaktionen, nach begleitenden Fantasien, nach Wahrnehmungen des Interaktionspartners, nach der fantasierten Form, in der man selbst wohl wahrgenommen wird, sowie Überlegungen, welche Konsequenzen spezifische Interaktionen haben können. Alle diese Aspekte – durch den Therapeuten erfragt – ergeben einen recht lebendigen Interaktionsstil, der von dem einer Psychoanalyse abweicht. Noch größer sind die Abweichungen, wenn man diese Fragen durch symbolische Darstellungen oder Rollenspiele akzentuiert bzw. beantwortet.

Jeder tiefenpsychologisch arbeitende Psychotherapeut, gestützt auf die psychoanalytische Theorie, überlegt allerdings auch, welche strukturellen oder genetischen unbewussten Anteile wohl bei diesen Interaktionen eine Rolle spielen. Latenzen, unbewusste Fantasien, vorbewusste Ahnungen sind dabei sicher wichtig, dies muss aber nicht unbedingt bewusst gemacht werden – Kraft theoretischer Kenntnisse des Therapeuten können aber auch solche Bestandteile der seelischen Struktur manchmal schneller ins Bewusstsein gehoben werden als in einer Psychoanalyse. Es ist dies aber nicht das Idealziel einer tiefenpsychologisch fundierten Psychotherapie. Vorrangiges Ziel für den Patienten allerdings ist, wie in allen Therapien, eine Distanzierung von immer wieder destruktiv erfahrenen Verhaltensmustern, indem man sich selbst sowie den anderen und seine eigenen Betrachtungsweisen der Interaktion schärfer wahrnimmt, was die Vorbedingung für eine Verhaltensänderung darstellt. Es ist also vorrangig eine Perspektivenübernahme, die hier ›geübt‹ wird – besonders eindringlich übrigens beim Rollenspiel, sofern es tiefenpsychologisch relevant strukturiert wird.

Die Ebene des Vergangenheitsunbewussten zu erreichen ist also nicht letztes Ziel der tiefenpsychologisch fundierten Psychotherapie, man kann ja bekanntlich auch durch die Übertragungsanalyse im Gegenwartsunbewussten (Sandler, 1987) Einsichten erreichen. Interaktionen werden auch dabei nicht nur auf ihren Ablauf und ihren Erlebnisgehalt hin untersucht, sondern auch von den leitenden – meist unbewussten – Konflikten, die gerade dieser bestimmten Interaktion solches Gewicht verleihen, dass sie das Leben des Patienten bestimmen. Die niedrigere Frequenz und die kürzere Therapiedauer verhindern nicht das Eindringen in die ›Tiefe‹ der Konflikte, sondern sie verhindern viel eher, dass die Konflikte auf alle Lebensbereiche hin analysiert werden. So kann die anale Kontrollsucht in einer Partnerschaft (sofern dies als das leitende Konfliktthema angesehen wird) durchaus als eine aus der Kindheit stammende und von daher zu erklärende Abwehr von chaotischen Familienverhältnissen bewusst werden. Es würde aber bei längerer Dauer der Therapie diese Form der Abwehr vielleicht auch in anderen Bereichen des Lebens – in der Arbeit, in der Kindererziehung, in der Form des Wohnens u. ä. m. sichtbar und miteinander verknüpft. Strukturänderungen der Persönlichkeit – von der Psychoanalyse immer als ein ›letztes Ziel‹ gewünscht, sind vermutlich (einige Forschungsergebnisse legen dies nahe) bei langer Dauer einer Therapie deshalb größer als bei kürzeren Therapien, obwohl offensichtlich auch in kürzeren Therapien Strukturveränderungen möglich sind, was ja vor Jahrzehnten schon eines der verblüffenden Ergebnisse der berühmten Wallerstein-Studie war (Wallerstein, 1988).

Die Begrenzung des Zieles sowie die aktive Hinlenkung auf bestimmte Konfliktherde wären dann verbunden mit einer gleichzeitig geringeren Valenz, Gesamtstrukturen zu verändern. Dies bedeutet aber nicht, dass nicht auch in einer tiefenpsychologisch fundierten Psychotherapie genetisches Material wichtig wäre und auch das sogenannte »Vergangenheitsunbewusste« ins Bewusstsein gehoben werden kann. Metaphernhaft gesprochen könnte man sagen, dass in einer tiefenpsychologisch fundierten Psychotherapie die ›Breite‹ gegenüber der Psychoanalyse nicht so groß sei, aber die ›Tiefe‹ durchaus gewahrt bliebe. Der metaphernhafte Gebrauch des Wortes ›Tiefe‹ im Zusammenhang mit der »großen Analyse« hat schon viele falsche Assoziationen auf den Plan gerufen und scheint immer wieder darauf zu verweisen, dass etwas ›auszuloten‹ sei oder ›unergründliche Geheimnisse‹ freigelegt würden. Wir gehen eher davon aus, dass für gewohnte Handlungen und Gefühle neue Rahmungen gesetzt werden, neue Kontexte erschlossen – und dass dies eben sehr breit und auf viele Inhalte hin oder eher auf wenige Erlebnisinhalte hin angelegt werden kann. Dass offensichtlich manche Menschen auch diesen kleineren Erfahrungsschatz gut nutzen und selbst auf andere Gegebenheiten transponieren können, ist vermutlich der Grund dafür, dass gar nicht selten die Ergebnisse einer tiefenpsychologisch fundierten Psychotherapie nicht viel anders aussehen als die einer Psychoanalyse.

Seit Beginn der Psychoanalyse gilt das ›Abwarten‹, die Regression und die freie Assoziation sowie Träume, geleitet von vorsichtigen Deutungen, als die Vorbedingung für solches Gewahrwerden eines Stück Unbewussten, während bei tiefenpsychologisch fundierten Psychotherapien aktiv eine eingegrenzte Zielerreichung angestrebt wird. Wie man all dies erreicht, wird in der tiefenpsychologisch fundierten Psychotherapie noch weniger klar beschrieben als in den Technikanweisungen der Psychoanalyse.

Sehr viele direkte Technikanweisungen gibt es bei beiden Verfahren nämlich nicht – wann der Zeitpunkt etwa für eine Deutung oder einen Technikwechsel hin zur Erlebniszentrierung gekommen ist, muss ein guter Therapeut intuitiv erfühlen. In Ermangelung reichhaltiger Prozessforschung müssen hier noch immer Fallvignetten als didaktisches Material dienen – für beide Verfahren. Dass schließlich eine sehr hohe Variationsbreite an Interventionsmöglichkeiten sowie an Interpretationsmöglichkeiten besteht, weshalb unterschiedliche Therapeuten auch zu jeweils sehr unterschiedlichen Vorschlägen kommen, ist nicht verwunderlich.

Fiktives Beispiel

Dieses fiktive Beispiel soll veranschaulichen, wie unterschiedlich – bei gleicher Problemlage – in einer tiefenpsychologisch fundierten Psychotherapie bzw. in einer Psychoanalyse vorgegangen werden könnte.

Eine 35-jährige Frau hat seit der Heimeinweisung der Mutter nach einem Schlaganfall immer wieder Herzbeschwerden, Schweißausbrüche und Angstanfälle. Obwohl sie selbst Familie mit zwei kleinen Kindern hat, fühlt sie sich bemüßigt, ihre sehr gebrechliche Mutter jeden zweiten Tag im Pflegeheim zu besuchen und wenn möglich jedes Wochenende nach Hause zu nehmen. Dies ergibt, wie man sich vorstellen kann, jede Menge an Konflikten. Ihre Ehe ›wackelt‹ bedenklich, ihre Kinder sind in der Schule abgesackt. Die Frau beharrt auf ihrem ›Recht‹ und ihrer ›Pflicht‹, ihre alte Mutter zu versorgen; ein etwas jüngerer Bruder fühlt sich wenig bemüßigt, seiner Schwester beizustehen. Er besucht die Mutter, wann es ihm »in den Kram passt«.

Es ist anzunehmen, dass die Tochter sich noch nie wirklich von der Mutter abgegrenzt hat. Jede Abgrenzung gerät in die Nähe aggressiver Impulse, wobei Aggression sofort in bedrohliche Nähe von »Verlust« gerät. Die Aggression wird zwar nicht an der Mutter ausgelebt, sondern – indirekt – am Ehemann, der sein Heim und seine Familie dadurch bedroht sieht und entsprechend gereizt reagiert. Der Konflikt »Aggression vs. Liebe« ist als ein wichtiges Thema spürbar, Bewusstmachung von Abwehr der Aggression steht im Mittelpunkt der Therapie bei beiden Verfahren.

Eine tiefenpsychologisch fundierte Psychotherapie würde eventuell – mit vielen Leitfragen, Perspektivenübernahme im Rollenspiel (was würde die Mutter sagen, wie würde der Ehemann das Problem beschreiben, welche (vermuteten) Gefühle stehen dahinter etc.) sowie auch evtl. mit symbolischen Darstellungen der Familienkonstellation Folgendes herausarbeiten: dass die Patientin ihren Ärger auf die Mutter als ›unmoralisch und ungerecht‹ empfindet, da sie schon oft wichtige finanzielle Hilfe von der Mutter bekommen hat. Die Patientin könnte dadurch gewahr werden, wie schnell sie ihre Schuldgefühle sowie ihren Ärger auf die Mutter unterdrückt, indem sie sich immer wieder die Wichtigkeit der mütterlichen Hilfe vor Augen ruft; sie könnte sich auch darüber klarer werden, dass ihr Verhalten ihrer Familie schadet und dass der Ehemann zu Recht das Gefühl hat, es würde über seine Bedürfnisse hinweggegangen. All diese Einsichten könnten dazu führen, dass sie – wiederum unterstützt durch den Therapeuten und entsprechende klärende Methoden – sowohl mit der Mutter als auch mit dem Bruder Gespräche führt, dass sie sich auch in ihrer starren Haltung dem Ehemann gegenüber lockert. All das kann zu einer Veränderung ihres überbesorgten Verhaltens und damit auch zu einer Linderung der Symptomatik führen und dazu beitragen, dass die Patientin ihre Neigung, aggressive Impulse zu unterdrücken, erkennt und damit besser umgehen lernt. Sie hat damit eine Über-Ich-Erleichterung erfahren, die bestimmt auch ihr weiteres Leben beeinflussen kann.

In einer Psychoanalyse würde nun – gegeben durch viel mehr Zeit und die spezielle Methodik, die darauf abzielt, die Patientin ihren Erfahrungsraum ohne viele Eingriffe von außen reflektieren zu lassen – das Thema bestimmt erweitert. Nehmen wir an, die Patientin nutzt diese Zeit, um sich mehr als bisher mit ihren Träumen zu beschäftigen. In einem Traum sieht sie sich von einem ehemals gefürchteten Lehrer im Klassenraum eingeschlossen, zur Strafe für ein Vergehen, das sie nicht kennt. Sie hat große Angst, dass ihre Eltern sie suchen lassen und dass die Polizei sie entdeckt. Hier könnte man nun neben der intrapsychischen Ebene des Vergangenheitsunbewussten auch Übertragungselemente sehen und zu gegebener Zeit deuten. Es könnte die Tatsache des »nicht bekannten Vergehens« dazu führen, dass die Patientin alte Wut-und Schuldgefühle der Mutter gegenüber neu sieht; dass ihre Verachtung einer schwachen Mutter gegenüber, die den Vater immer gefürchtet und sich ihm unterworfen hat, wieder auflebt. Schließlich wäre es möglich, ihre Wut auf den Therapeuten, der sie dreimal in der Woche in die Analyse ›einschließt‹, zu thematisieren.

All dies könnte dazu führen, dass sie das Thema »Abwehr von Aggression« auf viele Bereiche ihres Lebens ausdehnt, z. B. auf ihre tiefen Versorgungswünsche, auf ihren beruflichen Weg, den sie »kleiner« gehalten hat als notwendig, weil sie den eigentlich angestrebten Anwaltsberuf als zu »aggressiv« empfunden hat und schließlich das Jurastudium abbrach und mit einer Ausbildung als Sekretärin vorlieb nahm etc. Ob diese Art der Problembehandlung wirklich ›besser‹ ist als eine, die sich nur auf die aktuelle interpersonelle Situation bezieht, kann man nicht gut vorhersagen. Es hängt von sehr vielen indikativen Faktoren ab, wie vom Strukturniveau der Patientin, von ihren zeitlichen Möglichkeiten oder von ihrer Therapiemotivation.

Wenn wir davon ausgehen, dass es sich bei dieser Patientin um einen Autarkie-Versorgungskonflikt handelt, wobei die Abwehr von Wut über die ansprüchliche Haltung der Mutter verlagert wird (auf den Ehemann und Bruder), dann gibt es natürlich für beide Verfahren Interventionsmöglichkeiten, um Einsicht in diese Mechanismen und dadurch Veränderungspotential zu erreichen. Rollentausch, symbolische Darstellungen des Konflikts können ebenso sinnvoll sein wie eine langsame Entfaltung der Szenerie durch eine höherfrequente rein im Verbalen verbleibende Psychoanalyse: In beiden Fällen wird die Übertragungsebene eine Rolle spielen. Unter Umständen kann es aber durchaus genügen, die aggressive Seite, die auf den Ehemann gerichtet ist, bewusst zu machen. In welcher Weise ein Vorschlag zum Rollentausch das Übertragungsgeschehen tangiert, ist natürlich genau so zu beachten wie das Übertragungsgeschehen, das durch eine gewisse Zurückhaltung des Therapeuten entsteht.

Mit anderen Worten: Die Gehfähigkeit in Bezug auf einen notwendigen Entwicklungsschritt wird in einer tiefenpsychologisch fundierten Psychotherapie meist schneller erreicht, aber das ›Laufen und Springen‹ muss der Patient sozusagen selbst erlernen. Wie viel von den errungenen Einsichten ein Patient in andere, nicht direkt angegangene Bereiche übertragen kann, ist recht unterschiedlich. Die als »Strukturveränderung« zu erkennenden Persönlichkeitsveränderungen können auch in der tiefenpsychologisch fundierten Psychotherapie erreicht werden, es ist aber nicht das explizite Ziel.

Dass tiefenpsychologisch fundierte Psychotherapie nicht nur ›stützend‹ ist, nicht nur konfliktzudeckend arbeitet (was bei manchen Menschen recht sinnvoll sein kann), möge ein anderes Beispiel illustrieren, wo eine ›oberflächliche‹ tiefenpsychologisch fundierte Psychotherapie nicht alle ihre Möglichkeiten ausgeschöpft hatte, eine erneute tiefenpsychologisch fundierte Psychotherapie aber durchaus in ein Zentrum des Konflikts traf.

Konflikt statt Trauma

Eine mir nach einer missglückten tiefenpsychologisch fundierten Psychotherapie überwiesene Patientin, Ende Sechzig, erlitt, seit sie Mitte fünfzig war, in einigen Abständen immer wieder heftige Angstanfälle, manchmal sogar verbunden mit offenbar hysterischen Amnesien, schwankendem Blutdruck und hypochondrischen Ängsten. Etliche Klinikaufenthalte hatten nur kurzfristig Erleichterung gebracht. Angstanfälle wurden häufig ausgelöst durch die Situation des »Verlassen-werdens«, was sowohl die Untreue ihres Ehemannes (von dem sie sich dann scheiden ließ) als auch durch sehr harmloses »Verlassen-werden« durch ihren Freund, der selbst eine Kur machte, geschehen konnte.

Sie hatte durch eine entsprechende tiefenpsychologisch fundierte Psychotherapie mit einer Trauma-Therapeutin den Schlüssel für ihre Ängste in ihrer durch den Krieg bestimmten Kindheit gefunden: Als sie in der Kinderlandverschickung war, wurde sie nämlich von ihrer Mutter etwa einmal monatlich besucht. Der Abschied fiel ihr jedes Mal schwer, obwohl sie ansonsten nicht als unglücklich heimwehkrankes Kind galt. Da ihre Mutter in eine bombengefährdete Großstadt zurückfuhr, hatte ihre Angst auch recht realistische Züge.

Die tiefenpsychologisch arbeitende Therapeutin interpretierte ihr die Trennungsängste als die Wiederholung der kindlichen Muttertrennung im Krieg, die dauernde Untreue ihres Ehemannes als kumulatives Traumaerleben – eine schnell einsichtige Deutung. Dies bewirkte nur leider nichts.

Aus einigen Gesprächen wurde mir klar, dass es nicht nur Angst und Sorge um die Mutter gewesen waren, die sie damals beherrscht hatten. Sie war schon in ihrer Kinderzeit tief ambivalent dieser Mutter gegenüber gewesen, die in ihren Augen sich unnötig klein machte, zu nichts eine Meinung hatte und dem allmächtigen Vater nie widersprach – höchstens durch kleine obstinate Gesten zu verstehen gab, dass sie nicht einverstanden war. Die Patientin selbst war dem Vater in unmissverständlicher Weise ödipal zugetan und konnte sich als die einzige »Königin des Herzens« fühlen. Die üblichen ödipalen Schäden waren sehr sichtbar. Es gelang der Patientin in dieser tiefenpsychologisch fundierten Psychotherapie mittels sparsam eingesetzter aktivierender Methoden recht gut, die Familiensituation zu begreifen. Wie ihre Symptome auch mit der

Wut auf die Mutter und das Verlassen-werden zusammenhingen, verstand sie sehr gut. Die Aufarbeitung der tiefen Ambivalenz der Mutter gegenüber berührte zwar bestimmt noch andere Bereiche ihres Lebens, in einer Psychoanalyse hätte man sicher noch andere Einsichten erlangen können, aber die Symptome verschwanden nach 80 Stunden, die Patientin war mit dieser Form der Therapie sehr zufrieden und wollte sich in ihrem Alter nicht der Mühe einer großen Psychoanalyse unterziehen.

Hier konnte in einer tiefenpsychologisch fundierten Psychotherapie mit einem klaren Fokus gearbeitet werden: Die Verlustängste ließen sich nicht so sehr als ein kumulatives Trauma bearbeiten, sondern als Ausdruck einer tiefen Ambivalenz, verbunden mit Abwertung der Mutter gegenüber, was jeden Abschied für sie besonders schwierig machte. In einer auf dem Trauma-Konzept beruhenden vorherigen Therapie wurde diese Facette ihres Problems nicht berührt, weil vermutlich die theoretische Grundlage zur Erkenntnis von Konflikt und Abwehr nicht gegeben war.

Theoretische Standortbestimmung

Für das Verständnis dieses Buches scheint es uns hilfreich, wenn wir unsere theoretische Position im analytischen Paradigma deutlich machen. Deshalb wollen wir in diesem Kapitel die theoretischen Grundlagen, in die unsere Interventionsvorschläge eingebettet sind, veranschaulichen. Der Theoriestandort hat Einfluss darauf, wie wir unsere Patienten sehen und welche Art von Interventionen wir für den Therapieprozess förderlich halten und welche nicht.

Um es vorwegzunehmen: Wir fühlen uns verwandt sowohl den Standpunkten der Intersubjektivisten als auch – in mancher Hinsicht – denen der Control-Mastery-Theorie – beides Richtungen, in denen interpersonelles Geschehen über das intrapsychische betont wird. Natürlich hat es aber schon seit langem psychoanalytische Theorieansätze gegeben, die interpersonelle Aspekte anders betonen als von Freud konzipiert. So sieht bekanntlich das freudianische Modell im Patienten eine grundsätzliche Tendenz zur Errichtung eines Widerstandes gegen die Arbeit des Analytikers, Kleinianer hingegen achten besonders auf die Neid- und Aggressionsaspekte in Wortwahl und Verhaltensweisen des Patienten. Solche Modelle stehen in Gefahr, den Patienten als Gegen-über, als Gegner zu sehen. Sie sind häufig mit einer impliziten Warnung an den Therapeuten verbunden, dass er auf der Hut sein sollte, um nicht ausgetrickst zu werden.

Wir bevorzugen eine andere Sichtweise. Wir gehen davon aus, dass der Patient in erster Linie Kooperationspartner ist, der uns helfen will, ihn verstehen zu können. Widerstände verstehen wir als Weigerung des Patienten, über die eigenen Affekte nachzudenken bzw. ›nachzufühlen‹. Als Therapeuten sehen wir in diesem Zusammenhang unsere Aufgabe mit Winnicott (1965/1989) darin, einen Übergangsraum zu schaffen, der dem Patienten als haltende Umwelt bei dem Versuch, mit seinen Affekten spielerisch umgehen zu lernen, zur Verfügung stehen kann. In einem solchen Klima können Affekte sich entfalten, die nicht vollständig entwickelt werden konnten. Die Aufgabe des Therapeuten in solchen Augenblicken besteht darin, für einen Schutz der noch vulnerablen Erfahrungen zu sorgen.

Das Basispostulat der verschiedenen Intersubjektivitätstheorien ist die Erkenntnis, dass die subjektive Welt des Therapeuten grundsätzlich Einfluss darauf ausübt, wie er selbst die Erfahrungen anderer Menschen interpretiert.

Es ist damit wohl schon deutlich geworden, dass unserer Haltung ein Paradigmenwechsel vom Primat der Triebe hin zum Primat des subjektiv emotionalen Erlebens zu Grunde liegt. Die Bedeutung von Erfahrungen im Prozess der Entwicklung, die nur im interkontextuellen Feld denkbar ist, nehmen wir als die zentralen organisierenden Motivatoren des menschlichen Erlebens an.

»Anders als die Triebe, die im tiefen Innern eines cartesianischen isolierten Geistes wurzeln, ist der Affekt – das heißt das subjektive emotionale Erleben – etwas, das von Geburt an innerhalb eines allgegenwärtigen relationalen Systems reguliert oder fehlreguliert wird. Den Affekt ins Zentrum dieses Systems zu rücken, läuft daher auf eine radikale Kontextualisierung praktisch aller Aspekte des menschlichen Seelenlebens hinaus« (Stolorow, Atwood und Orange 2001, S. 10 f.).

Die ewige Angst, die in vielen analytischen Diskussionen oder Veröffentlichungen, die sich mit neueren Ansätzen beschäftigen, zum Ausdruck kommt: »Ist das noch analytisch oder nicht?«, die häufig auch mit der Drohung verbunden ist, aus der Community der Psychoanalytiker ausgestoßen werden zu können, wollen wir bei all unseren Vorschlägen aushalten. Wir erinnern uns an den Satz von Freud, den er einmal zu Theodor Reik gesagt haben soll: »Ich bin aber kein Freudianer«. Wir verzichten deshalb in diesem Buch weitgehend auf die Diskussion der Frage, ob irgendeine Intervention noch analytisch ist oder nicht (wir sind uns unserer Identität als Psychoanalytiker sicher), sondern wir stellen eine andere Frage in den Vordergrund: Ist das therapeutische Verhalten, sind unsere Interventionen hilfreich oder nicht?

Im Gegensatz zu Freud, der Erleben und Verhalten intrapsychisch determiniert sah, wollten die Pioniere der Intersubjektivisten – Stolorow, Atwood und Orange – an diese Stelle eine intersubjektive Kontextualisierung setzen (Stolorow, Atwood und Orange 1999).

Sie haben 1979 eine Theorie der Subjektivität entwickelt und wollten darin die Psychoanalyse als eine Tiefenpsychologie der persönlichen Erfahrung verstanden wissen. Die Rolle der Subjektivität sollte in den Mittelpunkt der Untersuchung rücken und ihr Einfluß auf die Entwicklung der unbewussten Organisation untersucht werden. Kennzeichnend für die Intersubjektivitätstheorie ist der Wechsel von der Triebebene zur Affektebene: »Affektivität [ist, eingefügt d. Verf.], im Unterschied zu den Trieben, die tief im Innern eines isolierten psychischen Apparates entspringen, etwas [ist], das von Geburt an innerhalb eines fortbestehenden intersubjektiven Systems reguliert oder fehlreguliert wird. So beinhaltet der Wechsel vom Trieb zum Affekt automatisch eine Kontextualisierung der menschlichen Motivation.« (Stolorow, Atwood und Orange 1999, S. 283)

Wir gehen wie die genannten Autoren davon aus, dass es unmöglich ist, als Therapeut eine neutrale Position im therapeutischen Prozess einzunehmen. In keiner Situation ist der Therapeut eine leere Leinwand für die Übertragungen des Patienten, die dann dort wie im Film, den ausschließlich der Patient gedreht hat, sichtbar werden. Um im Bild zu bleiben: Es wird immer ein Film gezeigt, der zwei Autoren hat: den Patienten und den Therapeuten. Der Therapeut ist an allen Reaktionen des Patienten beteiligt.

Die Intersubjektivismustheorie sieht das Interpersonale und das Intrapsychische gleichgewichtig. Sie betont weder das eine noch das andere. Im Mittelpunkt der Betrachtung steht der Kontext, der sich zwischen Patient und Therapeut entfaltet, unter Einflußnahme beider. Kontextualisierung des Intrapsyischen ist das Zentrum der Betrachtung. Das Individuum und seine persönliche Erfahrungswelt werden als ein Subsystem von größeren relationalen oder intersubjektiven Suprasystemen gesehen.

Wir sind uns einig, dass die Behandlung dem Patienten »in einer sicheren emotionalen Bindung eine zweite Entwicklungschance« bieten soll: »Innerhalb einer solchen Bindung können sie die primäre Selbstobjekt-Bezogenheit erleben, die notwendig ist, damit sie ein starkes Selbst- und Selbstwertgefühl entwickeln« (Orange 1995, S. 9).

Die Grundhaltung, die durch diese theoretische Position nahegelegt wird, besteht in einer stetigen emotionalen Nähe zum Patienten. Wir sehen den Patienten nicht als ein Individuum, das den Therapeuten manipulieren will oder dessen unbewusste Absicht es ist, ihn in irgendein Agieren zu verwickeln. Das

Augenmerk liegt auf dem emotionalen Leiden des Patienten, das zum Verstehen auffordert.

Unter diesem Gesichtspunkt gibt es auch keine objektiven Wahrheiten zu entdecken, die dem Patienten mittels Deutung nahe gebracht werden müssten, sondern es geht um einen Prozess der Annäherung an die subjektive Realität des Patienten. Dabei ist wichtig zu bedenken, dass es u. E. keine objektive Wahrheit des Patienten gibt. Was wir jeweils als subjektive Realität des Patienten wahrnehmen, ist wiederum davon abhängig, was wir als Therapeuten vorher getan haben. Wir müssen uns immerwährend klar sein, dass unsere persönlichen Organisationsprinzipien unsere Erkenntnisse in der therapeutischen Beziehung beeinflussen.

Dies ist auch die vehement betonte Ansicht Mitchells (1997), einem weiteren Vertreter der intersubjektivistischen Schule. Es sei, so sagt er, kaum die persönliche Theorie oder Ideologie des Therapeuten und sein Repertoire an Deutungen, die sich auf das Ergebnis der Behandlung auswirke. Es sei vielmehr die »Persönlichkeit und seine emotionale Präsenz, [die] eine starke Wirkung hat« (S. 61). In diesem Sinne sei es nicht mehr möglich, sich den Therapeuten als »außerhalb des Materials des Patienten vorzustellen, von der aus er dieses Material auf irgendeine Weise neutral und objektiv organisieren kann« (S. 61).

Die Theorie des Intersubjektivismus betont die durch Wechselwirkung erzeugten subjektiven Welten des Patienten und des Therapeuten. Orange sagt dazu, dass »die einzige Wahrheit oder Realität zu der die Psychoanalyse Zugang gewährt, die subjektive Organisation der in einem intersubjektiven Kontext verstandenen Erfahrung ist » (Orange 1995, S. 61).

Für die noch zu behandelnde Grundhaltung des Therapeuten kann es auch erleichternd sein, sich nicht im Zustand der Allwissenheit befinden zu müssen. Diese Auffassung könnte insbesondere Ausbildungskandidaten in ihrer beruflichen Entwicklung helfen, weil sie diese Haltung von dem Druck schnell ›wissen zu müssen‹ befreit.

Zu dieser Grundhaltung gehört dann auch, dass die Subjektivität des Therapeuten nicht zu unterdrücken ist, sondern die Aufgabe besteht darin, sich seiner Existenz und Wirkung gewahr zu werden. Dieses Gewahrwerden erlaubt dann letztlich eine klarere Wahrnehmung des fremden Gegenübers. Dieses Gewahrwerden ist aber das Gegenteil dessen, was wiederum Mitchell das

Deuten »von Außerhalb« (S. 87) nennt, das er als wenig konstruktiv ansieht. Dementsprechend wird immer wieder die Vielfalt der psychoanalytischen Interventionen »von innen« betont. Je nach Psychoanalytiker-Persönlichkeit und gemeinsam konstruierter Realität ist jede Analyse etwas sehr Spezifisches, Individuelles, das sich einem Regelwerk an Techniken nur schwer fügt.

Zur Grundhaltung des Gewahrseins gegenüber der eigenen Subjektivität soll die Neugier an die Stelle der Allwissenheit, bzw. einem Bemühen von »Ich weiß schon« treten. Das bedeutet allerdings auch einen Zustand vorläufiger Erkenntnis aushalten zu müssen. So befreiend es sein kann, den Zwang, schon alles wissen zu müssen, ablegen zu können, so bedrängend kann auch ein Zustand von unsicherer Erkenntnis sein, die jeden Augenblick einer neuen weichen kann. Die Sicherheit der Erkenntnis des Augenblicks ist der Irrtum des nächsten Moments. Da Therapie ein fortschreitender Erkenntnisprozess ist, haftet jeder augenblicklich vorhandenen Erkenntnis der Geschmack des Vorläufigen an.

Aussagen über Realität werden so nur innerhalb eines Systems bestimmbar. Über den Dialog finden Therapeut und Patient gemeinsam die jeweilige Bedeutung, die den Inhalt des Verstehens ausmacht. Wahrheit ist dialogisch und das Ergebnis des Zusammenspiels zwischen Beobachter und Beobachteten. Es gibt also keinen neutralen oder objektiven Analytiker, es gibt keine reine Wahrnehmung. Es gibt hingegen spezifische Bedeutungen, die aus der gemeinsam erzeugten Erfahrung im intersubjektiven Feld erwachsen sind.

Diese Erfahrungen sind, wie Autoren wie Mitchell (2005), Klüwer (2001) und vor allem in seiner umfassenden Darstellung Heisterkamp (2002) zeigen, nicht nur auf verbale Interaktion beschränkt. Die operative Seite der Therapie, das »enactment«, der »Handlungsdialog«, sind oft wirksamere und emotional tiefer gehende Bestandteile einer Therapie als rein verbale Deutungen. Diese Enactments (auch »Now-Momente« nach Daniel Stern gehören wohl dazu) aber sind nicht vorhersehbar. Wenn man sie als Chancen aufgreift, eventuell vertieft, dann können sie natürlich auch ins Verbale überführt werden, aber auch dies ist nicht immer erforderlich. In den Erinnerungen der Patienten spielen sie übrigens häufig eine sehr viel größere Rolle als Deutungen. Aus einer empirischen Arbeit von Leichsenring (2005) geht hervor, dass gehäufte Deutungen, insbesondere Übertragungsdeutungen für den therapeutischen Erfolg kontraproduktiv sind.

Damit verändert sich auch das Verständnis von Empathie, vor allem auch das Verständnis dessen, wie sie erreicht werden kann. Es besteht weder darin, dass wir uns von außen kommend in das Erleben des Patienten hineinversetzen, noch darin, dass wir nach einer objektiv verifizierbaren Wahrheit suchen, sondern wir betrachten uns in einer Erfahrungswelt befindlich, die das Ergebnis einer gemeinsamen Konstruktion mit dem Patienten ist. Hierbei versuchen wir uns über den Dialog oder eben auch über andere Interventionen der subjektiven Realität des Patienten anzunähern. Die leitende Erkenntnisfrage lautet: Wie haben wir dieses System, in dem wir beide uns befinden, geschaffen?

Dieser perspektivische Realismus bedingt eine Haltung, die davon ausgeht, dass das Hier und Jetzt die Vergangenheit in sich trägt und zwar für Patient und Therapeut, und dass die therapeutische Situation einerseits von uns gemeinsam geschaffen wird, wir uns gleichzeitig in ihr befinden und wir sie andererseits gemeinsam zum Gegenstand der Untersuchung machen. Die von uns ausgewählten und erprobten Interventionen halten wir vor allen Dingen für die Erforschung des intersubjektiven Feldes für besonders hilfreich.

Wir sind zudem der Auffassung, dass in der Psychotherapie bei vielen unserer Patienten der Aspekt eines Entwicklungsprozesses wieder aufgenommen wird, der in früheren, nicht hinreichend förderlichen Beziehungen blockiert oder verzerrt wurde und nun die Chance erhält, zu Ende geführt zu werden. Im Vordergrund der Behandlung und Betrachtung steht die Beziehung, die wir zu jedem unserer Patienten entwickeln.

Wir sind des Weiteren der Auffassung, dass das heutige Ziel von Psychoanalyse und vor allem von tiefenpsychologisch fundierter Psychotherapie nicht unbedingt darin liegen kann, die infantilen Wünsche der Patienten zu bearbeiten. Es geht auch nicht um Triebverzicht und Einsicht. Es geht darum, Interventionen einzusetzen, die den Patienten in die Lage versetzen, seine subjektiven Erfahrungen und sein Erleben als bedeutsam und wertvoll zu empfinden. Therapieziel im weitesten Sinne jenseits der Formulierung eines konkreten Fokus ist die Erweiterung und die Fähigkeit zur Akzeptanz seines subjektiven Erlebens und die Aussöhnung mit abgewehrten scham- und angstbesetzten Anteilen. Nur auf diese Weise werden Erleben und Verhalten verändert.

In diesem Zusammenhang lässt sich eine weitere theoretische Position anführen, die uns nahesteht, nämlich die Theorie der Control-Mastery- Psychoanalytiker (Weiss und Sampson 1986). Bei manchen Patienten scheint uns auch diese als eine sinnvolle Interpretationsfolie, die ein Mehr an Flexibilität des Vorgehens erlaubt.

In dieser Theorie geht es darum, die übertragungsbedingte Hinwendung von Patienten an die Therapeuten als einen ›Test‹ zu sehen, der darauf hinzielt, eine immer wieder wiederholte ›schlechte‹ Lösung endlich durch eine ›gute‹ zu ersetzen. Nicht der Wiederholungsdrang mit seinem unseligen Masochismus soll es also sein, der die destruktiven Muster auch in der Therapie zeitigt, sondern die Hoffnung auf einen endlich glücklicheren Ausgang. Wenn es dem Therapeuten gelingt, den besseren Lösungsweg erlebbar zu machen, dann kann es dem Patienten gelingen, sich mit konstruktiven Wegen auch im Alltag zu beschäftigen. Der Therapeut soll also dem Patienten seine unbewussten destruktiven Überzeugungen falsifizieren, z. B. die Überzeugung, dass er nur durch sexualisiertes Verhalten Aufmerksamkeit erregen kann. Dies wäre der unbewusste ›Plan‹ des Patienten, den der Therapeut falsifiziert. Deutungen des Psychoanalytikers beziehen sich nicht nur auf die Übertragung, sondern sehr oft auch auf Außenübertragungen und Nicht-Übertragungen (Berns, S. 134, Handbuch Mertens). Die Falsifizierungsbemühungen des Patienten stehen immer wieder im Mittelpunkt.

Dieser bei vielen Patienten und in vielen Therapierichtungen sicher wichtige Gesichtspunkt scheint vor allem für tiefenpsychologisch fundierte Psychotherapien bedeutungsvoll. Da in diesen Therapien Abwehrdeutungen sowie Deutung von vorbewusstem Material besonders wichtig sind (was Triebdeutungen nicht ausschließt), sind auch eine Reihe der unten geschilderten Techniken als gut geeignet zu betrachten, diesen Aspekt pathogener Überzeugungen für den Patienten erlebbar zu machen. Rollenspiele, Rollenwechsel, aber auch Awareness-Übungen können oft leichter zum Patienten durchdringen als nur-verbal gedeutete Sachverhalte. Auch das ›Erleben‹ einer ›besseren‹ Lösung kann durch manche der unten geschilderten Techniken klarer einsichtig werden.

Diese Position wirkt sich auch auf unsere Haltung gegenüber der Übertragung und Gegenübertragung aus. Unter Übertragung verstehen wir die Art und Weise, wie der Patient die therapeutische Beziehung erlebt und organisiert. Diese Organisation ist natürlich auch durch den Einfluß des Therapeuten mit bestimmt. Auch er oder sie hat eine Weise auf ein Beziehungsangebot, speziell von diesem Patienten und dessen Organisationsprinzipien zu reagieren. Die Übertragungsdynamik wird also von beiden beeinflußt.

Wir betrachten die Übertragung nicht als ein intrapsychisches Phänomen, bei dem der Therapeut quasi Zuschauer ist und mittels Deutung Einfluss nimmt. Diese Auffassung von Übertragung impliziert in viel stärkerer Weise als in orthodoxeren Ansätzen eine Verstrickungsmöglichkeit mit dem Patienten. Wir sind allerdings der Auffassung, dass wir dieser sowieso nicht entgehen können. Wir verstehen allerdings auch, dass auf Seiten des Therapeuten Verstrickungen mit dem Patienten assoziiert sind mit Kontrollverlust und der Angst, den Überblick verlieren zu können und damit letztlich handlungsunfähig werden zu können. Die Forderung nach absoluter Abstinenz scheint uns als der verständliche aber untaugliche Versuch des Therapeuten, sich aus den emotionalen Verstrickungen, die in der Übertragungsdynamik lauern, heraushalten zu wollen.

Der orthodoxe Königsweg bzgl. des Umgangs mit der Übertragung ist die Deutung. Wir möchten den Begriff der Deutung mit Blick auf die von uns vorgeschlagenen Interventionen erweitern. Eine Deutung beinhaltet das Ergebnis des Analysierens. Analysieren heißt aber nichts anderes als Verstehen. Wir betrachten also auch solche Interventionen als Deutung, die dem Patienten das Verstehen erleichtern bzw. ermöglichen. So kann die Arbeit mit einem Symbol oder auch eine Imagination das Verstehen erleichtern und erhält aus unserer Sicht den Charakter einer Deutung. Durch eine Betonung erlebniszentrierter Techniken kann die Deutung im Sinne einer Affektaktualisierung verstärkt und damit wirksamer eingesetzt werden.

Unter intersubjektiven Gesichtspunkten halten wir die mögliche Wirkung von Deutungen im üblichen Sinne für überdenkenswert, manchmal für problematisch. Allzuleicht kann der Patient sie als ›Besser-wissen‹ verstehen und sich aufgefordert fühlen, den Inhalt zu übernehmen und sich der Sicht des Therapeuten anzupassen.

Wir halten hingegen Interventionen für förderlicher, die dem Patienten bedeuten, dass es zusätzlich zu seiner Sicht der Dinge noch eine andere Interpretation, eine andere Sichtweise gibt. Wir halten es für veränderungswirksamer, wenn diese neue Perspektive das Ergebnis einer eigenen Erfahrung ist, wie sie z. B. über einen Rollentausch möglich ist. In der Rolle einer imaginierten Bezugsperson könnte der Patient mittels Wahrnehmung der Körperhaltung und über das Erleben des Dialogs, den er selbst inszeniert, sich selbst aus der Perspektive des Gegenübers sehen und neue Wahrnehmungsperspektiven entdecken, die den Charakter von ›Aha-Erlebnissen‹ annehmen können. In jedem Augenblick dieses Prozesses bleiben die gemachten Erfahrungen die eigenen und sind frei von dem Gefühl, sich der besseren Einsicht des Therapeuten beugen zu müssen. Dementsprechend bezeichnen wir als Gegenübertragung den Einfluss, den der Therapeut auf das Beziehungsgeschehen nimmt. Er ist damit an der Organisation der jeweiligen Beziehung zwischen Patient und Therapeut aktiv beteiligt. Sie bestimmt die Übertragung des Patienten mit. Das intersubjektive Feld wird bestimmt durch Übertragung und Gegenübertragung. Sie sind die zwei Seiten einer Medaille, beide sind Aspekte eines Systems, einer Dynamik.

In Diskussionen mit Kolleginnen und Kollegen haben wir häufig den Einwand gehört, dass die Erweiterung des Interventionsspektrums wie wir es vorschlagen, die Übertragung stören könne und ein Mitagieren sei. Unter intersubjektivistischer Perspektive ist ein Stören der Übertragung, was immer damit gemeint sein mag, gar nicht möglich. Hier sind Patient und Therapeut an dem Interkontext beteiligt, und es geht immer um die gemeinsame Untersuchung dessen, was ›hier und jetzt‹ passiert. Das kann natürlich auch auf die Vergangenheit bezogen werden. Im heutigen allgemeinen Verständnis von Psychotherapie auch bei Laien werden solche Bezüge oft von selbst auch vom Patienten hergestellt. Wie sehr sie zur Verminderung des Leidensdruckes beitragen, ist oft unklar.

Für den Umgang mit der Übertragung und für die Entscheidung, welche Interventionen angemessen sind, halten wir allerdings die Unterscheidung von Bedeutung, ob die Übertragung einen Impuls des Patienten enthält, einen blockierten Entwicklungsschritt wieder aufzunehmen und weiterzuführen oder ob die Angst vorherrscht, dass sich gefürchtete Erfahrungen der Vergangenheit wiederholen könnten. Das Geschenk eines Patienten könnte zum Beispiel als Versuch verstanden werden, einen blockierten Entwicklungsschritt wieder aufzunehmen. Das Geschenk abzulehnen oder zu deuten könnte eine Kränkung bewirken, die die Wiederaufnahme des Entwicklungsimpulses zerstört. Ein solches Geschenk kann aber auch abgewehrte aggressive Impulse zur Ursache haben und das Auftauchen eines Konfliktgeschehens signalisieren. In einem solchen Fall wäre das Ansprechen des abgewehrten Inhalts indiziert. Es hängt natürlich vom Kontext des gesamten therapeutischen Geschehens ab, welche Blickrichtung jeweils einzunehmen ist.

Es bedarf also eines Gefühls für mögliche Wachstumstendenzen unserer Patienten. Diesen sollten wir helfen, sich weiter entfalten zu können. Die von uns vorgeschlagenen Interventionen sind aber nicht nur hilfreich, Wachstumsimpulse weiterzuentwickeln, sondern helfen auch Konflikte und die damit verbundenen Abwehrbewegungen ins Bewusstsein zu heben.

Den Einwand, dass unsere Interventionen Ausdruck eines Mitagierens seien, sehen wir entkräftet, indem wir das Konzept des Agierens bzw. Mitagierens durch das der Inszenierung (s. auch Heisterkamp 2002) ersetzen. Wir betrachten Inszenierungen als eine Form der Kommunikation des Patienten, aber auch des Therapeuten. Im therapeutischen Prozess geht es in erster Linie darum, die Bedeutung dieser Inszenierungen zu verstehen. Auch hier können Interventionen, wie z. B. eine Aufstellung mit Symbolen helfen, die in Handlung gegossene Bedeutung ins Bewusstsein zu heben.

Das forschende Verstehen macht es unseres Erachtens unvermeidbar, dass sich der Therapeut an den Inszenierungen des Patienten in einem gewissen Umfang beteiligt bzw. sich verstricken lässt. Erst dann enthüllt sich ihm über das Verstehen seines Gegenübertragungserlebens ›was läuft‹.

Es ist unbestritten, dass Empathie und Verstehen therapeutische Schlüsselqualifikationen sind. Die Begrifflichkeiten allein vermitteln aber noch keine hinreichende Vorstellung davon, welche Art von Haltung und Verhalten wir darunter verstehen. Zwei Menschen meinen mit einem bestimmten Wort oder Gefühl nie haargenau dasselbe, denn in die Entstehung persönlicher Bedeutung gehen ganze Welten subjektiver Erfahrungen ein.

In der Tiefenpsychologie bedeutet Empathie bzw. Verstehen nicht mehr und nicht weniger, als den Patienten aus seinem Bezugrahmen heraus zu verstehen (Primat der Subjektivität). Ein motivationaler Motor für das Verstehen ist dabei unsere Neugierde. Ziel ist das Erreichen einer »Übereinstimmung«, es geht um die Entwicklung einer dialogisch entwickelten Wahrheit, die aus der Überschneidung der beiden Subjektivitäten hervorgeht.

Viele unserer vorgeschlagenen Interventionen dienen diesem Ziel, eine Vertiefung des Verstehens, d. h. ein Optimum des Abgleichs der unterschiedlichen subjektiven Wahrheiten zu erreichen. Dazu gehört z. B. die Arbeit mit Symbolen, eine Szene im Rollentausch, eine Imagination.

Die Erfahrung der Empathie und des Verstanden-werdens hat einen starken Einfluss auf das Selbsterleben unserer Patienten. Bei aller Unterschiedlichkeit der Symptome und Konflikte leiden die meisten Patienten unter einer fehlenden oder gestörten räumlichen und zeitlichen Selbstkohärenz. Sie haben keinen oder einen erschwerten Zugang zu ihren eigenen Wahrnehmungen und den damit verbundenen Affektzuständen.

Für viele Patienten fehlt die Erfahrung, dass ihr Selbsterleben, ihre Sicht der Dinge verstanden und akzeptiert wird. Eine Erfahrung des Verstehens bzw. der Möglichkeit, sich in einem Kommunikationsraum entfalten zu können und ein Gegenüber als zuverlässig und als kontinuierlich verfügbar zu erleben, führt zur Verbesserung einer vertrauensvollen Grundhaltung zur Welt und eröffnet auch andere Gestaltungsmöglichkeiten von Beziehungen außerhalb der Therapie.

Empathie ist also nicht nur mitfühlende Anteilnahme, sondern der Versuch, den Patienten so zu verstehen, wie dieser sich in seiner Subjektivität versteht. Neben verbalen Mitteilungen kann aber auch über eine vom Therapeuten vorgeschlagene symbolische Darstellung erreicht werden, dass der Patient sich selbst besser verstehen lernt und damit auch dem Therapeuten das Verstehen erleichtert. Dies liegt begründet in der immer schon das Wort übersteigenden Kraft des Symbols, das mehr enthält als dem Darsteller bewusst sein mag.

Die Wirkung der Empathie hat nicht unbedingt mit einer »korrigierenden emotionalen Erfahrung« zu tun, d.h. dem Patienten soll nicht eine andere Welt des Vestandenwerdens angeboten werden, die ihm als Kind vorenthalten wurde. (Natürlich kann auch dieses Moment in manchen Therapien eine Rolle spielen, es ist aber nichts, worauf wir bewusst abzielen.) Empathie in unserem Sinne bedeutet Affektabstimmung und ist ein Erkenntnisprozess, der dem Patienten ermöglicht, verlorene oder unentwickelte Selbstanteile erleben und integrieren zu können. Der Patient entwickelt ein differenzierteres und reflektierteres Selbstgefühl. Das ist mit der häufig erst- und einmaligen Erfahrung verbunden, dass ein anderes Gegenüber ihn so zu verstehen versucht wie er selbst sich versteht.

Wenn wir vom »Nichts-wollen« als Grundhaltung des Therapeuten sprechen, meinen wir damit, den Patienten nicht zu einer bestimmten Einsicht bringen zu wollen, die man selbst beim Zuhören gewonnen hat. Deshalb scheint es uns angeraten, gerade am Anfang der therapeutischen Beziehung auf Deutungen zu verzichten. Bei diesem Hinweis haben wir vor allen Dingen Anfänger im Blick, die gelegentlich dazu neigen, die eigene Kompetenz für den Patienten mit dem Überraschungseffekt einer neuen Sichtweise, wie der Patient sich verstehen könnte oder sollte, unter Beweis zu stellen.

Eine der gewünschten Wirkungen der Empathie ist, die Sicherheit der Patienten in ihre eigenen Wahrnehmungen zu erhöhen. Wir gehen davon aus, dass Patienten sich nur dann den unvertrauten, unverstandenen und abgewehrten Selbstanteilen zuwenden können, wenn ein Grundvertrauen in eigene Wahrnehmungen, Gefühle und Gedanken hinreichend entwickelt worden ist. Werden die abgewehrten Selbstanteile zu früh aufgegriffen, so kommt aus der Bedrohung von innen eine Bedrohung von außen durch den Therapeuten hinzu, was zu einer Destabilisierung führen würde. Wir sind daher der Überzeugung, dass es von großer Bedeutung für unsere Patienten ist, unsere emotionale Beteiligung an dem, was sie uns mitteilen, spüren zu können. Das ist auch eine Frage der Authentizität. Jedes besondere Bemühen zu einer allzu strikt verstandenen Abstinenz wirkt schnell künstlich und pseudoprofessionell. Manchmal scheint es aber, als würden Anonymität bzw. Neutralität für einen Beweis von Professionalität gehalten.

Für den Genesungsprozess eines Patienten halten wir es hingegen für förderlicher, wenn die therapeutische Atmosphäre freundlich, warmherzig und von Offenheit auf Seiten des Therapeuten bestimmt ist. Die Spiegel- oder Chirurgenmetapher wurde zwar schon von fast allen Psychoanalytikern als unzutreffend angesehen, das damit aber oft verbundene Konzept von Neutralität und Abstinenz wird trotzdem oft überstark akzentuiert. Wir halten es in vielen Fällen für kontraindiziert. (Vgl. Mitchell 2005, Orange 1995)

Wir sollten nicht vergessen, dass die Entwicklungsschritte eines Patienten, die sich auch in seinen Inszenierungen andeuten, vulnerabel sind. Eine abstinente Reaktion, die Weigerung, sich in einem bestimmten Ausmaß an der Inszenierung zu beteiligen, könnte dazu führen, dass der Patient sich wieder zurückzieht, ihn der Mut verläßt auf dem begonnenen Weg den nächsten Schritt zu tun.

Einige Hinweise zur historischen Entwicklung

Der Begriff »tiefenpsychologisch fundierte Psychotherapie« ist nur in Deutschland geläufig. Er wurde 1967 durch die Einführung der Richtlinien zur Differenzierung der Therapieverfahren in der Krankheitsbehandlung geschaffen. In den meisten anderen Ländern wird das damit bezeichnete Therapieverfahren als »Psychodynamische Psychotherapie« bezeichnet. Da 2005 der wissenschaftliche Beirat das Etikett »Dynamische Psychotherapie« als Oberbegriff für alle Therapieformen, die sich auf psychoanalytische Theorie berufen, vorgeschlagen hat, kann man derzeit in Deutschland dieses international gebräuchliche Wort nicht nutzen, ohne Begriffsverwirrung zu schaffen. Es muss daher bei der Bezeichnung »tiefenpsychologisch fundierte Psychotherapie« bleiben. Das ist im Übrigen auch die Meinung der DGPT vom Januar 2005, die in einem Kommentar der Auffassung des Beirats zustimmt, dass »es keine wissenschaftliche Basis für eine Unterscheidung zwischen tiefenpsychologisch fundierter und analytischer Psychotherapie als zwei getrennten Verfahren gibt.« Es handele sich lediglich um zwei unterschiedliche Anwendungsformen der psychoanalytischen Therapie, die sozialrechtlich differenziert werde.

Es wird also mit der tiefenpsychologisch fundierten Psychotherapie ein therapeutisches Verfahren bezeichnet, das – anders als die Psychoanalyse oder auch Analytische Therapie (auch diese beiden Begriffe werden international unterschiedlich gebraucht) – rein äußerlich gekennzeichnet ist durch kürzere Dauer und niedrigere Frequenz, außerdem meist im Sitzen durchgeführt wird. Allerdings beruht auch diese Therapieform auf den theoretischen Grundlagen der Psychoanalyse. Die Setting-Bestandteile betreffen also Äußerlichkeiten, die nicht immer ausschlaggebend sind, meist jedoch auch eine andere Haltung des Therapeuten sowie andere technische Vorgehensweisen erforderlich machen. Damit wollen wir uns in diesem Buch an erster Stelle befassen.

Wichtiger als die Zeiteinteilung und die Liege- bzw. Sitzposition allerdings sind andere Essentials, die die analytische Therapie von einer tiefenpsychologisch fundierten unterscheiden. In den Psychotherapierichtlinien werden für die analytische Psychotherapie folgende Bestimmungsstücke angegeben:

»Die analytische Psychotherapie umfasst jene Therapieformen, die zusammen mit der neurotischen Symptomatik den neurotischen Konfliktstoff und die zugrundeliegende neurotische Struktur des Patienten behandeln und dabei das therapeutische Geschehen mithilfe der Übertragungs-Gegenübertragungs- und Widerstandsanalyse unter Nutzung regressiver Prozesse in Gang setzen und fördern.«

Demgegenüber wird in diesen Richtlinien die tiefenpsychologisch fundierte Therapie in folgender Weise definiert:

»Die tiefenpsychologisch fundierte Psychotherapie umfasst ätiologisch orientierte Therapieformen, mit welchen die unbewußte Psychodynamik aktuell wirksamer neurotischer Konflikte unter Beachtung von Übertragung und Gegenübertragung und Widerstand behandelt werden. Eine Konzentration des therapeutischen Prozesses wird durch die Begrenzung des Behandlungsziels, durch ein vorwiegend konfliktzentriertes Vorgehen und durch Einschränkung regressiver Prozesse angestrebt.«

Schon von Freud selbst stammt der Vorschlag, die von ihm entwickelte Behandlungstechnik zu revidieren, wenn es sich zum Beispiel um traumatische Neurosen (»Kriegsneurosen«) oder um Phobien handle. Er hat sich allerdings nicht sehr häufig um Technikprobleme gekümmert, immerhin lassen aber seine Äußerungen vermuten, dass er – wie seine Schüler Ferenczi und Rank – in bestimmten Fällen einer aktiveren Technik das Wort redete. Kürzer waren die meisten Therapien in der ersten Zeit sowieso (May 2007).

Diese beiden unmittelbaren Schüler Freuds (Ferenczi und Rank 1924) kann man denn auch als die eigentlichen ›Väter‹ einer tiefenpsychologisch fundierten Psychotherapie ansehen. Sie wandten sich gegen den »Deutungsfanatismus« einer stark intellektuell ausgerichteten Psychoanalyse, verlangten vom Analytiker mehr Aktivität und waren – das betraf vor allem Ferenczi – der Meinung, dass auch der Patient ein Recht darauf habe, seinen Therapeuten kennen zu lernen – ja sogar: ihn auch zu analysieren. Was sicher zu Recht allgemein zu den Irrtümern von Ferenczi gerechnet wird. Dies war der Beginn einer eigentlich bis heute nicht endenden Kontroverse über die ›richtige‹ Technik. 1946 wurde diese Diskussion weiter angeheizt durch das Erscheinen des Buches von Alexander und French (1946) über psychoanalytische Therapie, wobei sie vor allem eine verstehende, emotional beteiligte und dadurch aktivere Technik betonten. Ihr Konzept der »korrigierenden emotionalen Erfahrung« galt vielen Psychoanalytikern als »unanalytisch«. Auch sie gelten oft als Begründer der »Psychodynamischen Psychotherapie«. Sie empfahlen mehr Aktivität, mehr beziehungsorientiertes Vorgehen und Flexibilität der Technik, wobei noch nicht sehr deutlich wurde, was im Einzelnen darunter verstanden werden kann.

Als ›Gegenschlag‹ dazu wurde 1953 eine Art fundamentalistische, sehr strenge Auffassung von Kurt Eissler propagiert, der eine normative Idealtechnik festlegte. Diese beinhaltete strikte Abstinenz, hohe Frequenz, Klarifizierung und Deutung (vor allem Übertragungsdeutung) als wesentliche und allein erlaubte Technikvariable.

Von da an galten für Psychoanalytiker nur sehr eingeschränkte Vorgehensweisen, wenn sie dem Internationalen Verband der Psychoanalytiker (IPV) angehören wollten. Übertragung und Übertragungsdeutung waren die Kernstücke der psychoanalytischen Theorie und Technik. Die empathische Begleitung mit der Vorstellung einer korrigierenden emotionalen Erfahrung hingegen galt vielen als ›unanalytisch‹, weil dadurch das Abstinenzprinzip durchbrochen würde. Die emotionale Befriedigung, so die damals oft gehörte Meinung, unterbreche das einsichtige Denken, weil eben nur die Frustration der emotionalen Bedürfnisse zum Denken führe. Auch dies wird heutzutage von vielen Psychoanalytikern bezweifelt (Thomä und Kächele 1985/86). Auch Frequenzstandards wurden damals festgelegt. Zugang zur Internationalen Psychoanalytischen Vereinigung (IPV) bekommt man auch heute nur dann, wenn man 4-stündige Analysen nachweisen kann. Es wurden allerdings seit dieser Zeit – durchaus basierend auf dem theoretischen Boden der Psychoanalyse – immer mehr Vorschläge entwickelt nicht nur zur Verkürzung der Psychoanalyse, sondern damit einhergehend zu einer Veränderung der Technik.

In den frühen Jahren der Psychoanalyse hatten bekanntlich schon die ›Dissidenten‹ Wilhelm Reich, Alfred Adler und C. G. Jung aktivere Techniken vorgeschlagen. Mit einiger Vorsicht könnte man auch sie als Vorläufer einer psychodynamischen Psychotherapie ansehen, obwohl sie in Deutschland unter der Bezeichnung »Psychoanalytiker« ebenfalls an der kassenrechtlichen Versorgung teilnehmen. Sie haben aber meist keine Probleme damit,

Malen, therapeutische Arbeit im Sand und andere gestalterische Elemente in ihre Therapien hineinzunehmen. Sie bestehen auch nicht auf hochfrequenten Therapien auf der Couch.

Karen Horney, Frieda Fromm-Reichmann, H. St. Sullivan waren in den USA die wichtigsten Vertreter einer größeren Flexibilität von Theorie und Technik. Die Mitglieder des Allanson-White-Instituts in NY (zu deren Gründergeneration die oben Genannten gehörten), eines sehr einflußreichen Ausbildungszentrums, verzichteten daher auf die Mitgliedschaft in der IPV, um die notwendige Flexibilität ihrer Therapien nicht zu gefährden, da sie einsahen, dass eine kürzere, zielorientierte Therapie im Sinne der Versorgungsrelevanz außerordentlich wichtig ist. Karen Horney spricht in ihrem Buch »Neue Wege der Psychoanalyse« explizit davon, dass sie auch als Analytikerin aktiv gestaltend auf ihre Patienten einwirken möchte, dass sie ihre Werthaltungen dem Patienten offen darlegt und dass in bestimmten Fällen auch ein »aktiver und direkter Angriff auf die Probleme« die Dauer einer Therapie verkürzt.

In Deutschland wurde nach dem Zweiten Weltkrieg die Psychoanalyse erst langsam wieder aufgebaut. Es ist vor allem Annemarie Dührssen und Jorswieck (1965) zu verdanken, dass psychoanalytische Therapie von den Krankenkassen übernommen wurde – allerdings eben nicht in dem damals schon sehr hohen Stundenumfang, wie sie von orthodoxen Psychoanalytikern verlangt wurde. Man einigte sich auf 240–300 Stunden für Analytische Therapie (2–3-mal in der Woche) und auf eine ›kleinere‹ Form der Therapie (50–80 Stunden, 1-mal pro Woche), die »tiefenpsychologisch fundierte Psychotherapie« genannt wurde, ein Ausdruck, der sich international nie eingebürgert hat. Auch dadurch wurde die Technik der Therapie in Richtung auf Aktivität und Direktivität verändert.

Die Psychoanalyse hat sich nach dem Krieg in sehr viele voneinander unterschiedene Richtungen aufgespalten, was auch zu recht unterschiedlichen Vorgehensweisen in der therapeutischen Behandlung geführt hat. Trotz aller von den Berufsverbänden geforderten Vereinheitlichung von Behandlungsregeln kann man daher feststellen, dass es auch heutzutage schwierig ist, von einer einheitlichen Vorgehensweise zu sprechen. In den Siebzigerjahren hat sich z. B. eine Richtung etabliert, die sich von den ›orthodoxen‹ Techniken, aber auch in wichtigen Theorie-Bestandteilen von der Psychoanalyse unterscheidet und der sogenannten tiefenpsychologisch fundierten Psychotherapie nahesteht – es ist die Control-Mastery-Theorie der sogenannten »Mount Zion«- Analytiker.

Ausgehend von der Überzeugung, dass es weder Übertragungsdeutungen noch solche der Ätiologie sind, die dem Patienten wirklich helfen, sondern ›neue Erfahrungen‹, die den alten destruktiven entgegengesetzt sind, hat sich damit auch eine neue Technik durchgesetzt. Diese bedingt ebenfalls mehr Aktivität, Bezogenheit auf die Gegenwart und eine andere Präsenz des Therapeuten, der sich sehr viel persönlicher darstellt als früher. Therapie wird als eine »Neu-Erfahrung« angesehen. Der von Freud durch den Todestrieb erklärte »Wiederholungszwang« wird als eine konstruktive Suche des Patienten, ein altes Erfahrungsmuster neu zu beantworten, verstanden. Einsicht in die Genese, die Übertragungsneurose sowie Übertragungsdeutungen stehen daher nicht mehr im Mittelpunkt.

Schon sehr lange – eigentlich schon in der letzten Zeit Freuds – ist die Vorstellung, man ›deute‹ dem Patienten seine Vergangenheit als eine unabweisbare Gegebenheit obsolet geworden. Dass in einer Zwei-Personen-Psychologie immer beide zur Gestaltung der Beziehung und damit also auch zur Gestaltung der im Moment wiedererinnerten und auch vom Therapeuten formulierten und bewerteten Vergangenheit sowie zur Übertragung beitragen, wird von kaum einem Psychoanalytiker mehr bestritten. Bei den einzelnen Theoretikern sind die Unterschiede in Bezug auf die Frage der Konstruktion bzw. Rekonstruktion der Vergangenheit sowie die Konstruktion der aktuellen Beziehung (inklusive der Übertragungsbeziehung) dennoch beträchtlich. Es scheint, dass einzelne Therapeuten, auch dann, wenn sie davon ausgehen, dass die Konstruktion und nicht die Rekonstruktion im Zentrum des therapeutischen Bemühens steht, sich so sehr voneinander unterscheiden, dass es schwierig ist zu sehen, in welcher Form sich das therapeutisch realisiert. Wohnt man Fallvorstellungen bei, dann wird immer wieder deutlich, mit welch erstaunlich unterschiedlichen Deutungsmöglichkeiten die verschiedenen Psychoanalytiker an einen Fall herangehen. Die Breite des Spektrums dessen, was sich Psychoanalyse nennt, ist von einer solchen Vielfalt, dass auch Psychotherapieforscher genötigt sind, bei Vergleichsstudien sehr genau die jeweilige analytische Position zu bestimmen. (Dies gilt im Übrigen nicht nur für Psychoanalytiker, sondern im Zeitalter der Integration von Therapien auch für andere therapeutische Richtungen als die psychoanalytische.) Das ist natürlich auch für den Stellenwert der Deutung insgesamt wichtig.

Mitchell, als einer der prominentesten Sprecher der seit etwa 10 Jahren immer wichtiger werdenden »Interaktionisten« vertritt in seinem Buch »Psychoanalyse als Dialog« eine klare Absage an den bisher (vermeintlichen) Königsweg der Analyse: die herausragende Position der »Deutung«. Sie bleibt bei ihm ein Instrument, das auf jeden Fall der Beachtung der jeweiligen Beziehungskonstellation untergeordnet ist und nur Wirkung entfaltet, wenn die Interaktion für beide ›stimmt‹. Diese Aufmerksamkeitslenkung auf die Interaktion ist eine diffizile Angelegenheit, oftmals schwerer zu erringen als Deutungen. Es muss dabei die Position von Therapeut, Patient und Thema gleichermaßen beachtet werden.

Beschäftigt man sich mit der größeren Gruppe der »Relationisten« aus den Achtziger- und Neunzigerjahren, dann wird überhaupt jeder festgefahrene Technikbegriff obsolet. Sie sehen den Menschen als ein primär beziehungssuchendes Lebewesen, was sich auch in der Therapietechnik niederschlagen muss. Beziehung geht bei den meisten von ihnen vor »Übertragung«, was eben bei der Gruppe rund um Atwood, Mitchell und Orange dazu führt, dass sie die Übertragung sowie die Festlegung der Technik als »Mythos« bezeichnen. Für sie ist jede einzelne Therapie eine »Neu-Erfindung«, die den momentanen Zustand der Beziehung immer wieder neu in Betracht zieht.

Alle diese Variationen von Technik führten dazu, dass auch Therapieschulen, die ursprünglich der Psychoanalyse eher fern standen, sich auf Psychoanalytiker wie Rank oder Ferenczi berufen, so zum Beispiel Hilarion Petzold mit seiner »Integrativen Psychotherapie«, die der Gestalttherapie nahesteht. In diesen Therapieschulen wurde schon vor langer Zeit aktiv und beziehungsorientiert mit erlebnisaktivierenden Techniken gearbeitet, weshalb sie auch von den berufspolitischen Verbänden der Psychoanalytiker nicht anerkannt wurden.

Immer wieder begegnet man der vermutlich historisch mitbedingten Neigung bei tiefenpsychologisch arbeitenden Psychotherapeuten, sich mit Vorbehalten seitens der Psychoanalyse auseinanderzusetzen. Da wir davon ausgehen, dass die tiefenpsychologisch fundierte Psychotherapie ein Teil der Psychoanalyse ist, setzen wir es uns in diesem Buch nicht zum Ziel, uns gegenüber der Psychoanalyse sehr scharf abzugrenzen, weil wir davon ausgehen, dass es scharfe Abgrenzungen gar nicht gibt und sie auch erst durch psychoanalysefremde (z. B. kassenrechtliche) Überlegungen gemacht wurden.

In der gesamten Geschichte der Psychoanalyse gab es nicht, wie oben beschrieben, nur klassische Behandlungspositionen, sondern auch solche, die dem sehr ähneln, was in der tiefenpsychologisch fundierten Psychotherapie geschieht. (Cremerius 1979; vgl. auch Cremerius 1982, S. 577–599.)

Im vorliegenden Buch werden Techniken und Interventionsmöglichkeiten beschrieben, die vom üblichen Inventar der Psychoanalyse abweichen. Allein dies löst häufig die schon erwähnten Kontroversen aus. Hinter dem Vorwurf, eine bestimmte therapeutische Herangehensweise sei ›nicht analytisch‹, verbirgt sich die Meinung, dass Behandlungstabus (z. B. mitagieren, zum Agieren verführen) außer Acht gelassen werden. Da ist dann die Rede von mangelnder Abstinenz, Manipulation, Überrumpelung, impliziter oder expliziter Verführung (vor allen Dingen, wenn der Körper auf irgendeine Weise einbezogen ist), regressiver Konkretismus, Verwöhnung, therapeutischer Omnipotenz oder Naivität, letztlich: Verrat an der Psychoanalyse.

Sicherlich ist es wichtig, sich mit den Vorwürfen angemessen auseinanderzusetzen. Zur Angemessenheit gehört aber auch die Analyse der Vorwürfe selbst. In der psychoanalytischen Szene wird Ähnliches auch dann laut, wenn es nicht um erlebnisorientierte Interventionen geht, sondern wenn im Rahmen eines analytischen Schwerpunktthemas wie dem der Abstinenz unterschiedliche Positionen bezogen werden. Auch hier hört man dann, das sei nicht analytisch, und es wird mit derselben Vehemenz gestritten, be- und verurteilt. All das legt nahe, dass es sich bei dieser Kritik in vielen Fällen um eine Verschiebung und Projektion handelt. Da die Kontrahenten solcher Diskussionen meist derselben Fachgesellschaft angehören, d. h. dieselbe berufliche Sozialisation durchlaufen haben mit entsprechenden Initiationsriten, steht die Person mit der Frage, ob er/sie (noch) Analytiker ist, zunächst nicht in Frage. Der Werdegang zum tiefenpsychologischen Psychotherapeuten, vor allen Dingen vor dem Hintergrund der Übergangsregelungen, lässt aber diese Frage aufkommen. Es sei jedoch daran erinnert, dass inzwischen der Weg zum tiefenpsychologischen Psychotherapeuten eine Lehranalyse (-therapie) ebenso umfasst wie eine fundierte theoretische Ausbildung auf der Basis der Freudschen Psychologie, sowie intensive Arbeit unter Supervision. Nichts anderes geschieht in analytischen Instituten auch. Das Ausmaß der geforderten Lehranalyse- oder Supervisionsstunden ist von Institut zu Institut verschieden, und diese Unterschiede lösen häufig schon die oben beschriebenen Kontroversen (wer ist mehr oder weniger Analytiker) aus.

Noch einmal: Tiefenpsychologisch fundierte Psychotherapie ist eine psychoanalytische Variante, so wie es viele gibt, wobei wir diese Variante als entscheidenden Entwicklungsschritt der Psychoanalyse betrachten.

Die oben erwähnte Strenge, ja manchmal Feindseligkeit, mit der die Diskussionen geführt werden, was noch Psychoanalyse sei, wie Psychoanalytiker auszubilden seien und ob es ›erlaubt‹ sei, ohne die gesamte psychoanalytische Ausbildung eine psychodynamische Therapie anzubieten, scheinen zudem einen bedeutsamen Zusammenhang mit der deutschen Geschichte im 20. Jahrhundert zu haben; jedenfalls gibt es in anderen Ländern solche Probleme offenbar nicht. So löste sowohl in den USA als auch in Israel die Frage einer Kollegin, ob man dort auch mit denselben Spannungen zu rechnen habe wie in Deutschland, wenn man zum Beispiel eine eigene Ausbildung zur Tiefenpsychologie anbiete, nur Erstaunen und Unverständnis aus. Gerade weil sich vielerorts die Psychoanalyse als ein sehr eigenständiges Verfahren anbiete, sei es selbstverständlich, dass Psychodynamische Psychotherapie meist an anderen Ausbildungsstätten gelehrt werde. Das eine schließe aber das andere nicht aus.

Das beschriebene Spannungsfeld in Deutschland ist von der Schwierigkeit der Psychoanalyse bestimmt, Veränderungen und Entwicklungsschritte zuzulassen. Die mangelnde Flexibilität vieler Psychoanalytiker, das Beharren auf konservativen Positionen und der ständige Bezug auf Freud bei Veröffentlichungen, die sich mit Neuerungen beschäftigen, haben unseres Erachtens wesentlich mit den Erfahrungen Deutscher Psychoanalytiker und ihrer Nachfolgegenerationen im nationalsozialistischen Deutschland zu tun. Die Geschichte der Psychoanalyse im Nachkriegsdeutschland ist dynamisch davon geprägt, dass deutsche Psychoanalytiker von Freud nicht wirklich Abschied genommen haben. Es scheint uns, als sei sein Tod nicht hinreichend verarbeitet und betrauert, sondern im Sinne der Melancholie festgehalten worden. Sie suchen zu bewahren, wo Veränderung angezeigt ist, so wie sich jede Wissenschaft und Philosophie verändert und verändern muss.

Auf diese Weise soll eine psychoanalytische Identität bewahrt werden, die durch Veränderungen als gefährdet erlebt wird. Der Ausgangspunkt des Konflikts liegt im Wesentlichen in dem Bedürfnis, sich mit Werk und Denken eines Mannes zu identifizieren, der von den eigenen Landsleuten vertrieben und dessen Ideen für lange Zeit in Deutschland zum Verstummen gebracht wurden. Ein zentraler Abwehrmechanismus der Schuld, Angst und auch der Wut, damit ein für alle mal ausgeschlossen zu sein, ist die Idealisierung Freuds und seines Werks. Problematisch dabei ist, dass dieser Abwehrmechanismus alle kreativen Kräfte bindet, die für eine fruchtbare Veränderung gebraucht würden. Veränderung gerät in die Nähe der abgewehrten Vernichtungsimpulse und muss deshalb unterbleiben. Der Konflikt, mit denen gleich zu sein, die auch schon einmal im Sinne der Auslöschung verändert haben, wird dabei mobilisiert.

Die konzeptionelle Gestaltung der tiefenpsychologisch fundierten Psychotherapie ist unseres Erachtens eine Aufgabe, die auch Psychoanalytiker zu lösen haben. Die Existenz der tiefenpsychologisch fundierten Psychotherapie verstehen wir als Antwort auf eine veränderte Patientenlandschaft und gewandelte gesellschaftliche Bedingungen. Deswegen darf auch nicht immer der rückwärtige Bezug (»Dogmenperspektive«) gesucht werden, sondern es sollte vom Wesen der Psychoanalyse her, die sich als Tiefen-Psychologie versteht, argumentiert werden. Auf dieser Basis kann man schöpferisch weiterarbeiten und sich auch mit bisher unüblichen Techniken vertraut machen, um die Ziele einer tiefenpsychologisch fundierten Psychotherapie möglichst umfassend und erlebnisnah zu erreichen.

Der Therapeut in der tiefenpsychologisch fundierten Psychotherapie: lebendiger?

Seit nicht nur der sogenannte »Dodo-bird«-Effekt (»Alle haben gewonnen und jeder bekommt einen Preis«, Rosenzweig 1936) durch immer wieder neue Forschungen gestützt und erhärtet wurde, sondern dadurch auch die Tatsache der überragenden Bedeutung des Faktors »Beziehung« immer wieder empirisch erhärtet wird, ist die Frage der Techniken in der Psychotherapie überall – außer in Deutschland – in den Hintergrund getreten. Überall gibt es Hinweise, dass aber nicht nur ein allgemeiner Faktor »Beziehung« wichtig ist, sondern ein noch sehr viel speziellerer, nämlich der Faktor »Therapeut«. Aus den von Wampold (2001) sehr sorgfältig zusammengetragenen Befunden ergibt sich eindeutig, dass die Varianz vieler Befunde zur Effizienz von Psychotherapie in vielen Untersuchungen sehr stark bestimmt wird von einigen wenigen Therapeuten, die entweder für ganz besonders viele gute oder für ganz besonders schlechte Ergebnisse verantwortlich sind. Auf diese Weise kommen oft unterschiedliche Ergebnisse zustande, die fälschlicherweise den Techniken, aber nicht den Personen zugeschrieben werden. Rechnet man sie heraus, dann bleibt es bei dem alten »Dodo-bird«-Effekt. Ähnlich fasst auch Buchholz (PNL 55) viele Erfolgskontrollstudien zusammen.

Zwar ist sicher auch das »matching« von Patient und Therapeut ein wichtiger Wirkfaktor, auch die Art der Patienten-Störung – aber dies klärt längst nicht alles auf. Es gibt also – unabhängig von matching und Patientenbefindlichkeit – den ›guten‹ bzw. den ›schlechten‹ Therapeuten. Wenn man sich allerdings fragt, wie denn die Therapeuten beschaffen sind, die für besonders gute bzw. schlechte Ergebnisse verantwortlich sind, wird die Lage sehr viel schwieriger. Sehr tiefgehende Erkenntnisse gibt es derzeit nicht, aber wir tappen auch nicht vollkommen im Dunklen. (Natürlich wissen wir sehr gut, welche Patienten-Störungen sehr resistent sind: u.a. Suchterkrankungen, Borderline-Störungen, Psychosen, schwere narzisstische Störungen etc.)

Es scheint der ›gute‹ Therapeut, glaubt man den empirischen Untersuchungen, einer zu sein, der an seine Technik ›glaubt‹ – welche Technik dies ist, ist dabei weniger wichtig (Crits-Christoph et al. 1991, Wampold 2001). Er muss von seinem Tun also überzeugt sein. Er muss außerdem imstande sein, eine gute »Arbeitsbeziehung« zum Klienten zu etablieren. Dies scheint eine Banalität, aber es beinhaltet ein Bündel von Haltungen, die nicht ganz banal sind: Neben der natürlich schon oft als bedeutsam herausgestellten Empathie muss auch noch eine ganz bestimmte Haltung, die man im Englischen als »adherence« bezeichnet, erreicht werden. Man könnte dies als »Anhänglichkeit (an den Patienten)« oder »Aufrechterhaltung der Beziehung« bezeichnen. Zusammen mit dem (s. o.) ebenfalls als wichtig angesehenen Faktor, nämlich der »Arbeitsbeziehung«, rundet sich das Bild zu einem Therapeuten, der gemeinsam mit dem Patienten an einem Problem arbeitet, wobei er ein gewisses Maß an Festigkeit gegenüber dem, was er für die richtige Technik hält, ausstrahlt. Dass daneben alle weiteren sogenannten »Rogers-Variablen« eine wichtige Rolle spielen, ist ebenfalls sicher (Wampold 2001).

Diese Befunde, so wenig präzise sie auch noch sind, stützen eine spezielle theoretische Richtung innerhalb der psychodynamischen Theorien, nämlich die der Intersubjektivisten. Die therapeutische Haltung, die sich aus dieser theoretischen Position ergibt, entspricht weitgehend dem, was bisher die Forschung zum ›guten‹ Therapeuten ergeben hat: eine offene Haltung gegenüber dem, was vom Patienten kommt, die Bereitschaft, eine Therapie als ein ›gemeinsames Werk‹ anzusehen und sich darüber klar zu sein, dass der Therapeut die Konstruktionen, die sich aus diesem gemeinsamen Arbeiten ergeben, ernst nehmen muss. Es ist dies das Gegenteil von einem Therapeuten, der alles ›besser weiß‹. Wir sind uns darüber im Klaren, dass fast jeder Therapeut an dieser Stelle erklären wird, dass dies doch für ihn eine Selbstverständlichkeit sei – unsere Erfahrungen in Ausbildungen, Zweit-und Dritttherapien allerdings lehren uns anderes!

Was bedeutet all dies für die von uns vorgeschlagene Technikenvielfalt beim Vorgehen in einer tiefenpsychologisch fundierten Psychotherapie? Natürlich ist jede psychotherapeutische Technik dazu geeignet, die »Gemeinsamkeit« der therapeutischen Arbeit zu nuancieren. Uns scheint aber, dass es am Beispiel der erlebniszentrierten/aktivierenden Techniken ganz besonders eindrücklich aufgezeigt wird, dass Patient und Therapeut nur gemeinsam innerhalb dieser Techniken arbeiten können, damit sie zum Erfolg führen. So gut wie keine der angegebenen Techniken lässt sich einfach nur ›applizieren‹, immer sind Einwilligung, genaue Vorbesprechung, die aktive Inangriffnahme des Patienten erforderlich, damit durch den Einsatz dieser Techniken neue Sichtweisen erworben oder alte Haltungen in Frage gestellt werden können. Insofern könnte man sagen, dass der Einsatz solcher Techniken in ein tiefenpsychologisches Setting gerade diese wichtige »Gemeinsamkeit« der Arbeit in ganz besonderer Prägnanz betont. Die dialektische Form der Therapie (Fischer 1989) zeigt sich auch hier wiederum deutlich. Der Therapeut ist nicht derjenige, der ›von oben herab‹ irgendwelche Techniken vorschlägt; er wird vom Fluss des therapeutischen Gesprächs geleitet, ›hebt‹ gleichsam das Verbale ›auf‹, indem er es in ein anderes Medium überführt und dann wiederum in neuer Form ins Gespräch zurückgleiten lässt. Der Patient ist Mitgestalter des Prozesses, von seiner spezifischen Ausgestaltung eines Rollenspiels, einer Imagination etc. hängt es ab, wie der weitere Prozess sich gestaltet.

Es ist sicher für den Therapeuten nicht immer leicht abzuwägen, wann und in welcher Form es richtig ist, die verbalen Mitteilungen des Patienten durch den Einsatz anderer (averbaler) Techniken zu unterstützen, sie lebendiger und erlebnisnäher zu gestalten. Wie immer wieder betont werden muss: Diese Techniken sollen nicht wahllos, ununterbrochen und in »Bauchladen-Manier« angewandt werden. Eine sehr genaue Kenntnis des Therapiestandes, der Möglichkeiten des Patienten und der augenblicklichen Beziehungsrealität sind wichtig, um hier den richtigen Weg zu finden.

Nicht nur Patienten, auch Therapeuten müssen sich bei Anwendung anderer als nur-verbaler Techniken persönlicher ›zeigen‹, müssen sich ein wenig klarer darstellen, als wenn sie nur im Gespräch bleiben. Es bedarf nicht nur des ›Mutes‹ von Patienten, sondern auch des von Therapeuten, bestimmte Übungen vorzuschlagen, averbale Mittel (wie eine Focusing-Übung) oder ein erlebnisnahes Rollenspiel zu verwenden und – vielleicht das Wichtigste – diese einzubauen in eine Psychotherapie, die natürlich unter dem Primat des Sprechens steht. Dabei kann man auch mit Widerständen rechnen, die aber – wie in jeder Therapie – richtig aufgeklärt wiederum zu Gunsten des therapeutischen Fortschritts genutzt werden können. Dies alles bedarf einer sensiblen Beziehungsgeschicklichkeit, eines Sensoriums dafür, wie man einzelne vielleicht totgelaufene Situationen aufgreift, ohne sie wiederum durch ›Zerreden‹ zu zerstören.

Verlegt man, wie in der tiefenpsychologisch fundierten Psychotherapie üblich und wichtig, die Deutung der Übertragungsbeziehung ins ›Hier und Jetzt‹, dann wird dadurch auch die Realbeziehung zwischen Patient und Therapeut klarer konturiert, weil analysiert. Ein Therapeut, der Vorschläge macht, bestimmte Aktionen anleitet und Fragen stellt, tritt heraus aus der (relativen) Anonymität, von der viele Psychoanalytiker annehmen, dass sie der Übertragung abträglich sei. Wir sind der Meinung, dass – bewusst oder unbewusst – Patienten den Therapeuten immer auch als eine reale Person wahrnehmen und dass dies in jeder Therapie ein changierendes Erlebnis zwischen Übertragung und Realbeziehung ist. Patienten ›wechseln‹ sozusagen immer wieder den Standpunkt. Sie sind nicht nur »beziehungssüchtig«, wie Heisterkamp (2002) formuliert, sie sind auch »übertragungssüchtig«, wenn eine Therapie sich auf »gutem Weg« befindet. Wann die Realbeziehung überwiegt und wann Übertragungselemente sich hineinmischen, variiert von Therapie zu Therapie und ist von ihrem jeweiligen Stand abhängig. Wie in jedem niederfrequenten Setting ist daher das Element der Realbeziehung vermutlich auch in der tiefenpsychologisch fundierten Psychotherapie mit ihrer stärkeren Aktivierung in höherem Maße betont.

Es verlangt vom Therapeuten bestimmt viel Intuition für die Unterscheidung zwischen Beziehung und Übertragung, wenn man mit Techniken der Erlebnisaktivierung arbeitet. Die Beziehung zwischen Patient und Therapeut wird dadurch lebhafter, vielleicht könnte man sogar sagen: interessanter. So wollte einer meiner Supervisanden mit seiner Patientin wenigstens ansatzweise ›üben‹, wie man einem gefürchteten Chef begegnen kann, wenn er einen groben Ton anschlägt. Seiner Überlegung, ob man sich gemeinsam einige »Sätze« dazu überlegen könnte, begegnete sie mit großer Ablehnung. Sie fing an zu schwitzen, wurde unruhig und konnte sich nicht recht erklären, was an dieser Aufforderung denn so schlimm sei. Spontan aber fiel ihr ein, wie sehr sie unter der Lieblosigkeit ihrer Mutter gelitten habe; wenn sie aus der Schule heimgekommen sei, hätte es häufig Vorwürfe gegeben und dann sei sie immer völlig verstummt, hätte nie etwas zu antworten gewusst. Obwohl sie den Vorschlag »Sätze zu üben«, nicht aufgriff, kam sie von daher auf eine tiefere Stufe ihrer Erkenntnis über ihre »Sprachlosigkeit« unfreundlichen Personen gegenüber. Dass ihre Therapeutin auf ihrem Vorschlag nicht »bestand«, festigte ihr Vertrauen und gab der Therapie an diesem Punkt das wichtige Flair einer »gemeinsamen Arbeit«. Hier wird auch deutlich, dass die Therapeutin den Vorschlag wohl nicht aus einem Gegenübertragungs-Widerstand gemacht hat – sie kann sich sofort davon distanzieren und wieder auf eine andere Form von Prozess einschwenken.

Der Einsatz bestimmter Techniken in der tiefenpsychologisch fundierten Psychotherapie muss also innerhalb einer Beziehung geschehen. Sie werden getragen von den oben genannten Faktoren der Empathie, Akzeptanz und der »Gemeinsamkeit«. Dass tiefenpsychologisch arbeitende Therapeuten natürlich auch von diesen Techniken überzeugt sein müssen, versteht sich von selbst. Nur so kann ja die Betonung des »Arbeitsbündnisses« gewährleistet sein. Das aber heißt: Nicht jede der von uns vorgeschlagenen Techniken kann von jedem Therapeuten eingesetzt werden. Man muss sie selbst akzeptieren, um damit arbeiten zu können. Natürlich verändert manche Technik auch die Form der Übertragung (z. B. können Hausaufgaben im Sinne einer Lehrer-Schüler-Konstellation viel Lebensgeschichtliches mit sich führen), aber dies muss und kann analysierbar bleiben. Dies ist aber keine Besonderheit einer Technikenintegrativen Vorgehensweise, da jede Intervention des Therapeuten (natürlich in besonderem Maß die Deutung) die Übertragung tangiert.

Erlebnisaktivierende Techniken können aber auch hilfreich sein, Übertragungen sichtbar und fühlbar werden zu lassen. Sie helfen für die tiefenpsychologische Arbeit wenig förderliche regressive Prozesse zu bremsen und erlauben einen direkteren Zugriff zu deren Analyse.

Erlebnisaktivierung, der therapeutische Prozess, Übertragung und Beziehung

»Wie hältst Du's mit der Übertragung?« So salopp konnte man die zentrale Frage formulieren, wenn es darum ging, ob eine Behandlung bzw. ein Behandlungsverfahren als analytisch bzw. analytisch orientiert gelten durfte oder nicht. In diesem Zusammenhang wurde die Deutung als die veränderungswirksamste Technik schlechthin angesehen. Beides steht inzwischen in Frage. Zu Befunden, die die Wirksamkeit von Deutungen kritisch sehen, haben wir schon einiges an anderer Stelle gesagt. Inzwischen wird auch die Übertragung nicht mehr als die einzige entscheidende Prozessvariable angesehen, deren Handhabung die Voraussetzung für den Fortschritt in Psychoanalysen bzw. Psychotherapien ist. Vielmehr sieht man in spezifischen Beziehungserfahrungen, sogenannten »Momenten der Begegnung« (»moment of meeting«, Stern et al. 1998) eine mindestens ebenso entscheidende Variable. Solche Beziehungserfahrungen werden auf Seiten des Patienten häufig als Schlüsselereignisse in der Behandlung erlebt.

Um solche Augenblicke für eine förderliche Entwicklung der therapeutischen Beziehung nutzen zu können, müssen beide, Therapeut und Patient, diese Momente erkennen und ergreifen. Der Umgang damit hat nichts mit dem Einsatz spezifischer Techniken zu tun, wie z. B. die Übertragungsdeutung, sondern mit einer authentischen, spezifischen, persönlichen Reaktion beider Partner. Nur dann wird dieser Augenblick zu einem »Moment der Begegnung«. Eine »gemeinsame implizite Beziehung« entsteht. Diese Art der Beziehung unterscheidet sich von der parallel dazu laufenden Übertragungs-Gegenübertragungsbeziehung und die durch sie definierten Rollen. Es wird davon ausgegangen, dass jeder Partner in einem therapeutischen Setting ein eigenes implizites Beziehungswissen besitzt. So ist anzunehmen, dass ein großer Teil des Materials, auf das der Therapeut bei Deutungen zugreift, aus dem Bereich des impliziten Beziehungswissens stammt. Der Bereich des »gemeinsamen impliziten Beziehungswissens« bildet die Schnittmenge beider Bereiche. Diese Prozessvariable ist für einen günstigen Therapieverlauf besonders entscheidend, weil die Neurobiologie gezeigt hat, dass intersubjekte Begegnungen für Menschen den Status von Zielen haben (siehe auch Spiegelneurone).

In diesem Kapitel wollen wir einige Überlegungen anstellen über den Einfluss und Stellenwert der von uns vorgeschlagenen Techniken auf diese beiden Prozessvariablen.

Stellenwert der Übertragung in der tiefenpsychologisch fundierten Psychotherapie

Zum Thema der Bedeutung der Übertragung in der tiefenpsychologisch fundierten Psychotherapie findet man häufig die Aussage, dass die Übertragung (nur) beachtet oder gesteuert wird. Die Frage bleibt unbeantwortet, was das für das konkrete Therapeutenverhalten bedeutet und welche Rolle die Übertragung im tiefenpsychologischen Setting überhaupt spielt.

Hingegen ist hinreichend dargelegt, dass es in der tiefenpsychologisch fundierten Psychotherapie nicht um die Förderung einer Übertragungsneurose geht. Die Arbeit bleibt stärker im Hier und Jetzt der Beziehung und zwar nicht deshalb, weil tiefenpsychologisch fundierte Psychotherapie die kleinere Version von etwas Großem ist, sondern weil es durch ein anderes Setting zu etwas anderem wird, was auch zur Diskussion der Bedeutung von Couch bzw. Gegenübersitzen, gleichschwebender Aufmerksamkeit, Grundregel und Deutung zwingt.

Wir gehen davon aus, dass Patient und Therapeut sich in einer Beziehung befinden, die sich im tiefenpsychologischen Setting hinsichtlich der Dynamik anders entfaltet als in der Psychoanalyse. Weiterhin nehmen wir an, dass in den verbalen und non-verbalen Äußerungen des Patienten immer auch die Beziehungsdimension zum Therapeuten mit enthalten ist und einen konkreten therapieförderlichen Umgang erfordert.

Die Begriffe Übertragung und Gegenübertragung haben eine lange Geschichte und werden in der Literatur unterschiedlich verstanden und gewichtet. Deshalb wollen wir an dieser Stelle kurz unsere Auffassung von Übertragung speziell mit Blick auf die Besonderheiten der tiefenpsychologisch fundierten Psychotherapie darstellen.

Die Säuglingsforschung hat in den letzten Jahren eindrucksvoll gezeigt, dass der Mensch eine angeborene Fähigkeit besitzt, ja darauf angewiesen ist, für seine psychische Entwicklung das Außen zu internalisieren. Das gilt für die kleinste soziale Einheit, die Beziehung zwischen Mutter und Kind, wie auch für die Gesamtheit der kulturellen Einflüsse. Der Internalisierung folgt dann eine Externalisierung, und dieser Vorgang enthält das, was wir Übertragung nennen. Die Übertragung ist eine charakteristische Aktivität unserer Psyche. Wir erschaffen auf diese Weise eine sinnhafte Welt.

In Psychotherapie und Analyse machen wir regelmäßig die Erfahrung, dass die innere Welt unserer Patienten eine Sogwirkung hat. Wir werden regelrecht in sie hineingezogen. Man könnte auch sagen, der Patient lädt uns unbewusst ein, in diese innere strukturierte Welt einzutreten. Wie sieht aber diese innere Welt aus? Wir fassen kurz die für unsere Fragestellung relevanten Antworten aus der Neurobiologie zusammen.

Die Entwicklung einer inneren Welt im Licht neurobiologischer Forschung

Die Entwicklung unserer psychischen Struktur ist damit verbunden, eine innere Welt zu erschaffen, in der unsere Beziehungserfahrungen ihren Niederschlag finden. Sie verleihen den Introjekten ihre Bedeutung. Die innere Welt darf man sich aber nicht als Reproduktion der tatsächlichen Erfahrungen vorstellen. Sie sind verzerrt und verändert durch Wünsche und Phantasien, die zum Zeitpunkt der Erfahrung aufgetreten sind. Die innere Welt beinhaltet also keine historischen Wahrheiten sondern Konstrukte. Was also in der Psychotherapie erinnert wird, sind keine tatsächlich so stattgefundenen Erfahrungen, die die Gegenwart erklären. Sie sind entweder durch Verarbeitungsprozesse verändert oder sie stammen aus einer Zeit, die wir gar nicht bewusst erinnern können.

Das implizite und das explizite Gedächtnis

Folgende Fakten tragen zur Klärung bei. Die Kognitionswissenschaften unterscheiden zwei Systeme, die voneinander unabängig sind. Das erste System wird implizites Gedächtnis oder auch prozedurales Gedächtnis genannt. Es wurde in den Basalganglien und im Cerebellum (Glickstein und Yeo 1990) entdeckt und ist zuständig für Informationen ohne konkrete Erinnerungsfunktion. Hier sind automatisierte Abläufe gespeichert, wie das Autofahren, das Schreibmaschineschreiben usw. Diesem System ist ein weiteres subkortikales System in der Amygdala zugeordnet. Seine Funktion ist, das Erlernen emotional besetzter Erfahrungen zu ermöglichen.

Das zweite System wird explizites Gedächtnis oder auch deklaratives Gedächtnis genannt. Es ist im Hypocampus und Schläfenlappen (Damasio u. Damasio 1993) lokalisiert und enthält die bewussten Erinnerungen an die Vergangenheit. Beide Systeme agieren miteinander (Damasio 1997, 2000).

Frühe Erfahrungen werden nicht in derselben Gehirnregion aufbewahrt, in der unserere Erinnerungen im Sinne des autobiografischen Gedächtnisses kodiert und gespeichert werden. Letzteren Teil des Gedächtnisses bezeichnen wir als deklaratives oder explizites Gedächtnis. Es ist für die bewusste Erinnerung an Informationen über die Vergangenheit zuständig. Frühe Erfahrungen hingegen werden im sogenannten prozeduralen oder impliziten Gedächtnissystem gespeichert. Man spricht in diesem Zusammenhang auch vom emotionalen Unbewussten. Die innere Welt des Säuglings und des frühen Kleinkindes vermittelt sich uns nur über geweckte Gefühle in bestimmten Situationen. Sie können nicht erinnert werden, weil sie inhaltsfrei sind, aber aktiviert werden durch Reizkonstellationen oder -fragmente aus der früheren (traumatischen) Situation.

Da die frühen Erfahrungen in anderen Gehirnregionen gespeichert werden als unsere Erinnerungen, haben diese Erkenntnisse dramatische Auswirkungen auf eine der Kernthesen der Psychoanalyse, nämlich dass das Erinnern von Kindheitserfahrungen kurativen Charakter habe. Fonagy et al. (2003) sind der Auffassung, dass emotional besetzte Erinnerungen zwar dafür verantwortlich sein können, wie jemand seine Analyse erlebt, Veränderung wird aber »in Wirklichkeit durch ein verbessertes Verständnis pathologischer Beziehungsmodi erreicht, was wiederum besser integrierte Objektbeziehungsrepräsentationen ermöglicht«. Bei der Arbeit mit der Übertragung gehe es nicht darum, Veränderungen im autobiografischen (expliziten) Gedächtnis herbeizuführen, sondern das Ziel sei, implizite Erinnerungen zu modifizieren. Im Zentrum unserer Bemühungen mit dem Einsatz von Techniken, die dem Setting der tiefenpsychologisch fundierten Psychotherapie bisher fremd waren, steht eben eine Verbesserung des Verständnisses pathologischer Beziehungsmodi wie von Fonagy formuliert.

Bedeutung für das Verständnis von Übertragung

Bei Übertragungsvorgängen handelt es sich also nicht um originalgetreue Wiederholungen von Objektbeziehungen. Es geht nicht um das Erkennen personaler Zuschreibungen, die aus dem Gegenübertragungserleben ableitbar wären. Für die Handhabung scheint es vielmehr sinnvoll, die aktuelle innere Befindlichkeit des Patienten zu erfassen, wie sie sich im ›Hier und Jetzt‹ des interpersonalen Geschehens entwickelt. Gerade bei dieser Aufgabe scheint uns aber die Nutzung nichtsprachlicher Medien wie die Arbeit mit Symbolen hilfreich, die das Erleben besser aufnehmen und spiegeln können als es auf der Ebene von Nur-Verbalisierung möglich wäre.

Deshalb bedeutet Zuhören in der Psychotherapie die vorsprachliche Bedeutung dessen zu verstehen, was der Patient über seine sprachlichen, aber auch über andere Ausdrucksformen uns mitteilen will. Deutungen sind deshalb häufig kontraindiziert, weil sie nur den erwachsenen, intellektuellen Teil der Persönlichkeit ansprechen. Der Teil der Persönlichkeit, der zum »Sich-Verstanden-Fühlen« seitens des Patienten führt, teilt sich nur über unser Gegenübertragungserleben mit, über den Druck, den der Patient auf uns ausübt. Therapeuten müssen lernen, was ihre Patienten eigentlich meinen, was sie in der Beziehung zum Ausdruck bringen wollen, wenn sie diese oder jene Formulierungen, diese oder jene Bilder benutzen.

Vergangenheits- und Gegenwartsunbewusstes

Diese neurobiologische Komplexität ist im Konstrukt von Sandler und Sandler (1987) unseres Erachtens angemessen berücksichtigt. Wir nehmen deshalb ihre Überlegungen hier gern auf, weil wir sie hilfreich finden für eine Differenzierung der Aufgabenstellung bezüglich des Umgangs mit der Übertragung in der tiefenpsychologisch fundierten Psychotherapie. Sandler und Sandler postulieren zwei Arten des Unbewussten (Vergangenheits- und Gegenwartsunbewusstes, Sandler 1985), und ordnen ihnen zwei Zensoren zu. Die erste Zensur befindet sich zwischen Vergangenheitsunbewusstem und Gegenwartsunbewusstem und die zweite Zensur zwischen letzterem und Bewusstsein. Sie schreiben dazu:

»Im *Vergangenheits-Unbewusstem* (Hervorhebung d. Verf.) finden wir bedrängende Phantasien, die sich relativ früh im Leben entwickelt haben, Phantasien von problemlösender, sicherheitgebender wunscherfüllender Qualität. Motiviert werden solche Wünsche im Vergangenheits-Unbewussten durch Kränkungen des Narzissmus und drohenden Objektverlust wie auch durch zahllose weitere Ängste, einschließlich der Kastrationsangst oder anderer Formen körperlicher Beschädigung … Das Vergangenheits-Unbewusste des Erwachsenen enthält solche Beziehungen als Bestandteile der Innenwelt des ›Kindes in uns‹. In dieser Innenwelt vollziehen sich hochentwickelte Interaktionen mit den inneren Repräsentanzen der Objekte der Kinderzeit, Beziehungen, die in den Phantasien des Vergangenheits-Unbewussten zum Ausdruck kommen.

In der Innenwelt, von der hier die Rede ist, herrschen unbewusst noch primitive Denkformen und für die frühen Jahre charakteristische Abwehrmechanismen vor, Abwehrformen also mit starken Elementen von Verschiebung, Projektion und Verleugnung.« (Sandler und Sandler 1985, S. 802 ff.)

Diese Beschreibung passt recht gut auf die Befunde zum impliziten Gedächtnis, wobei das Gegenwarts-Unbewusste eher der Funktion des expliziten Gedächtnisses entspricht:

»Obwohl das Vergangenheits-Unbewusste in der Gegenwart aktiv ist und von inneren und äußeren Erlebnissen im Hier und Jetzt stimuliert wird, stellen wir uns das von uns so benannte Gegenwarts-Unbewusste als eine ganz andersartige funktionale Organisation vor. … Während das Vergangenheits-Unbewusste im Sinn der Vergangenheit agiert und reagiert, beschäftigt sich das Gegenwarts-Unbewusste mit der Aufrechterhaltung des Gleichgewichts hier und heute und betrachtet einen aus dem Vergangenheits-Unbewussten stammenden Impuls als aufdringlich und beunruhigend. Da dieser Impuls unpassend (und oft potentiell desintegrativ) ist, muss das Gegenwarts-Unbewusste auf angemessene Weise mit ihm fertig werden.« (Ebd., S. 804)

Der Impuls, so die Autoren, müsse in erträglichere Form gebracht werden, wobei zwei Strategien unterschieden werden. Das Vergangene wird auf den Stand der Gegenwart gebracht, d.h. auf eine Verlustangst wird nicht in der ursprünglichen Form reagiert, sondern die Reaktion wird in eine Form gebracht, die für den Erwachsenen akzeptabler ist. Die Vergangenheit wiederholt sich in modifizierter Form in der Gegenwart. Da selbst aber der angepasste Kindheits-Impuls zu Konflikten führt, wird er einem zweiten Anpassungsprozess unterzogen. Er wird durch Abwehr modifiziert oder gehemmt.

»Das Ergebnis ist ein (noch unbewusster) Abkömmling des Kindheitsimpulses … Die zweite Zensur … hat einen entwicklungsgeschichtlich anderen Ursprung als die erste. Wenngleich sie ohne Zweifel auch andere Elemente enthält, so zielt sie im Wesentlichen doch darauf ab, *Beschämung, Verlegenheit und Erniedrigung* (Hervorhebung d. Verf.) zu vermeiden. Ihre Anfänge liegen sicherlich in den frühen Lebensjahren, wenn das Kind solche Gefühle verspürt und beginnt, sein auf soziale Ablehnung stoßendes Spiel durch bewusstes Phantasieren zu ersetzen. Die zweite Zensur reflektiert somit in erster Linie den Unterschied zwischen dem, was man als Kind heimlich machen konnte und dem, was andere sehen durften … Der Verweis ›sei nicht albern‹ ist eines der nachhaltigsten sozialen Verbote in der Kindheit und die Angst, töricht oder dumm zu sein, sitzt tief …« (Ebd., S. 805 ff.)

Ein Beispiel verdeutlicht die Arbeit an der zweiten Zensur: Eine Patientin erzählt, nachdem das Ende der Therapie terminiert worden war, vom Auszug einer Freundin, bei dem sie geholfen hatte. Sie berichtete eindringlich ihr

Empfinden beim Leerräumen der Wohnung, in der sie so manche vertraute Stunde mit der Freundin verbracht hatte und verspürte eine merkwürdige Beklemmung bei den immer kahler werdenden Räumen. Sie wunderte sich über das sich plötzlich einstellende Gefühl von Ärger und Enttäuschung der Freundin gegenüber, so, als hätte diese ihr etwas genommen. An dieser Stelle deutet der Therapeut, dass sie vielleicht bezogen auf das vereinbarte Ende der Therapie ähnliche Gefühle haben könnte, die ihr vielleicht schwer fielen hier auszusprechen, weil eine so große Abhängigkeit von der Therapie und der gemeinsamen Arbeit ihr möglicherweise kindisch vorkämen. Die Patientin bestätigte diesen Eindruck und mit dem Zulassen der gefühlten und gleichzeitig als beschämend erlebten Abhängigkeit konnte ein Prozess des Abschiednehmens eingeleitet werden.

Hier ist also die Deutung des Gegenwarts-Unbewussten sinnvoll und notwendig. Sie führte den therapeutischen Prozess in die wichtige Phase des Abschiednehmens. Diese Arbeit bezog sich also auf die zweite Zensur. Heftige präödipale Wünsche und Ängste wurden hingegen nicht angesprochen und eine entsprechende Deutung wäre unseres Erachtens kontraindiziert gewesen.

Die Deutung, insbesondere die Konfliktdeutung hat für die Arbeit an der zweiten Zensur im Setting der tiefenpsychologisch fundierten Psychotherapie einen Platz. Sie ist hier angemessen und nötig. Denkbar wären aber auch andere Interventionen, die in der Lage sind, das Abgewehrte ins Bewusstsein zu heben, wie z. B. die Arbeit »mit dem leeren Stuhl«, der Rollentausch, eine Imagination und anderes mehr.

Entsprechend der Fokussierung auf das Gegenwarts-Unbewusste und die zweite Zensur ist die Aufmerksamkeit des Therapeuten auf die Aufdeckung von Konstruktionen gerichtet, die für die pathologische Entwicklung und die entsprechenden pathologischen Überzeugungen verantwortlich sind und um die Veränderung derselben. Häufig kommt es bei diesem Prozess auch zu Erinnerungen an die Vergangenheit, aber diese Erinnerungen sind nicht das Ziel. Die neurobiologische Forschung legt zudem nahe, dass die wiedergewonnene Erinnerung kein wesentlicher Wirkfaktor für therapeutischen Fortschritt oder gar Heilung ist. Die Einstellung Freuds, dass der Wiedergewinn der Kindheitserinnerungen der therapeutische Dreh- und Angelpunkt für die Heilung sei, ist mit den Ergebnissen der Neurobiologie nicht vereinbar und wird stark in Zweifel gezogen. (s. a. Fonagy, Target und Allison 2003)

Es geht also nicht darum, eine Wahrheit durch Erinnerung ans Licht zu bringen, sondern sich mit den Überzeugungen einer bestimmten Konstruktion, die pathologische Wirkungen entfaltet, auseinanderzusetzen. Deshalb muss es die Aufgabe von tiefenpsychologisch fundierter Psychotherapie sein, eine gegenwärtige Erfahrung zu ermöglichen, die den bislang pathologieerhaltenden Konstruktionen einen anderen Sinn verleiht. So könnte das Konzept der eigenen Wertlosigkeit gestützt durch die Erfahrung einer abwesenden lieblosen Mutter durch einen Perspektivenwechsel (wobei im Rahmen einer entsprechenden Intervention die kurzfristige Identifikation mit der Mutter erlebt wird) zu der Einsicht führen, dass bestimmte Belastungen der Mutter ihre Abwesenheit verursacht haben und nicht die fehlende Liebe zu ihrem Kind.

Bestimmende Ereignisse der eigenen Biografie werden bekanntlich nicht unbedingt ›gefunden‹, sondern erschaffen und dies als das Ergebnis der Interaktion zwischen Patient und Therapeut. Die Übertragung dient als »Medium«, um zu erkennen, wie diese (meist Pathologie erhaltenden) Konstrukte aussehen. Sie werden zum Fokus der Bearbeitung mit dem Ziel der Veränderung der Konstrukte. Diese Veränderung äußert sich dann auch in der veränderten Wahrnehmung der therapeutischen Beziehung durch den Patienten.

Entgegen der Freudschen Auffassung, dass die Gegenwart der Ausgangspunkt für die Entdeckung des Vergangenen ist, vertreten wir die Auffassung, dass die Vergangenheit, bzw. ein bestimmtes vom Patienten geäußertes Konstrukt der Vergangenheit der Ausgangspunkt dafür ist, das Gegenwärtige zu verstehen. In der tiefenpsychologisch fundierten Psychotherapie sind Patienten im Allgemeinen nicht mit ihrer Vergangenheit beschäftigt, sondern sie versuchen auf unterschiedliche Weise (durch Träume, Ereignisse aus der Gegenwart und auch durch bestimmtes Verhalten) uns ein gegenwärtiges Gefühl mitzuteilen.

Wir halten andere Techniken, die das akutelle Erleben aufnehmen, als Instrument der Arbeit an der Übertragung für ebenso geeignet, weil sie in der Lage sind, auch die nicht-sprachlichen und für die Beziehung zumeist entscheidenderen Anteile ins Erleben zu heben. Alles und alle Personen, denen wir im Alltag begegnen, werden mit Bedeutungen ausgestattet, deren Zuschreibungsinhalte denen der inneren Welt entsprechen. Auf diese Weise schaffen wir eine Ordnung in der äußeren Welt und wir fordern andere unbewusst auf, diese unsere Welt anzuerkennen und daran teilzuhaben. Deshalb trägt jede Übertragung die unbewusste Aufforderung des Patienten in sich, der Therapeut möge in seine Welt mit den ihr eigenen Bedeutungen eintreten und an ihr teilhaben. Wenn das gelingt, ist das auf Seiten des Patienten mit einem Gefühl des Verstanden-werdens verbunden.

Da unsere Psyche und die Außenwelt in einer dynamischen Wechselwirkung zueinander stehen, befinden wir uns in einem ständigen Prozess der Internalisierung und der Externalisierung. In diesem Prozess geschieht Lernen und durch Lernen neue psychosoziale Realität, die auch die innere Struktur verändert. Dieses Lernen geschieht allerdings nur da, wo keine pathologischen Überzeugungen vorliegen.

Für neurotisch strukturierte Patienten gilt aber, dass pathologische Überzeugungen sich durch eine besondere Starrheit auszeichnen. Alltägliche Erfahrungen können hier keine wandelnde Wirkung haben, weil die Bedeutungszusammenhänge schon festliegen. Frauen haben für den Mutter-gebundenen Mann zum Beispiel schon eine bestimmte Bedeutung und Wertigkeit. Es entsteht gewissermaßen kein Raum für die Entwicklung neuer sozialer Realität. Die Entwicklung sozialer Realität ist abhängig von der Fähigkeit zu intersubjektiver Reflexion und Prüfung. Veränderung kann deshalb nicht dadurch erreicht werden, wie Freud schon festgestellt hat, dass man dem Patienten seine intrapsychischen Konflikte erklärt.

Reflexion und Überprüfung pathologischer Überzeugungen kann man nicht von außen entscheidend beeinflussen, sondern nur innerhalb des Systems. Eine Reflexion kann nur verändernde Wirkung entfalten, wenn sie innerhalb eines Systems erfolgt. Jede sozio-kulturelle Welt ist prinzipiell angreifbar durch reflektiertes Fragen innerhalb der Kultur.

Jonathan Lear (1999), dessen Überlegungen wir hier folgen, benutzt ein Beispiel aus der Geschichte Amerikas zur Verdeutlichung dieses Vorgangs. Er führt aus, dass die Stärke einer Demokratie und ihr Garant für deren Weiterentwicklung in der Fähigkeit zum öffentlichen bewussten Diskurs liegen. Auf diesem Wege vollzieht sich Veränderung. Die Sklaverei in Amerika sei auf diese Weise abgeschafft worden. Die Basis für diese radikale Veränderung in der Gesellschaft war die Antwort auf die Frage, ob Schwarze weniger wert seien als Weiße. Diese Frage wurde zugelassen und öffentlich reflektiert, und das Ergebnis war: kein Unterschied. Das war der Anfang für den Zusammenbruch des pathologischen gesellschaftlichen Systems. Das System der Sklaverei ließ sich nicht mehr aufrechterhalten.

Wird Druck auf Systeme von außen ausgeübt, führt das in der Regel zu Widerständen. Das ist bei staatlichen Systemen so wie auch bei Patienten. Dies gilt besonders dann, wenn pathologische Überzeugungen berührt sind. Wir nennen solche Überzeugungen deshalb pathologisch, weil eines ihrer Kennzeichen die Weigerung bzw. die Unfähigkeit ist, eine andere Realität sehen zu wollen bzw. zu können. Wenn also eine pathologische Überzeugung Inhalt der Übertragung ist, wird der Therapeut affektiv festgelegt auf eine Rolle. Er wird zum entwertenden Vater oder zur verschlingenden Mutter, und die Beziehung ist bestimmt von den damit verbundenen Abwehrbewegungen.

Diese pathologischen Beziehungsmodi sind unbewusst. Sie müssen bewusst werden als Voraussetzung für Veränderung. Veränderung vollzieht sich vermutlich im impliziten Gedächtnis und geschieht durch ein besseres Verstehen der pathologischen Beziehungsmodi. Interventionen sollen also keine Erinnerungen evozieren, sondern eben jene pathologischen Muster deutlich machen, deren sich der Patient im Umgang mit sich und anderen bedient.

Nehmen wir eine Situation, in der der Patient den Therapeuten als eine nicht ausreichend gute Mutter erlebt. Die Ursache für diese verzerrte Wahrnehmung könnte darin liegen, dass die Mutter, nachdem sie am Anfang des Lebens für den Patienten als Kind alles gewesen ist, ihn später zu häufig enttäuscht hat. Dies ist die Konstruktionsgrundlage für eine innere Welt, die dann grundsätzlich und letztendlich enttäuschend ist und in der der Patient gezwungen ist zu leben. Die Externalisierung dieser inneren Welt begründet die Erwartung, dass auch die äußere Welt letztendlich enttäuschend sein wird. Das bedeutet, dass ein bestimmtes Ereignis in der Außenwelt, z. B. der anstehende Urlaub des Therapeuten, von dem Patienten als Auslöser benutzt wird, diese enttäuschende Welt im Außen zu konstruieren mit all den Folgen von Wut und Ärger, die auch in dieser Konstruktion als Reaktionsbereitschaft parat liegen.

Das folgende Beispiel veranschaulicht dies: Ein 37-jähriger allein lebender Patient kam deutlich verstimmt in eine der letzten Stunden vor meinem Urlaub. Er sprach aber mit keinem Wort seine aktuelle Stimmung an, sondern redete mit einer distanzierten Heiterkeit über eine belanglose Erfahrung vom Vortag.

Ich hingegen spürte plötzlich meinen Magen, so als hätte ich etwas ›Schweres‹ gegessen, als läge mir etwas schwer im Magen. Über diese leibliche Gegenübertragung zeigte sich das eigentliche Erleben des Patienten. Es war etwas Bedrohliches im Raum. Mir fiel aus der Anamnese ein, dass er von seiner Mutter oft einer ›Kindertante‹ überlassen worden war, damit die Mutter sich ungestört mit anderen Männern treffen konnte. Diesen Teil seiner Geschichte hatte er aber in den etwa 15 Stunden Therapie bislang nicht angesprochen. Mir fiel keine Formulierung ein, die ich passend fand. Es schien, als befände ich mich noch außerhalb der inneren Welt des Patienten, und ich fürchtete, er würde bei einer Deutung mit einer Zurückweisung reagieren. Ich versuchte deshalb einen anderen Weg, das aktuelle Erleben in unsere Arbeitsbeziehung zu holen.

Ich bat den Patienten, drei Postkarten auszusuchen, die etwas von seinem aktuellen Erleben spiegelten, und sie zwischen uns anzuordnen. Er wählte eine abstrakte Karte von Kandinsky mit viel rot und blau, ein Kind mit einer Katze und einen Mann, der allein am Meer stand und offensichtlich aufs Meer hinausschaute. Ich sagte ihm, er solle bei der Anordnung der Karten im Raum einfach seinem Gefühl folgen. Er legte die Karten so zwischen uns, dass das abstrakte Bild ihm am nächsten war, in die Mitte legte er das Kind mit der Katze und mehr zu mir den Mann am Meer. Dann bat ich ihn, seinen Einfällen zu folgen, wenn er die Karten ansah.

T: »Womit wollen Sie beginnen?«

P: (Auf den Mann am Meer zeigend) »Das habe ich gewählt, weil Sie ja jetzt in Urlaub fahren. Ich weiß zwar nicht wohin und ob Sie ans Meer fahren ...«

Er hatte diesen Satz ohne Affekt gesprochen, schaute mich fragend an und als ich nichts sagte, meinte er, der Karte zugewandt:

P: »... könnte jedenfalls sein.«

Dann auf die abstrakte Karte zeigend:

P: »Hier ist so'n Durcheinander. Ich fühle mich auch durcheinander ... (Pause) ... auch irgendwie verstimmt ... (zuckt mit den Schultern) weiß eigentlich nicht recht warum.«

Bei der Karte mit der Katze fiel ihm seine Schwester ein, die immer der Liebling der Mutter gewesen war und die er oft beneidet hatte. (»Sie haben immer geschmust.«) Daraufhin konnte der Neid thematisiert werden, und er hatte dazu eine Reihe von Einfällen. An einer bestimmten Stelle fragte ich, auf die Karte mit dem Mann am Meer deutend,

T: »Was ist mit dem Mann am Meer? Spielt da Neid auch eine Rolle?«

Er zögerte, meinte dann

P: »Vielleicht,... aber vielleicht auch nicht.«

T: »Erzählen Sie die Geschichte dieses Mannes. Wie kommt der dahin, wie fühlt er sich, wenn er da so steht, was geht in ihm vor?«

Er begann die Geschichte eines Mannes zu erzählen, der einsam ist, sich verlassen fühlte von seiner Familie, und der nun eher traurig und verlassen am Strand steht. Die Geschichte begann immer mehr der seinen zu ähneln, und es bedurfte nur noch der einfühlsamen Feststellung, dass er sich ja eigentlich auch oft so gefühlt habe. Dennoch schien es für den Patienten peinlich, schambesetzt, als erwachsener Mann nach einigen Wochen Therapie mit so starken Gefühlen auf meinen Urlaub zu reagieren.

T: »Sie haben die Karte am Anfang ja mit mir in Verbindung gebracht. Ich habe den Eindruck, dass es nicht einfach für Sie ist, Sie sich vielleicht sogar kindisch finden, wenn Sie merken, dass Sie mit Gefühlen wie Wut und Neid auf meinen bevorstehenden Urlaub reagieren.«

Er stimmte zu.

Das, was hier gerafft erzählt ist, zog sich über die ganze Stunde hin. Über die Arbeit mit den Postkarten hatte sich allmählich eine Atmosphäre entwickelt, die die letzte Bemerkung erst möglich machte. Es war für den Patienten offenbar leichter geworden, abgewehrte kindliche Seiten bewusst zwischen uns zuzulassen.

Ich verstehe dies als eine Arbeit an der zweiten Zensur. Diese Erfahrung bildete zudem den Ausgangspunkt, seinen Umgang mit potentiellen Enttäuschungen zu bearbeiten. Es wurden die Abwehrbewegungen klarer und die Folgen, nämlich dass das Alleinsein sich verstärkte und noch mehr Wut und Neid abgewehrt werden mussten. Unseres Erachtens wird auch deutlich, dass die Entwicklung einer Übertragungsneurose für einen hinreichenden therapeutischen Fortschritt überflüssig ist.

Grundsätzlich ist auch denkbar, dass eine therapeutisch förderliche Wirkung über eine Konfliktdeutung erzielt werden kann. Sie gehört sicherlich auf das Hier und Jetzt bezogen zur Praxeologie der tiefenpsychologisch fundierten Psychotherapie, weil sie an dem vorherrschenden Affekt der aktuellen Gegenwart orientiert ist.

Der Umgang mit der Übertragung in der tiefenpsychologisch fundierten Psychotherapie

Wir hoffen, hinreichend überzeugend dargelegt zu haben, dass Übertragung immer stattfindet. Die Handhabung der Übertragung muss also auch in der tiefenpsychologisch fundierten Psychotherapie aktiv geschehen. Es ist die einzige Möglichkeit, Zugang zu pathologischen Beziehungsmodi zu erlangen. Zudem ist deutlich geworden, dass Veränderung nicht durch die Aufhebung der Verdrängung konkreter inhaltlicher Beziehungsszenarien geschieht, sondern durch ein verbessertes Verständnis der pathologischen Beziehungsmodi. Unsere Patienten kommen mit mentalen Modellen der Beziehung zu sich selbst und anderen zu uns, die sich in der Übertragung etablieren und nur über die Arbeit mit der Übertragung erfahrbar, erkennbar und modifizierbar sind. Neurobiologische Befunde stützen die Auffassung, dass sich implizite Strukturen nur durch emotional bedeutsames Erleben verändern lassen (LeDoux 1995), was eines der stärksten Argumente ist, mit solchen Techniken im Rahmen von Übertragungsvorgängen zu arbeiten, die das Erleben aktivieren und/oder zentrieren. Ähnliches muss Freud geahnt haben, als er darauf hinwies, dass es das Erleben in der Übertragung ist, das Veränderungen ermöglicht. Die Arbeiten Sandlers helfen zu verstehen, wie das Intrapsychische mit dem Interpersonellen verbunden werden kann mit Bezug auf die zweite Zensur, nämlich mittels Konfliktdeutungen in der Übertragung oder über Techniken, die geeignet sind, konfliktträchtige Inhalte emotional einsichtig zu machen. Auf diese Weise lernt der Patient, seine infantilen und irrationalen Seiten zu akzeptieren.

Das Augenmerk des Therapeuten liegt dementsprechend weniger auf dem sprachlichen Inhalt, sondern mehr auf der Wortwahl, den Bildern und dem Verhalten des Patienten. Auf dieser Basis kann mit den vom Patienten gewählten Begrifflichkeiten ›gespielt‹ werden (auch im Sinne von Anspielungen), bis sie sich diesem ›von selbst‹ über die dabei gemachten Erfahrungen erschließen. Dieses ›Spielen‹, das die Wortwahl oder die Sprachbilder des Patienten zum Ausgangspunkt nimmt, kann auch in den von uns vorgeschlagenen Interventionen geschehen. Ein Rollentausch, eine Imagination, ein Symbol oder eine Aufstellung mit Münzen oder ähnliches kann dann zu ›Aha-

Erlebnissen‹ führen, die die Einsichten beim Patienten belassen. Der Patient entdeckt selbst. Er übernimmt nicht eine kluge Einsicht des Therapeuten.

Zur Haltung des Therapeuten

Zur Haltung des Therapeuten in der tiefenpsychologisch fundierten Psychotherapie wie in der Psychoanalyse gehört die Bereitschaft, den eigenen Einfluss auf die Übertragung wahrzunehmen und zu reflektieren. Für die Beziehungsgestaltung ist es wenig förderlich, wenn der Therapeut sein Verhalten allzusehr kontrolliert, wie das bei einem überzogenen Abstinenzverständnis der Fall ist. Wir halten ein freies, spontanes und möglichst ungekünsteltes Verhalten des Therapeuten für wünschenswert. Er sollte die Übertragungsentwicklung im Blick haben, um möglichst rechtzeitig damit aktiv umgehen zu können.

Für den Umgang mit Manifestationen aus dem impliziten Gedächtnis, die sich in Inszenierungen (Argelander 1970), Enactments (Jacobs 1985) oder Handlungsdialogen (Klüwer 2001) zeigen, ist es sogar nötig, dass der Therapeut bereit ist, teilweise mitzuagieren, das Rollenangebot des Patienten anzunehmen, ohne zu wissen, worum es im Augenblick geht, mit dem Ziel der Entfaltung einer »gemeinsamen impliziten Beziehung« (Stern 1998, S. 1003). Der Prozess dieser affektiven Klärung einer gemeinsam erlebten Szene hat eine für sich heilsame Kraft (M. G. Schmidt 2003).

Umgang mit realitätsbezogener Wahrnehmung

Zu den Sonderfällen in diesem Zusammenhang gehört die Frage, wie man mit den realitätsbezogenen Wahrnehmungen eines Patienten bezogen auf den Therapeuten umgehen soll. Diese Frage stellt sich in ganz besonderer Weise in der tiefenpsychologisch fundierten Psychotherapie, weil die aktivere Haltung des Therapeuten, seine Direktiven in Bezug auf bestimmte Handlungen sowie Fragen und eventuell auch Meinungen ihn stärker als eine eigene Person konturieren. Dies lässt im Patienten mehr Fragen nach der privaten Person des Therapeuten aufsteigen, als es in einer strikt abstinent geführten Analyse der Fall ist.

Was sollte der Therapeut tun, wenn der Patient ihn fragt, ob er traurig, verstimmt oder ärgerlich ist und diese Vermutung stimmt? Ist das dann der Ausdruck eines Übertragungsgeschehens und sollte gedeutet werden, obwohl diese Wahrnehmung richtig ist? Wir wollen hier keine Empfehlungen geben. Was förderlich ist, hängt sicherlich vom dynamischen Beziehungskontext, in dem solche Fragen gestellt werden, ab. Das stimmige Verhaltensspektrum reicht in solchen Fällen von der Bestätigung der Richtigkeit der Wahrnehmung des Patienten bis zur berühmten Gegenfrage: »Warum glauben Sie, könnte ich ärgerlich sein?« Manchmal kann es eine Chance zum Verstehen sein, wenn nicht gleich geantwortet wird. Manchmal wird die Verweigerung der Antwort als Zurückweisung und die Gegenfrage als Therapeutentrick erlebt.

Begegnungsmomente im Kontext der therapeutischen Beziehung

Solche Situationen hängen eng mit der zweiten veränderungswirksamen Dimension, mit der Beziehung zusammen. Was gemeint ist, zeigt das folgende Beispiel (Stern 1998), in dem deutlich wird, dass ein Begegnungsmoment eine neue intersubjektive Umwelt erzeugen kann.

»Stellen wir uns einen kleinen Jungen vor, der mit seinem Vater zum erstenmal auf einen neuen Spielplatz geht. Das Kind läuft zur Rutsche und klettert die Stufen hinauf. Es ist schon fast oben angelangt, aber dann machen ihm die Höhe und die Grenzen seiner eigenen neu auftauchenden Fähigkeit Angst. In einem reibunglsos funktionierenden dyadischen System wird der Junge zum Vater blicken und nach Orientierung suchen – die ihm hilft, seinen Affektzustand zu regulieren. Der Vater lächelt liebevoll, nickt beruhigend mit dem Kopf und geht vielleicht noch ein paar Schritte auf das Kind zu. Der Junge klettert die restlichen Stufen hinauf und erlebt ein neues Gefühl der Kompetenz und der Freude. Sie haben die an die Aktivität gebundene affektive Sequenz intersubjektiv geteilt. Solche Momente werden sich wiederholen und dem Kind dabei helfen, sich zuversichtlich und selbstbewußt auf die Welt einzulassen.« (Stern 1998, S. 985)

Hier wird die wechselseitige Zustandsregulierung deutlich, die durch einen Mikroaustausch von affektiven Informationen erfolgt. Dieser Austausch steuert das Verhalten beider und ermöglicht eine neue Beziehungserfahrung für Vater und Sohn. Das »implizite Beziehungswissen« beider verändert sich und damit das Niveau der Beziehung. Es bedeutet zudem eine neue Erfahrung für den Sohn, der eine neue Möglichkeit erlebt hat, seine Angstaffekte zu regulieren und dabei Freude und Kompetenz erlebt, d.h. sein implizites Beziehungswissen zu sich selbst hat sich ebenfalls verändert.

Ein Begegnungsmoment erzeugt eine neue intersubjektive Umwelt und verändert den Bereich des »impliziten Beziehungswissens«. Damit ändert sich das Beziehungsniveau, z.B. auch das Bewusstsein von gewachsener Kompetenz und neuen Möglichkeiten die Beziehung zu sich und anderen zu handhaben.

Bevor wir uns der therapeutischen Situation zuwenden, seien zum besseren Verständnis einige zentrale Begriffe, die in diesem Zusammenhang eine Rolle spielen, kurz erläutert. Die Veränderungen in therapeutischen Prozessen finden in zwei Bereichen statt:

1. im deklarativen oder bewussten verbalen Bereich und
2. im impliziten prozeduralen oder relationalen Bereich.

Das Wissen im deklarativen Bereich ist symbolisch repräsentiert und im expliziten Gedächtnis, wie schon ausgeführt, niedergelegt. In diesem Bereich wirken Deutungen verändernd. Der Umgang mit Übertragungsprozessen findet hier seinen Niederschlag.

Das prozedurale Wissen hingegen ist im impliziten Gedächtnis gespeichert. Es beinhaltet ein Wissen über das »Zusammen-sein-mit« (Stern 1985, 1995) und wird auch implizites Beziehungswissen genannt. Aus der Säuglingsforschung ist bekannt, dass Säuglinge mit ihren Bezugspersonen auf der Grundlage eines umfangreichen Beziehungswissens interagieren. So lernt ein Säugling schon früh, welche Formen der liebevollen Annäherung seiner Mutter angenehm sind und welche nicht. Das implizite Wissen entwickelt sich durch »interaktionale, intersubjektive Prozesse«. Das auf diese Weise entstehende Beziehungsfeld wird »gemeinsame implizite Beziehung« genannt.

Veränderungen in diesem gemeinsamen Beziehungsfeld geschehen durch Begegnungsmomente (moment of meeting), wie oben erwähnt. Solche Momente werden von beiden Partnern gemeinsam konstruiert. Sie setzen voraus, dass jeder der Beteiligten etwas Einzigartiges beiträgt. Bezogen auf die therapeutische Situation ist damit gemeint, dass solche Momente nicht mit routinierter Technik fruchtbar zu gestalten sind, sondern das Verhalten muss authentisch, spezifisch und persönlich sein.

Man kann den therapeutischen Prozess insgesamt als eine Abfolge von Begegnungsmomenten verstehen, und diesen Prozess bezeichnet Stern in Anlehnung an die Erkenntnisse der Beziehung zwischen Säugling und Mutter als »moving along«. Dieser Prozess des Vorangehens ist ein »trial and error«-Prozess, der der Regulierung des Gleichgewichts zwischen beiden Interaktionspartnern dient. Im Rahmen von Psychotherapie ergeben sich die Ziele dieser Regulierung entweder aus bewußten Zielen oder Teilzielen des Fokus oder sie werden in einem gemeinsamen Regulationsprozess gefunden. Sie haben dann zumeist mit der Anerkennung der Motive, Wünsche und impliziten Ziele der jeweiligen Aktionen zu tun. Diese Erfahrung in Beziehungen zu machen ist für Menschen ein neurobiologisch begründbares intersubjektives Ziel.

Eine besondere Art von Begegnungsmomenten, die subjektiv und affektiv als gravierend erlebt werden, ist der sogenannte »now moment«. Er ist besonders affektiv aufgeladen und wird dann zu einem entscheidenden Augenblick für den weiteren Beziehungsverlauf in der Therapie.

Patient und Therapeut spüren im »now moment«, dass das, was gerade geschieht, unvertraut ist. Ein »now moment« ist nicht vorhersehbar, fühlt sich beunruhigend oder sogar unheimlich an. Beide sind häufig so irritiert, dass sie in solchen Augenblicken nicht wissen, was sie tun sollen. Auf die Beziehung bezogen könnte man den »now moment« auch als den Augenblick der Wahrheit bezeichnen, der eine Entscheidung fordert. In diesem authentischen Begegnungsmoment muss ein neuer intersubjektiver Kontakt hergestellt werden, der die »gemeinsame implizite Beziehung« verändert. Wichtig ist, dass ein solcher Kontaktaugenblick auch ungenutzt verstreichen kann, wenn ihn beide nicht ergreifen, was zu einer Verschlechterung der therapeutischen Beziehung führen kann. Wenn beide ihn aktiv nutzen, erfordert es seitens des Therapeuten, dass dieser keine Technik anwendet, sondern sich als Person einbringen muss. Beide sind in diesem Augenblick als Personen relativ ungeschützt und außerhalb ihrer gewohnten therapeutischen Rollen. Ihre Reaktionen müssen neuartig und auf die Einzigartigkeit dieser Situation zugeschnitten sein.

Ein Beispiel (Stern 1998, S. 993 ff.) mag stärker erhellen, was gemeint ist: Molly, eine verheiratete Frau Mitte Dreißig, nahm ihre Analyse wegen ihres geringen Selbstwertgefühls auf, das sich auf ihren Körper konzentrierte. Sie war nicht in der Lage, abzunehmen, und litt unter einer massiven Angst, die Menschen zu verlieren, die ihr am nächsten standen. Sie hatte eine ältere Schwester, die wegen einer Polioinfektion im Säuglingsalter verkrüppelt war. Aus diesem Grund hatten die Eltern Mollys gesunden Körper liebevoll umsorgt. In ihrer Kindheit baten die Eltern sie, vor ihnen zu tanzen, und sahen ihr bewundernd zu.

Zu Beginn der Sitzung begann sie, über »körperliche Sachen« zu sprechen und assoziierte dazu, dass sie auf dem Weg zur Sitzung sexuelle Erregung empfunden und plötzlich Wut auf die Analytikerin bekommen habe. »Ich sehe ein Bild vor mir, wie Sie in Ihrem Sessel sitzen … und mich aus einer überlegenen Position heraus beobachten.« In derselben Sitzung erinnerte sie sich später daran, dass die Eltern ihr in ihrer Kindheit beim Tanzen zusahen. Sie fragte sich, ob ihr Tanz für die Eltern auch sexuell erregend war und »ob sie das auch so wollten«. Es folgte ein langer Austausch über ihr Körpererleben, über medizinische Untersuchungen, über Ängste, dass etwas mit ihrem Körper nicht in Ordnung sei, und über Körperempfindungen. Dann sagte Molly nach längerem Schweigen: »Jetzt frage ich mich, ob Sie mich ansehen« (Der »now moment« begann an dieser Stelle).

Die Analytikerin war verblüfft. Die Patientin hatte sie in Verlegenheit gebracht. Ihr erster Gedanke galt der Frage, ob sie weiterhin schweigen oder etwas sagen sollte. Würde sich Molly durch ihr Schweigen im Stich gelassen fühlen? Deren Aussage lediglich zu wiederholen – »Sie möchten wissen, ob ich Sie betrachte« – wirkte unbeholfen und allzu distanziert. Gleichzeitig hielt sie es aber für riskant, eine persönliche Bemerkung zu machen. Über die intensiven sexuellen Implikationen zu sprechen, schien einem Agieren allzu nahe zu kommen. Indem sie sich ihr eigenes Unbehagen bewusst machte und seine Ursache zu verstehen versuchte, identifizierte die Analytikerin das damit zusammenhängende Dominanzthema und erkannte, dass sie sich so fühlte, als sei sie aufgefordert, entweder die »überlegene Position« zu beziehen oder sich Molly zu unterwerfen. An diesem Punkt ihrer Überlegungen fiel die Befangenheit plötzlich von ihr ab, und sie konnte Molly ihr Erleben mitteilen.

»Es fühlt sich so an, als versuchten Sie, meinen Blick auf sich zu ziehen«, sagte sie. »Ja«, stimmte Molly lebhaft zu. (Diese beiden Sätze bilden den »Moment der Begegnung«.) »Es ist eine verwirrende Sache«, erläuterte die

Analytikerin. »An diesen Sehnsüchten ist nichts verkehrt«, erwiderte Molly. »Richtig«, stimmte die Analytikerin ihr zu. »Entscheidend ist, dass zwei dazu gehören, damit fertig zu werden«, sagte Molly. »Auf jeden Fall zu Anfang«, erwiderte die Analytikerin. »Genau darüber habe ich nachgedacht … Es tut gut, jetzt darüber nachzudenken … und ich bin sogar in der Lage, Mitgefühl zu empfinden.« »Mit sich selbst?«, fragte die Analytikerin. »Ja«, antwortete Molly. »Das freut mich zu hören«, antwortete die Analytikerin.

Bemerkenswert an diesem Beispiel ist, dass die Analytikerin aus ihrer Rolle heraustritt und kein »technisch richtiges« Verhalten zeigt. Sie sagt z. B. nicht: »Ist es jetzt so, wie es mit Ihren Eltern war?« oder »Erzählen Sie mir, was Sie sich vorgestellt haben.«

Wir sind der Auffassung, dass mit der Flexibilisierung der Techniken, wie wir sie hier vorschlagen, auch der Umgang mit solchen Begegnungsmomenten einfacher wird. In fast jeder Intervention, in der der Therapeut aktiver wird, tritt er stärker als Person in Erscheinung, aber auch in Beziehung. Es gibt zwar Vorgaben wie z. B. mit Symbolen in einer bestimmten Situation zu arbeiten ist, aber der jeweilige Ablauf wird doch durch die jeweiligen Beziehungskomponenten bestimmt. Hier kann sich vieles zeigen, auf das der Therapeut flexibel im Sinne der Gestaltung eines Begegnungsmoments reagieren kann und muss.

Wenn das Spektrum des Technikeninventars breiter wird, stehen einfach mehr Möglichkeiten zur Verfügung, gemeinsam eine Definition der intersubjektiven Umwelt zu erarbeiten. Dabei bringen die Techniken das »moving along« voran und helfen einen Möglichkeitsraum zu gestalten, in dem Begegnungsmomente bewusst werden können, die letztlich intersubjektive Gemeinsamkeit und gemeinsames Verstehen zum Ziel haben.

Erst die aktuelle Beziehung, dann die externen Übertragungen beachten

Es gilt also zu unterscheiden, wo der Schwerpunkt der Interaktion gerade liegt oder liegen soll. Wie erwähnt laufen Übertragungsprozesse und die oben beschriebene Beziehungsdimension parallel. Die dritte Dimension, die der Beachtung und Bearbeitung bedarf, ist die der externen Übertragungen. Sie sollte erst dann bearbeitet werden, wenn die gemeinsame implizite Beziehung und die Binnenübertragung in »einem Gleichgewicht« sind, d.h. nicht der unmittelbaren Aufmerksamkeit bedürfen. Wir formulieren hier bewusst diese Reihenfolge, weil die Gefahr besteht, dass die schnelle Bearbeitung von externen Übertragungen als Ausweichen vor der Betrachtung der Übertragungs- und Gegenübertragungsaspekte innerhalb der therapeutischen Beziehung benutzt werden kann. Das Hauptaugenmerk jeder tiefenpsychologisch fundierten therapeutischen Beziehung liegt in der Beachtung dessen, was im Hier und Jetzt vor sich geht.

Nicht zuletzt hat diese Art der Übertragungsarbeit, in deren Mittelpunkt die Toleranz und die Erfahrung steht, dass bisher als beschämend, kränkend und als ängstigend empfundene Seiten der Persönlichkeit »ans Licht des Bewusstseins« dürfen und dort einen Platz bekommen, mit unserer Auffassung von korrigierender Erfahrung zu tun. Der Patient kann sich mit der toleranten und liebevollen Sicht seiner abgelehnten Persönlichkeitseigenschaften durch den Therapeuten identifizieren und die von ihm selbst als beschämend oder mit Angst auslösenden Konsequenzen verbundenen Gefühle annehmen und in sein bewusstes Selbstbild integrieren.

Das Arbeitsbündnis auf der Basis einer »unanstößigen positiven Übertragung« wird nur dann weiter gefestigt, wenn der Therapeut dem Patienten vermitteln kann, dass er versteht, in welch schwieriger und manchmal peinlichen Lage sich der Patient befindet, hier seine beschämenden und ›dummen Seiten‹ öffentlich zu machen. Nur dann kann der Therapeut in einer Weise ›in-Beziehung-Sein‹, die den therapeutischen Prozess entwickeln hilft.

Gegenübertragungsagieren

Die für jede Therapie wichtigen Überlegungen zur Gegenübertragung als ein Erkenntnisinstrument sind natürlich auch in der tiefenpsychologisch fundierten Psychotherapie relevant. Der Vorwurf des »Gegenübertragungsagierens«, der gerade bei der Einführung erlebenszentrierter Techniken gemacht werden könnte, ist ernst zu nehmen. Allerdings liegt hier keine Besonderheit vor: Jede Intervention des Therapeuten steht prinzipiell unter diesem Verdacht. Die Verfeinerung der Wahrnehmung innerer Prozesse ist für jeden Therapeuten das wichtigste ›Gebot der Stunde‹.

Negative Übertragung

Ein besonderes Kapitel auch mit Blick auf die sogenannten korrigierenden emotionalen Erfahrungen stellen die negativen Übertragungen dar, die gerade für Ausbildungskandidaten eine besondere Schwierigkeit und Herausforderung sind. Wenn sie auftreten, bestimmen sie die aktuelle Beziehungssituation derart dominant, dass sie gezielt bearbeitet werden müssen. Um Missverständnissen an dieser Stelle vorzubeugen: Wir verstehen unter korrigierender emotionaler Erfahrung nicht das bloße ›Gut-sein‹ des Therapeuten, das dem Patienten nun eine andere Erfahrung ermöglicht als die, die er mit zentralen, teilweise misshandelnden Bezugspersonen gemacht hat. Jeder Versuch dieser Art scheitert, weil negative Übertragungen enorme psychische Energien entwickeln, die zum Ziel haben, eben jene negativen Beziehungskonstellationen herzustellen, die der inneren Welt des Patienten entsprechen. Sie dienen zudem der Angstabwehr, weil das zerstörerische Objekt projektiv externalisiert, in Gestalt des Therapeuten gegenübersitzt und so kontrolliert bzw. zerstört werden kann. Eine nur annehmende positive Haltung würde den Übertragungsdruck nur erhöhen.

Eine solche Übertragungskonstellation erfordert im Rahmen der tiefenpsychologischen Psychotherapie einen schnellen Zugriff. Die negative Übertragung soll also durch Passivität des Therapeuten nicht unnötig anwachsen. Sie muss erkannt, benannt und aktiv bearbeitet werden.

Fallbeispiel

Die 25-jährige Patientin ist Bürokauffrau. Sie leidet unter Schlaflosigkeit und Unruhezuständen. Die Einschlafschwierigkeiten hatten vor Aufnahme der Therapie stark zugenommen und waren schließlich jede Nacht aufgetreten. Sie fühlte sich zudem ständig unter Strom und schnell gereizt. Zu dieser ständig gefühlten Anspannung litt sie unter Herzklopfen und Appetitlosigkeit. Es bestand eine Neigung zu Untergewicht.

Die Einschätzung ihrer beruflichen Situation und die objektivierbaren Fakten klafften weit auseinander. Im Büro wurde ihr eine verantwortungsvollere Position vor kurzem übertragen, ihr Chef hatte sie zu weiter qualifizierenden Maßnahmen als einzige von mehreren Kolleginnen vorgeschlagen mit der Option auf eine weitere Beförderung. Sie hingegen hat große Angst, dass ihr Zeitvertrag nicht verlängert werden könnte. Sie arbeitete mehr als andere. Es schien, als stünde die Mehrarbeit im Dienste der Angstabwehr. Dieser Ehrgeiz führte zu Konflikten mit den Kolleginnen und Kollegen, die ihr Tempo nicht mithalten konnten. Für ihre Lebenssituation kam erschwerend hinzu, dass ihr langjähriger Lebensgefährte sich von ihr getrennt hatte und ihre Träume von Familie bis auf weiteres zerstört schienen.

Anamnestisch ist für das Verständnis der Übertragungsentwicklung noch Folgendes wichtig zu wissen. Seit ihrem dritten Lebensjahr lebte die Patientin in Deutschland. Ihr Vater war als Gastarbeiter nach ihrer Geburt in eine Großstadt gekommen. Er hatte nach einiger Zeit seiner Frau mitgeteilt, dass er in Deutschland bleiben werde und ein Kind zu sich nehmen könne. Daraufhin schickte die Mutter die damals knapp drei Jahre alte Patientin zum Vater nach Deutschland, wohingegen ihre älteren Geschwister im Heimatland der Patientin blieben. Bis heute habe die Patientin keine für sie plausible Erklärung für die Maßnahme der Mutter bekommen. Die Ehe der Eltern wurde letztlich geschieden.

In den ersten Stunden der Therapie wirkte die Patientin ängstlich und skeptisch. Im Gegenübertragungserleben des Therapeuten entsteht die Fantasie, dass die Patientin immer noch ›vor der Tür steht‹ bzw. der Therapeut vor der ihrigen. Jede Stunde scheint für die Patientin wie eine Probe, an deren Ende vom Therapeuten neu entschieden werden würde, ob sie bleiben könne oder nicht. Schließlich scheint die Patientin für sich eine Lösung gefunden zu haben. Sie redet ohne Punkt und Komma. Sie erzählt über ihre Arbeitssituation, über die Kolleginnen und Kollegen. In diesen Erzählungen wird oft eine Verachtung und Entwertung deutlich. Sie empfindet die Kollegen als faul und unmotiviert, zudem fehle jede Unterstützung im Arbeitsalltag. Sie fühle sich oft allein gelassen. Schnell und viel Reden ist subjektiv empfunden ja auch eine Leistung. Es schien, als wolle sie den Therapeuten von ihrer Leistungsfähigkeit überzeugen. Bei diesem verstärkte sich das Gefühl, dass kein Gebrauch von ihm gemacht werden dürfe. Er fühlt sich zunehmend hilflos verbunden mit dem Eindruck, dass sich auch hier in der Therapie eine Enttäuschung anbahnt. Er hat das Gefühl, die Patientin inszeniere eine Situation, an deren Ende sie das Gefühl haben würde, auch hier allein gelassen worden zu sein. Das viele Reden erschien als Widerstand gegen die Etablierung einer negativen Übertragung.

In der 15. Stunde entschloss sich der Therapeut, aktiver den Widerstand anzugehen. Er stand auf, nahm einen Stuhl, stellte ihn vor die beiden Sessel von Patientin und Therapeut. Die Patientin stoppte ihren Redefluss, schaute erstaunt auf den Therapeuten, der sich auf diesen Stuhl gesetzt hatte, nachdem er einen zweiten daneben gestellt hatte. Mit einer einladenden Handbewegung meinte er,

T: »Ich wollte Sie bitten, sich für einen Moment auf diesen Stuhl neben mich zu setzen.«

Die Patientin folgte dieser Aufforderung, so dass beide die leeren Sessel, auf denen zuvor die Patientin und der Therapeut gesessen hatten, wie auf einer Bühne vor sich stehen hatten.

T: »Ich wollte Sie einladen, mit mir gemeinsam einmal anzuschauen, was zwischen diesen beiden Menschen gerade passiert. Was für eine Beziehung können wir erkennen und wie mag es den beiden miteinander gehen?«

P: (denkt nach) »Nun ja, die eine redet viel und der andere hört zu.«

T: »Also diese Frau da hat das Gefühl, dass da jemand aufmerksam zuhört?«

P: (Pause) »Na ja, aufmerksam? – Der sagt ja kaum was, vielleicht denkt der mal auch an was anderes.«

T: »Und diese Frau, wie mag die sich fühlen? Sie redet viel, das war uns aufgefallen, aber das muss ja einen Grund haben.«

P: »Na ja, die steht unheimlich unter Druck, die weiß sich nicht zu helfen, die ...«

T: »... hat Angst?«

P: (spontan) »Ja, die hat Angst!«

T: »Sie hat ja dem Therapeuten schon einiges über ihre Angst erzählt, nun scheint es, als hätte sie auch hier Angst.«

P: (nachdenklich) »... kann schon sein ...«

T: »... und wovor? – Vielleicht setzen Sie sich einfach einmal kurz auf Ihren Sessel und spüren, ob Sie auch dort etwas von der Angst spüren, über die wir jetzt sprechen.«

Die Patientin steht auf, setzt sich auf ihren Platz.

T: »Sprechen Sie die Gedanken und Gefühle, die sich jetzt einstellen, einfach aus, so wie wenn Sie ein Selbstgespräch halten würden.«

P: »Ich habe Herzklopfen, so außer Atem. Irgendwie habe ich das Gefühl, ich müsste mich beeilen, rennen.«

T: »Und wenn Sie auf den Therapeuten schauen?«

Der Therapeut wies auf den leeren Sessel, auf dem er normalerweise saß.

P: (nach einer Pause) »Dann weiß ich nicht, ob der wirklich versteht, ob das wirklich ankommt, was ich sage.«

T: »Stimmt für Sie dann der Satz: ›Ich habe Angst, dass mein Therapeut mich nicht versteht?‹«

P: »Ja!«

Der Therapeut stand auf, setzte sich wieder auf seinen Platz.

T: »Bitte wiederholen Sie doch noch einmal diesen Satz, indem Sie mich direkt jetzt anreden.«

P: »Ich habe Angst, dass Sie mich nicht verstehen.«

Der Therapeut nickte und meinte dann nach einer Pause,

T: »Ich glaube, ich verstehe das schnelle Reden jetzt besser. Es scheint mit Ihrem Arbeitstempo zusammenzuhängen. Das Angstgefühl ist dann nicht so im Vordergrund. Und es ist Ihre Art, sich und Ihren Platz zu behaupten.«

Bemerkenswert war, dass die Patientin ja schon häufig über ihre Ängste gesprochen hatte und dennoch waren sie unmittelbar in der Beziehung nicht fühlbar und behandelbar geworden. Erst in der Vertiefung der aktuellen Beziehung zum Therapeuten durch diese Spiegeltechnik wurden ihre Ängste fühlbar und auf unmittelbarere Weise besprechbar.

Damit ist auch die Entwicklung der negativen Übertragung bearbeitet.

Die therapeutische Grundhaltung und der therapeutische Raum

Die Herstellung und die Gestaltung eines therapeutischen Raums gehören zu den professionellen Aufgaben therapeutischen Handelns. Es geht um die Herstellung optimaler Bedingungen für psychische Heilungsprozesse, und es versteht sich, dass sich dieser Raum von Situationen der Alltagsbegegnung unterscheidet. Die Begegnung zwischen Therapeut und Patient ist also an bestimmte Bedingungen geknüpft, die auch zum Gegenstand des Lernens von Ausbildungskandidaten gehören. Wodurch ist dieser Raum gekennzeichnet? Welchen Beitrag leistet dazu der Psychotherapeut?

Der therapeutische Raum wird wesentlich durch die Haltung des Therapeuten bestimmt, d. h. insbesondere durch die Art und Weise, wie er dem Patienten begegnet. Diese Haltung wiederum ist engstens verknüpft mit den Zielen therapeutischen Handelns, denn was der Therapeut tut oder lässt hängt natürlich mit dem zusammen, was er erreichen will.

So unterschiedlich auch unter den Psychoanalytikern dieser therapeutische Raum gestaltet, so unterschiedlich auch ihre Auslegung bestimmter geforderter Grundhaltungen ist – es gibt einige Basisforderungen, mit denen sich jede therapeutische Schule irgendwann auseinandersetzen muss – natürlich in besonderer Weise die tiefenpsychologisch fundierte Psychotherapie, die ja sehr nahe an der Psychoanalyse angesiedelt ist.

Vier wesentliche Bestimmungsstücke des therapeutischen Raumes wollen wir herausgreifen, um daran auch die Ähnlichkeiten und Unterschiede zur Psychoanalyse zu kennzeichnen:

- Gleichschwebende Aufmerksamkeit
- Liegen und Sitzen (die symbolträchtige Couch)
- Grundregel
- Abstinenz und Neutralität.

Gleichschwebende Aufmerksamkeit

Die analytische Haltung, die Freud dem Analytiker empfohlen hat (z. B. 1912), besteht darin, »sich nichts besonderes merken zu wollen und allem, was man zu hören bekommt, die nämliche ›gleichschwebende Aufmerksamkeit‹, wie ich es schon einmal genannt habe, entgegenzubringen«. Freuds Begründung: »Man darf nicht darauf vergessen, dass man ja zumeist Dinge zu hören bekommt, deren Bedeutung erst nachträglich erkannt wird.« (1912e, S. 377)

Freud wollte vermeiden, dass eine erhöhte Aufmerksamkeitsspannung das Wahrgenommene selektiert, dass Wahrnehmungsfilter eingeschaltet werden und man unter Umständen Wichtiges, das man aber erst später als solches erkennt, überhört. Diese technische Anleitung ist komplementär zur Grundregel. Es bedarf dazu einer Vermeidung von bewusster Konzentration auf ein bestimmtes Thema und von Erwartungen bezüglich einer »normgerecht« verlaufenden Erzählsequenz. »No memory, no understanding, no desire« so formulierte Bion (1970) diese Haltung, die natürlich immer nur annäherungsweise erreicht werden kann.

Im Laufe der Entwicklung der Psychoanalyse wurde in oft kontroversen Diskussionen der Stellenwert der gleichschwebenden Aufmerksamkeit variiert. König (in: Mertens 1992/93) beklagt, dass es bis jetzt keine »integrative Betrachtungsweise« gäbe. Es scheint nämlich vielen Autoren sicher, dass die gleichschwebende Aufmerksamkeit jeweils prozessadäquat abgelöst werden muss von einer Fokussierung auf Gesagtes, wobei Hypothesenbildungen, Erinnerungen und Wahrnehmungen sehr bewusst zusammengefasst werden, um – zumindest in der Psychoanalyse – zur Klarifizierung und schließlich zur Deutung zu gelangen.

Moderne Erkenntnistheorien weisen darauf hin, dass auch die gleichschwebende Aufmerksamkeit unbewusst »gelenkt« wird von Theorien des Therapeuten. Jedes Konzept des Therapeuten wirkt sozusagen als ein »Filter«, was man selbstverständlich an den sehr unterschiedlichen Interpretationen ein und desselben Therapietextes (z. B. die Falldarstellung in Thomä/Kächele 2006) oft sehen kann.

Trotzdem gibt es Annäherungen an die gleichschwebende Aufmerksamkeit, die sich von einem sehr klar kognitiv strukturierten Denken unterscheidet.

Auch im Setting der tiefenpsychologisch fundierten Psychotherapie gibt es immer wieder Phasen, in denen die Haltung der gleichschwebenden Aufmerksamkeit dem Fortgang des therapeutischen Prozesses dienlich ist. Die Aufmerksamkeit des Therapeuten ist dann nicht gerichtet, eher ›breit und offen‹. Er entwickelt keine Ideen darüber, in welche Richtung, an welchem Thema jetzt mit dem Patienten zu arbeiten wäre. Diese Haltung erlaubt am ehesten ›alle Bewegungen‹ der Psyche des Patienten wahrnehmen zu können. Die Aufmerksamkeit ist also nicht so sehr auf den Inhalt des Gesagten gerichtet, sondern auf das *Wie*, auf die Tempo- und Themenwechsel in der Erzählung des Patienten, auf die Pausen und die Auslassungen, aber auch auf die eigenen Empfindungen, Einfälle und Gefühle, die durch die Äußerungen des Patienten ausgelöst werden. Sie sind eine wichtige Grundlage für einen Verstehenszugang zum aktuellen dynamischen Beziehungsgeschehen und helfen die Konfliktthematik und die dazugehörigen Abwehrbewegungen des Patienten zu verstehen. Wir gehen auf diesen Aspekt im Kapitel über die Gegenübertragung näher ein.

Die Haltung des Zuhörens im Sinne der gleichschwebenden Aufmerksamkeit ist aber nur für bestimmte Phasen des therapeutischen Prozesses in der tiefenpsychologisch fundierten Psychotherapie angemessen. Wird ein Punkt erreicht, an dem der Therapeut es sinnvoll findet, einen bestimmten Aspekt zu vertiefen, zu klarifizieren, einen Erlebenszugang für den Patienten durch eine passende Intervention zu schaffen, dann verändert sich die Situation. Der Therapeut wird aktiv, macht Vorschläge, regt eine Übung an, arbeitet mit Symbolen oder anderen Techniken.

Es ist also keine prinzipiell andere Haltung, die den Therapeuten im Setting der tiefenpsychologisch fundierten Psychotherapie bewegt. Es wird allerdings – der größeren Aktivität des Therapeuten geschuldet – häufiger zu einem Wechsel vom passiv-empfangenden Modus zu einer eher aufmerksam aktiven Haltung kommen – je nachdem, in welcher Phase sich der Prozess der Therapie befindet.

Liegen oder Sitzen – die symbolträchtige Couch

Wann immer Laien von Psychotherapie sprechen, wird die Couch erwähnt. »Sich auf die Couch legen« gilt vielen als das Synonym für »Psychotherapie machen«, obwohl die Anzahl der Therapien ohne Couch diejenigen auf der Couch inzwischen bei Weitem übersteigt – auch bei den Psychoanalytikern. Freud hat die Couch als Medium der Behandlung empfohlen und zwar teilweise aus sehr persönlichen Gründen. Sie haben aber unmittelbaren Einfluss darauf, ob man dem Therapeuten die gleichschwebende Aufmerksamkeit als Dauerzustand auch als Basishaltung der Therapie empfehlen kann, wenn im Sitzen behandelt wird. Freud meinte zur Couch:

»Ich halte an dem Rate fest, den Kranken auf einem Ruhebett lagern zu lassen, während man hinter ihm, von ihm ungesehen, Platz nimmt. Diese Veranstaltung hat einen historischen Sinn, sie ist der Rest der hypnotischen Behandlung, aus welcher sich die Psychoanalyse entwickelt hat. Sie verdient aber aus mehrfachen Gründen festgehalten zu werden. Zunächst wegen eines persönlichen Motivs, das aber andere mit mir teilen mögen. Ich vertrage es nicht, acht Stunden täglich (oder länger) von anderen angestarrt zu werden. Da ich mich während des Zuhörens selbst dem Ablauf meiner unbewussten Gedanken überlasse, will ich nicht, dass meine Mienen dem Patienten Stoff zu Deutungen geben oder ihn in seinen Mitteilungen beeinflussen. Der Patient fasst die ihm aufgezwungene Situation gewöhnlich als Entbehrung auf und sträubt sich gegen sie, besonders wenn der Schautrieb (das Voyeurtum) in seiner Neurose eine bedeutende Rolle spielt. Ich beharre aber auf dieser Maßregel, welche die Absicht und den Erfolg hat, die unmerkliche Vermengung der Übertragung mit den Einfällen des Patienten zu verhüten, die Übertragung zu isolieren und sie zur Zeit als Widerstand scharf umschrieben hervortreten zu lassen. Ich weiß, dass viele Analytiker es anders machen, aber ich weiß nicht, ob die Sucht, es anders zu machen, oder ob ein Vorteil, den sie dabei gefunden, mehr Anteil an ihrer Abweichung hat.« (Freud, Bd. VIII, S. 467)

Im Setting der tiefenpsychologisch fundierten Psychotherapie sitzen sich Patient und Therapeut gegenüber. Der Therapeut wird angeschaut, seine Mimik, das Spektrum seiner gesamten nonverbalen Kommunikation ist wahrnehmbar und beeinflusst auch die therapeutische Situation. Umgekehrt gilt das natürlich auch. Wenn der Therapeut sich nicht mehr so ungestört seinen Assoziationen, bzw. seinen ›unbewussten Gedanken‹ überlassen kann, nimmt auch er den Patienten in seinem nonverbalen Ausdrucksgeschehen wahr. Es entsteht eine veränderte Beziehungssituation, eine andere Beziehungsgestalt als im analytischen Setting. Dieser Logik folgt auch ein häufig beschriebener Unterschied zwischen analytischem Auftrag und dem Auftrag der tiefenpsychologisch fundierten Psychotherapie. Bei Ersterem stünden die intrapsychischen Konflikte im Vordergrund, in der tiefenpsychologisch fundierten Psychotherapie hingegen die Konflikte auf der psychosozialen Ebene. Das Liegen fördert wiederum die Innenschau in einer gewissen Abschirmung und stärkeren Reizarmut.

Meist wird die ›richtige‹ Analyse mit dem Liegen auf der Couch assoziiert, Modifikationen davon mit dem Einander-gegenüber-sitzen. Auch dies stimmt nicht immer: Manchmal werden auch Analysen ohne Couch gemacht – wenn sich im Laufe der Zeit herausstellt, dass das Liegen zu viel Angst auslöst. Oft wird allerdings dann von modifizierter Analyse gesprochen. Selten allerdings, dass ein Patient, der eine modifizierte Analyse (bzw. tiefenpsychologisch fundierte Psychotherapie) macht, auf der Couch liegt – aber auch dies kommt vor. Die unbedingte Verkettung von Analyse und Couch ist also schon seit einiger Zeit nicht mehr in dieser strengen Form gegeben. Offenbar war sie dies auch in der ersten Zeit der Psychoanalyse nicht, wie das Zitat Freuds vermuten lässt.

Inzwischen wurden viele Argumente für und einige ›gegen‹ die Couch gefunden. Dass sie der Erleichterung der Regression diene, wurde immer wieder angeführt; dass sie den freien Raum, der zur Introspektion nötig ist, besser öffne – so ein anderes Argument; dass sie – im Sinne von Freuds Zitat – die Übertragung schärfer hervortreten lasse, wenn nicht die reale Person des Therapeuten mit seinem Mienenspiel und Bewegungen sich dazwischen dränge und anderes mehr. All diese Argumente wurden auch immer wieder konterkariert: man könne auch im Sitzen regredieren, man könne auch im Liegen Kontrolle bewahren und sich nicht einlassen auf Innerpsychisches; Man könne in beiden Positionen sich auf Übertragung und Gegenübertragung ›verlassen‹; der Therapeut könne ›mehr‹ an Informationen gewinnen, wenn er den gesamten Menschen im Auge habe; oder: dies sei eher störend und vermindere die gleichschwebende Aufmerksamkeit. Alle diese Meinungen – und um mehr handelt es sich nicht – stützen sich auf therapeutische Erfahrungen und beweisen nichts anderes als dass Erfahrungen in diesem subtilen Bereich eben recht vielfältig und sicher nicht über einen Kamm zu scheren sind.

Unserer Erfahrung nach scheint es gerade bei niederfrequentem Setting eher geboten, einander gegenüber zu sitzen. Die größere Aktivität von Patient und Therapeut machen ein solches Setting, bei dem unter Umständen Plätze gewechselt werden (Rollenspiel), Aufzeichnungen gemacht werden oder mit symbolischem Material gearbeitet wird, sinnvoll. Die Hinwendung auf Innerpsychisches ist dadurch beileibe nicht ausgeschlossen, es geht eher um Akzentsetzungen. Auch die Frage der Übertragungsanalyse scheint uns, vielleicht weniger als es in Freuds Zitat anklingt, kein sehr bedeutungsschweres Argument. Vielleicht lässt sich dazu sagen, dass seit Beginn der Psychoanalyse sehr viel mehr über die Manifestationen der Übertragung und Gegenübertragung bekannt ist, so dass sie auch nicht mehr unbedingt mit genau so viel ›Spürsinn‹ erraten werden muss. Immer wieder hört man auch von Kollegen, dass sie auch einstündige Therapien im Liegen durchführen, meist nach einiger Zeit des Aufwärmens. Dies gilt sicher vor allem für Zweittherapien.

Alles in allem wollen wir der Frage von Liegen oder Sitzen nicht allzu viel ideologische Bedeutung beimessen. Auch hier ist es sicher der Kunst des Therapeuten überlassen, abzuschätzen, ob und wann ein Patient die Couch sinnvoll nutzen kann bzw. was dagegen spricht. Jedenfalls wollen wir diese Frage nicht anbinden an die Frequenz und an die Form der gewählten psychodynamischen Therapie.

Die Grundregel

Das Pendant zur Empfehlung der gleichschwebenden Aufmerksamkeit ist die Grundregel, die Freud seinen Analysanden empfohlen hat:

> »Sie werden beobachten, dass Ihnen während Ihrer Erzählung verschiedene Gedanken kommen, welche Sie mit gewissen kritischen Einwendungen zurückweisen möchten. Sie werden versucht sein, sich zu sagen: Dies oder jenes gehört nicht hierher, oder es ist ganz unwichtig, oder es ist unsinnig, man braucht es darum nicht zu sagen. Geben Sie dieser Kritik niemals

nach und sagen Sie es trotzdem, ja gerade darum, weil Sie eine Abneigung dagegen verspüren ... Sagen Sie also alles, was Ihnen durch den Sinn geht. Benehmen Sie sich so, wie zum Beispiel ein Reisender, der am Fensterplatze eines Eisenbahnwagens sitzt und dem in Inneren Untergebrachten beschreibt, wie sich vor seinen Blicken die Aussicht verändert. Endlich vergessen Sie nie, dass Sie volle Aufrichtigkeit versprochen haben, und gehen Sie nie über etwas hinweg, weil Ihnen dessen Mitteilung aus irgendeinem Grunde unangenehm ist ...« (Freud 1913, S. 467).

Freud geht also davon aus, dass durch die Befolgung dieser Regel ein regressives »Zurückfallen« auf ursprüngliche konflikthafte Motive und deren Abwehrstrategien erfolgt, sozusagen durch die freie Assoziation sich primärprozesshaftes Erleben rekonstruieren lässt. Dies ist nicht mehr unbedingt die Meinung moderner Psychoanalytiker. Selbst- und objektpsychologische Erklärungen zielen eher darauf, dass die freie Assoziation den Raum zwischen Patient und Therapeut freier gestaltet; die Relationisten fokussieren auf die gemeinsame Konstruktion dieses Raumes, der durch die Grundregel seinen Rahmen erhält.

Trotz dieser Relativierungen ist deutlich geworden, dass das Liegen auf der Couch, die Grundregel und die gleichschwebende Aufmerksamkeit in einem Bedingungszusammenhang stehen: Verändert sich eine Variable, verändern die andern ihre Wirksamkeit bzw. Bedeutung. Das Gegenübersitzen erlaubt nicht die ständige Beibehaltung der gleichschwebenden Aufmerksamkeit. Sie wird Teil einer Haltung, die im tiefenpsychologisch fundierten Setting aus noch anderen Variablen besteht.

Mit der Grundregel verhält es sich ähnlich. Alles aussprechen zu sollen, *was* dem Patienten in den Sinn kommt, bekommt leicht, in einer gewissen Strenge verstanden, einen verfolgenden Charakter. Deshalb wird ihr Gebrauch auch nicht von allen Analytikern empfohlen. So sieht Ogden (1996) die Beziehung zwischen Analytiker und Patient als ein Zusammenspiel, in dem nicht nur der eine, der Patient das bestimmende Material (durch die Befolgung der Grundregel) liefert. Er bemüht als Analogie Debussy, der von der Musik als dem Raum zwischen den Noten spricht, und sieht entsprechend den analytischen Dialog bestimmt durch den Raum zwischen den gesprochenen Worten des analytischen Dialogs. Erst durch das Zusammenspiel der »rêveries« von Analysand und Analytiker entsteht die Musik der Psychoanalyse.

Die Grundregel erfüllt unseres Erachtens dann ihren Sinn, wenn sie befreit vom Aspekt des Verfolgenden vom Patienten verstanden wird als eine große Offenheit des therapeutischen Raums, in dem alles Platz hat. Das, was dadurch zwischen beiden entsteht, ist ›Material‹ für eine gemeinsame Untersuchung durch beide. Gerade in Phasen des therapeutischen Prozesses, die von einer gewissen ›Absichtslosigkeit‹ gekennzeichnet sind, sollte der Patient sich im ›Hier und Jetzt‹ seinen Einfällen überlassen. In dem sich so zeigenden sprachlichen Material wird eine unbewusste Thematik sichtbar werden, die in dem ›Wie‹ in der Sprachgestaltung ihren Ausdruck findet und analysierbar wird. Sie könnte der Ausgangspunkt zur Konkretisierung eines bestimmten Themas sein.

Abstinenz und Neutralität

Unter Abstinenz (ein Wort, das vor allem im Englischen gleichbedeutend mit dem Wort Neutralität verwendet wird) versteht man die Forderung an beide Beteiligte des psychoanalytischen Prozesses, die Behandlungssituation möglichst nicht zur Befriedigung von alltäglichen Beziehungswünschen zu handhaben und daher auch nicht in Alltagshandlungen einzubeziehen. Dies wird – anders als die Grundregel – nicht explizit mitgeteilt, es ist ein Rahmen, den der Therapeut einhält und dessen Überschreitung durch den Patienten immer wieder analysierbar bleiben muss. Freud prägte den bekannten Satz: »Die Kur muss in der Abstinenz durchgeführt werden« (1915, S. 313). Dass dieser Rahmen eigentlich in jeder Therapie gegeben sein müsste, versteht sich von selbst. Dass aber eine solche Bestimmung in der Durchführung sehr unterschiedlich gehandhabt wird, ist bekannt. Die Übertreibungen mancher Psychoanalytiker in den früheren Zeiten der Psychoanalyse, vor allem bei den Ich-Psychologen in den USA, werden oft als Schreckbild angeführt, etwa, dass manche Analytiker ihren Praxisraum vollkommen unpersönlich einrichten, dass sie womöglich immer die gleiche Kleidung tragen oder sich überlegen, ob man einem Patienten die Hand geben darf.

Nicht nur die theoretische Position des Therapeuten sondern auch seine persönliche Eigenheit wird aber den Umgang mit der Abstinenz verschieden gestalten. (So hat Freud selbst die Abstinenzregel sehr viel lockerer gehandhabt als viele seiner Nachfolger.) Triebtheoretisch orientierte Psychoanalytiker sehen in einer sehr strengen Befolgung der Abstinenzregel die Chance, die latenten Wünsche und Konflikte des Patienten sozusagen ›auftauchen‹ zu lassen. Erst die vollkommen neutrale Person des Analytikers ›gestattet‹ es dem Unbewussten, sich qua Übertragung ›rein‹ zu entfalten. Interaktionstheoretisch orientierte Psychoanalytiker (das sind heutzutage sehr viele) sehen jedoch auch in der Abstinenz eine Interaktion und betonen, dass jede Kommunikation – wie scheinbar ›abstinent‹ sie auch gehalten sei – als Interaktionsgeschehen anzusehen ist und daher zwar die ›typische‹ Interaktion zwischen zwei Personen spiegle, aber nicht wie das Kaninchen aus dem Hut ›das Unbewusste‹ erscheinen lässt. Durch viele Erfahrungsberichte gestützt und durch einige größere Studien untermauert ist inzwischen klar, dass man je nach Patiententyp die Abstinenz elastisch handhaben muss.

Bei Patienten in akuten Krisensituationen kann es sinnvoll sein, aktiv und supportiv zu arbeiten, bei hysterischen Patienten hingegen kann Zurückhaltung das angemessene Verhalten sein. Private Kontakte mit einem Patienten sind allerdings über alle Unterschiede der Patienten hinweg für den Therapieverlauf nicht förderlich, ebenso ist die ausführliche Mitteilung der Alltagsbefindlichkeiten des Therapeuten ohne Interventionsziel wenig hilfreich. Dies würde den Grundsatz, man möge alltägliche Beziehungswünsche nicht befriedigen, verletzen.

Solche Grundhaltungen bilden gewissermaßen die Kulisse der therapeutischen Bühne, in deren Vordergrund sich die Interventionen bezogen auf eine konkrete Therapiesituation abspielen. Schwerpunkt dieses Buches ist der Bühnenvordergrund, es sind also die erlebnisorientierten Interventionen, die aber ihre Wirksamkeit und ihre Berechtigung erst vor der Kulisse der therapeutischen Grundhaltungen erhalten.

Die Abstinenzregel steht in engstem Zusammenhang mit einer anderen Beschreibung von Freud bezüglich der gewünschten Haltung des Analytikers, nämlich der Forderung Freuds, der Analytiker habe dem Patienten wie ein Spiegel zu sein, seine innere Haltung sei der eines Chirurgen vergleichbar, der unter völliger Affektkontrolle auf das freigelegte Operationsfeld schaut. Indes hat sich die Situation bis heute sehr verändert. Die meisten Behandlungen finden nicht im Liegen statt. Die Förderung der Übertragung ist nicht das Ziel tiefenpsychologisch fundierter Behandlung.

Nun kann die Auseinandersetzung mit der Abstinenzregel nicht zum Ziel haben, sie ein für alle Mal als erledigt zu erklären. Es bleibt die Frage, wann denn Abstinenz sinnvoll ist und um welche Art von Abstinenz es sich jeweils handelt.

Es versteht sich von selbst, dass nicht nur in der Analyse, sondern noch sehr viel klarer in der tiefenpsychologisch fundierten Psychotherapie mit ihrer Schwerpunktsetzung im Bereich aktueller Probleme eine übersteigerte Vorstellung von Abstinenz und Neutralität den Fortschritt der Therapie hindert. Die größere Flexibilität in der Einführung von therapeutischen Techniken (z. B. erlebniszentrierten) bringt es mit sich, dass Therapeuten noch weniger als in der Analyse als ganz ›neutrale‹ Wesen gesehen werden können. Sie sind oft aktiver, sie fragen nach, sie schlagen etwas vor: Dadurch geraten sie natürlich stärker in das Gesichtsfeld des Patienten als in einer Analyse mit ihrer geringeren Strukturiertheit und der Ausschließlichkeit des verbalen Austauschs. Die Vorstellung, dass vor allem durch Frustration aller Bedürfnisse (z. B. das Bedürfnis nach Aufklärung über das Vorgehen des Therapeuten) Veränderung bewirkt wird, wurde schon von Thomä und Kächele vor 20 Jahren bezweifelt: »Die Vorstellung von der notwendigen Frustration als Motor von Veränderung ist mehr als fragwürdig geworden und hat v. a. den Blick verstellt für die ungünstigen Auswirkungen einer übertriebenen Neutralität des Analytikers auf den therapeutischen Prozess« (1985/86, S. 227).

Abstinenz steht im Zusammenhang mit Bedürfnissen, sowohl auf Seiten des Patienten als auch auf Seiten des Therapeuten. Der Therapeut könnte z. B. ein besonders guter Therapeut sein wollen. Das kann dazu führen, dass er den Patienten zu beeindrucken sucht. Es beginnt das Spiel: »Ich bin der Größte und ich brauche von dir Bewunderung«, was in der Folge die Abhängigkeit des Patienten vom diesem wunderbaren Therapeuten forciert und den Patienten dazu bringt, seine eigenen Wünsche nach Sicherheit und Geborgenheit über die Befriedigung der Wünsche des Therapeuten zu erreichen.

Fallbeispiel

Herr B. kommt zur ersten Stunde. Er ist angekündigt von einem Kollegen, der die Überzeugung geäußert hatte, er könne nicht das richtige Angebot für diesen Patienten machen, sondern er meinte, dass meine spezifische Erfahrung für diese Behandlung besonders förderlich sei. Auf meine Bemerkung, ich habe zurzeit keinen Platz, hatte der Kollege gemeint, ich könne doch ein Beratungsgespräch führen, an dessen Ende eine kompetentere Empfehlung stehen könnte als er sie zu geben in der Lage sei. Das alles wurde ›en passant‹ besprochen, ich willigte ein, ohne mehr von dem Patienten zu wissen. Schon hier kann das schnelle Einwilligen narzisstischen Ursprungs sein. Die Formulierungen, ich hätte das bessere Angebot und selbst wenn ich ihn nicht übernehmen könne, sei eine Beratung durch mich schon mehr Hilfestellung als er sie geben könnte, waren eine Verführung, zu der ich mich in der Schnelle der Vereinbarung nicht abstinent genug verhalten hatte.

Zur vereinbarten Stunde erschien ein großer, schwergewichtiger Mann, der sich außerordentlich interessiert im Praxisraum umsah, so als wolle er prüfen, ob er Merkmale fände, die etwas über den Behandler aussagten und seine Entscheidung, sich einzulassen oder nicht erleichtern könnte. Mit Verweis auf eine Erkältung, die es ihm offensichtlich schwer machte zu sprechen, und einer Erklärung, dass er trotz Erkältung gekommen sei, nun hoffend, den Therapeuten nicht anzustecken, reichte er dem Therapeuten ein mehrseitiges eng beschriebenes Manuskript mit der Bitte, es zu lesen: »Da sind die Dinge auf den Punkt gebracht.« Der Wunsch des Patienten war offensichtlich, dass sich der Therapeut mit ihm beschäftigen solle, ohne dass er sich persönlich und direkt einlassen müsste. Es gab so etwas wie eine Begegnungsangst, was in sonderbarem Kontrast zu dem großgewachsenen raumfüllenden Körper des Patienten stand.

T (das Papier annehmend): »Ich höre, dass es Ihnen schwer fällt zu sprechen, aber ich möchte doch gern persönlich von Ihnen Ihr Anliegen hören und verstehen.«

P (noch einmal auf seine Erkältung verweisend, begann mit leicht gerötetem und schwitzendem Gesicht zu sprechen, wobei nicht ganz klar war, ob die Erkältung für ihn so stressend war oder die Situation) »Ja wissen Sie, ich lebe seit Jahren mit dem Gefühl, eigentlich nicht da zu sein. Ich funktioniere, ich bin ganz Intellekt. Wenn ich über die Straße gehe, passiert es mir immer wieder, dass die Leute mich gar nicht sehen. Ich bin es immer, der ausweichen muss. Es ist, als ob ich Luft wäre. Wenn ich es mal drauf ankommen lasse, gibt es prompt einen Zusammenstoß. Die fliegen dann zur Seite, sie verstehen, bei meinem Gewicht.«

In dieser kleinen Sequenz wird die Abstinenz des Therapeuten in der Verweigerung konkret, das vorbereitete Papier des Patienten zu nehmen und seiner Aufforderung, es zu lesen, nachzukommen. Es ist ein sanfter Zwang und eine Ermutigung, einen Widerstand zu überwinden und in eine Beziehung einzutreten, was offensichtlich ein Kernkonflikt des Patienten ist. Offensichtlich liegt eine Scham vor, sich ungeschützt zu zeigen, und er versucht über Distanzierung und Kontrolle (sich schriftlich darstellen und lesen lassen) die Entwicklung dieser Gefühle zu unterbinden.

Schon im ersten Satz der Stunde wird deutlich, dass er sich unfähig fühlt, ›wirklich‹ in eine Beziehung eintreten zu können und er scheint die Ursache nach außen zu verlagern. Man nimmt ihn »nicht wahr«. In der Eingangsszene wird aber schon ein Agieren deutlich, wie er selbst ein Nichtwahrgenommenwerden arrangiert, z. B. durch Abfassung eines Papiers, das keine ›wirkliche‹ Begegnung hätte zu Stande kommen lassen, wenn der Therapeut der Bitte zu lesen entsprochen hätte. Gleichzeitig wird im ersten Satz das Aggressionsproblem des Patienten sichtbar, der mit gefrorener Wut auf die vermeintliche Ausgrenzung durch andere reagiert.

Die Abstinenz besteht in diesem Fall also darin, dass der Therapeut einem Wunsch des Patienten nicht nachkommt, wodurch er ihm hilft, ein aktuelles Problem oder einen aktuellen Konflikt zu konturieren und erlebbar zu machen.

In einem späteren Teil des Erstinterviews machte der Therapeut ein Deutungsangebot, indem er auf die Eingangsszene Bezug nahm. Der Patient konnte dann spüren, dass es ein Versuch von ihm war, zunächst einmal Distanz zu halten und all die für ihn teilweise schambesetzten Erlebnisse nicht direkt ›Auge in Auge‹ darstellen zu müssen.

Sandler (1981) hat darauf hingewiesen, dass es im Rahmen von Übertragungsprozessen unbewusste Wünsche und Phantasien geben kann, die dazu dienen, »mit Angst, Schmerz oder irgendeinem unangenehmen Affekt, welcher Herkunft auch immer, fertig zu werden."

Der Patient war mit dem Gefühl der Scham und der »Begegnungsangst« beschäftigt, und in dieser Situation bedarf er des teilnehmenden Verstehens. Ein irgendwie distanziertes Verhalten wäre wenig hilfreich gewesen. Das Beispiel soll zeigen, dass es ein Verhalten seitens des Therapeuten geben kann, in dem Verstehen und Abstinenz auf eine Weise kombiniert sind, die für die Entwicklung eines Arbeitsbündnisses in der Frühphase einer therapeutischen Beziehung förderlich sein kann und die dem Patienten hilft, seine besondere Art im Umgang mit Scham zu verstehen.

Es kann also nicht darum gehen, alle Fluchtwege, jedwede Befriedigung unbewusster Wünsche oder Vermeidungstendenzen akribisch zu unterbinden. Uns scheint sogar notwendig, dass das Rollenangebot, das im Übertragungsgeschehen an den Therapeuten adressiert ist, teilweise anzunehmen und die Rolle ›ein paar Szenen‹ zu spielen. Erst im Spiel, in der Beziehung ist deutlicher zu spüren, was für ›ein Stück‹ gespielt wird und welche Rolle der Therapeut übernehmen soll oder übernommen hat. Von hier aus kann dann eine Selbstreflexion des Therapeuten einsetzen und eine entsprechende Intervention erfolgen, die den jeweiligen Prozess auch für den Patienten transparent machen hilft.

Was muss ein Patient lernen, wenn er in diese kommunikative Situation, die sich von der Alltagssituation grundsätzlich unterscheidet, eintritt? Er muss lernen, dass er die übliche Haltung wie er sie z. B. bei körperlichen Erkrankungen in der Arzt-Patient-Beziehung kennt, verändern muss. Im Rahmen psychotherapeutischer Behandlung ist er nicht mehr Objekt, an dem Heilung vollzogen wird, sondern er ist handelndes Subjekt, das sich selbst um Heilung bemühen muss.

So äußert sich die Erwartung des Patienten, dass nach Schilderung der Symptomatik jetzt »der Therapeut dran ist«, häufig in einem Druckgefühl beim Therapeuten, er müsse nun aktiv werden. Für viele Anfänger-Therapeuten ist dieses Erleben ein Problem und eine Verführung. Sie geben dann oft eine angemessene Abstinenz auf und erliegen diesem Druck. In Beratungssituationen taucht an diesen Schnittstellen immer die Frage des Ratsuchenden auf: »Und – was soll ich jetzt tun?« Das ist die Stelle, an der einerseits die Frustration dieses Wunsches, andererseits aber auch Aufklärung angezeigt ist. Der Patient hat ein Recht zu erfahren, wie Psychotherapie, Psychoanalyse gehandhabt wird und funktioniert. Der Wunsch des Patienten, dass nun der Therapeut für den Rest des Heilungsweges vorangeht, muss frustriert werden.

Grundsätzlich muss das Ausmaß der zugemuteten Frustration für das erwachsene Ich eines intelligenten Erwachsenen nachvollziehbar sein. Das Behandlungsbündnis wird gerade dadurch gefestigt, dass der Gesamtrahmen der Therapie, die verwendeten Techniken und zentralen Haltungen wie z. B. die Abstinenz für den Patienten einsehbar sein müssen und ansonsten der Erklärung bedürfen.

Wir verstehen die oben geschilderten Gründe für die Forderung nach Abstinenz als einen Versuch, eine optimale Distanz für den Therapeuten, die Therapeutin für die Ausübung ihres Berufes festzulegen. Leider ist, wie beschrieben, eine Verselbstständigung der Regel eingetreten und ihr funktionaler Sinn ist verloren gegangen, was zu einer Inhumanisierung geführt hat, wie immer, wenn die Technik über den Menschen gestellt wird.

Was ist eine optimale Distanz für den Therapeuten? Bedenken wir dazu die besondere Situation des Berufes. Der Therapeut ist Mitspieler im Wiederholungszwang des neurotischen Prozesses, gleichgültig zu welchem Zweck. Allein dies erfordert eine angemessene Distanz, um dieses ›Spiel‹ erkennen zu können, ansonsten sieht man ›den Wald vor lauter Bäumen‹ nicht. Zudem ist die therapeutische Situation von einer intimen Privatheit. Der Patient setzt sich mit seinen Triebkräften und unbewussten Wünschen auseinander und der Therapeut unterstützt ihn dabei, d. h. er identifiziert sich (vorübergehend) mit den Wünschen, Fantasien und Ängsten des Patienten. Dieser Intimität muss eine Distanz entgegenwirken, damit die Situation nicht entgleist. Das geschieht einerseits dadurch, dass der Therapeut seinerseits abstinent ist bezüglich der Schilderung seiner privaten Situation und seiner aktuellen Beschwernisse und Bedürfnisse, andererseits aber auch in die Situation mittels bestimmter Techniken eingreift. Dies wiederum ermöglicht im besten Fall dem Patienten eine Distanzerfahrung.

Wenn wir heute von der Notwendigkeit der Kontrolle der Gegenübertragung sprechen, dann sind damit am wenigsten die sexuellen Impulse gemeint, die Freud noch im Sinn hatte und vor dessen Entwicklung und dem Ausagieren er den Analytiker schützen wollte. Solche Impulse entgehen in ihrer Mächtigkeit dem Therapeuten selten und obwohl Liebesübertragung seitens des Therapeuten zu den durchaus schwierig zu handhabenden Situationen in einer Therapie gehören, meinen wir doch andere Gefahren, die einer abstinenten Haltung seitens des Therapeuten bedürfen.

Dazu gehört die breite Palette der narzisstischen Impulse wie eine gewisse Regelstrenge oder die Bedürfnisse nach Geliebtwerden und Bewunderung oder die Unterwerfung unter eine Heilungsidee, die durch das Gesundheitssystem nahe gelegt wird. Der Patient soll zügig im Rahmen der bewilligten Stunden von allen Symptomen befreit werden und zufrieden aus der Praxis gehen. Dagegen steht die Vorstellung, dass es nützlich ist, den Patienten seinen eigenen Weg finden zu lassen, selbst wenn eine Entwicklung eingeschlagen wird, die gesellschaftlichen Glücksvorstellungen nicht entspricht.

Das Bedürfnis nach geistiger Überlegenheit, um sich gewissermaßen in den Augen des Patienten machtvoll und glänzend spiegeln zu können, gehört ebenso zum Kanon der narzisstischen Bedürfnisse, wie der Versuch, Einsamkeit im Bereich der Partnerschaft oder Familie mittels der Beziehung zum Patienten zu kompensieren. So kann der Therapeut die Patienten zu ›Therapiekindern‹ umfunktionieren oder dadurch, dass er sich unentbehrlich macht, eine Ersatzpartnerschaft pflegen.

Wie beschrieben hat es in der Psychoanalyse eine Bewegung weg vom spiegelnden zum aktiven Analytiker gegeben. Dafür stehen Autoren wie Thomä (1983), Nerenz (1983), Fürstenau (1979), Morgenthaler (1978) und Parin (1978). An diese Entwicklung knüpfen wir an. Sie bedeutet die Hinterfragung der Abstinenz wie Freud sie verstanden hatte, weil der Therapeut nun als Person erkennbar wird. Wünsche, Fantasien und Befürchtungen konnten nun nicht mehr nur als Projektionen des Patienten gedeutet und mit versagender Abstinenz beantwortet werden. In dem Augenblick, in dem die Interaktion zwischen Therapeut und Patient nicht mehr nur als Auswirkung der Übertragungsneurose verstanden werden kann, wird die Regel, dass die Versagung der Motor für die Therapie ist (s. o.) sinnlos. Schon Ferenczi (1927, S. 305) hatte in dieser Art Versagung die Wiederholung der Unaufrichtigkeit der Erwachsenen dem Kind gegenüber gesehen. Die Aufrechterhaltung der Abstinenzregel würde der Patient als Ausweichen, Unaufrichtigkeit und Verlogenheit verstehen.

Die Beziehungssituation zwischen Therapeut und Patient und vor allen Dingen auch die Breite der Indikationsstellung der tiefenpsychologisch fundierten Psychotherapie zwingt geradezu zu einer Handhabung der Abstinenz, die Cremerius als den »operationalen Gebrauch der Abstinenz« bezeichnet (1984, Psyche, 9). Er kommt zu dem Schluss, dass »der Gebrauch der Abstinenz als starre Regel in einer aktiven, mit Ziel-Mittel-Vorstellungen arbeitenden Technik überholt ist. Ich bin der Meinung, dass dies für alle behandlungstechnischen Erfahrungen, die als Regel formuliert sind, gilt: die Grundregel, die Honorarregel, alle Regeln, die psychoanalytische Technik gegen psychotherapeutische Technik abgrenzen sollen, wie z. B. Behandlung im Liegen, vier- bis fünfmal pro Woche etc. Dem regelhaften stelle ich den operationalen Gebrauch der Grunderfahrungen der analytischen Technik gegenüber.« (1984, S. 794–795)

Die wesentliche therapeutische Aufgabe besteht also darin, dem Patienten einen Raum zu bieten, in dem Entfaltung, Wachstum, Befreiung und Selbstfindung stattfinden können. Hingegen kann es nicht Aufgabe des Therapeuten sein, Regeln einzuhalten. Vielmehr geht es darum, in einer aktuellen Situation eine Intervention zu finden, die sich daran orientiert, ob der Patient mit dieser Intervention einen anstehenden Entwicklungsschritt im Prozess der Therapie besser vollziehen kann oder nicht. Freud selbst hat dies am Ende seines Lebens so formuliert: Die analytische Behandlung solle »die für die Ich-Funktionen günstigsten psychologischen Bedingungen herstellen« (1937, S. 96). Wir verstehen deshalb die Vorschläge im praktischen Teil als die Herstellung jener psychologischen Bedingungen, die für die Förderung der Ich-Funktionen notwendig sind.

Der Ort der Deutung in der tiefenpsychologisch fundierten Psychotherapie

Die »Deutung« galt lange Zeit als das wichtigste Charakteristikum der Psychoanalyse. Es handelt sich »um die Mitteilung der latenten Bedeutung der Worte und Verhaltensweisen eines Subjekts durch die analytische Untersuchung« (Laplanche/Pontalis 1973, S. 117/118). Dementsprechend, so lautete lange Zeit die Meinung führender Psychoanalytiker, war es auch die Deutung, die zur Veränderung führte, wenn sie nur »richtig« war. Die verschiedenen Formen der Deutung (Widerstandsdeutung, Triebdeutung, Übertragungsdeutung, Deutung der Reaktion auf die Deutung) sind im Laufe der Jahre in immer wieder neuen Facetten beschrieben und ›entdeckt‹ worden. Von vielen Psychoanalytikern wurde im Anschluss an Strachey die Vorstellung entwickelt, dass die Übertragungsdeutung die wichtigste, vielleicht sogar die einzige »mutativ« wirkende Variable darstelle. »Deutung« war sozusagen als das Kernstück der Psychoanalyse angesehen worden, ein »Königsweg«. Allerdings gab es immer schon die Vorstellung, dass die Deutung nicht die einzige Interventionsmöglichkeit des Analytikers sei.

Das Pendant zur Deutung beim Patienten ist die Einsicht, ein offenbar für Freud allzu kognitiv klingender Begriff, weshalb er selbst ihn nicht verwendete, sondern lieber vom »Erinnern« und »Durcharbeiten« sprach. Ich-Psychologen haben den Begriff Einsicht später sehr viel selbstverständlicher gebraucht, da sie von einer konfliktfreien Zone ausgingen, die imstande ist, Einsichten als realitätsadäquate psychische Inhalte zu behandeln und festzuhalten und nicht wieder im Sinne ihrer Konflikte zu »vernichten« (Schöpf, in Mertens, S. 153).

Stellt man die »Deutung« in den Mittelpunkt der Therapie, dann wird implizit angenommen, dass es einen unverrückbaren »Kern« an innerpsychischen Wahrheiten gibt, den man »er-deuten« kann. Die positivistische Position des Subjekt-Objekt-Verhältnisses ist dadurch zwar nicht unbedingt mitgedacht, wenn man die Funktion der Gegenübertragung in Betracht zieht.

Aber auch diese wurde ja sozusagen als ein »Instrument« gesehen, die das Innere des Patienten besser beleuchten hilft – also eben doch davon ausgeht, dass es dieses »Innen« zu entdecken gilt.

Intersubjektivisten wie Atwood, Mitchell Orange, Stolorow, Renik haben mit diesen Konzepten Probleme. Von einer Position der kontinuierlichen Veränderung des Psychischen im Prozess der Interaktion ausgehend, gekoppelt mit der Vorstellung, dass erst in dieser Interaktion sich eine gemeinsame Sicht auf das Innere bildet (die in einer anderen Interaktion wieder anders konstruiert würde), wird es schwierig, die »Deutung« als das zu nehmen, was sie in früheren Zeiten war, nämlich eine »Ausgrabung« verborgener Bestandteile der Seele (Archäologie-Metapher). »Deutungen sind nie reine Informationsereignisse, sondern immer auch Beziehungsereignisse«, sagt Mitchell (2005, S. 34) und fügt hinzu, dass aber andererseits auch jede Aktion und jede Interaktion ein deutendes Element enthalte.

Die Vorstellung Freuds, dass durch die Deutung Erinnerungen an frühere Konflikte erzeugt würden und dies schließlich durch den Prozess des Durcharbeitens zur Veränderung führe, wird in dieser Form kaum noch von Psychoanalytikern geteilt. Weder können wir von einem objektivistischen Modell der Trennung von Beobachter und Beobachtetem ausgehen, noch deuten empirische Befunde (Befragungen von Analysanden) darauf hin, dass »Deutungen« ihnen viel geholfen hätten oder dass sie sie hinterher auch nur besonders oft als hilfreich erinnerten (Mitchell 2005, S. 61).

Was die Übertragungsdeutungen betrifft, so spricht Leichsenring, ein Therapieforscher, sogar davon, dass die Häufigkeit der Übertragungsdeutungen in einer negativen Korrelation zum Erfolg einer Therapie stünde. Ebenfalls empirisch gesichert ist die Tatsache, dass schwer gestörte Patienten von Übertragungsdeutungen (es sind diejenigen, die, einem Worte Sterbas zufolge, den »Wärmestrom« in die Therapie bringen) erheblich mehr profitieren als neurotische Patienten (zit. in Buchholz 1999). Wie auch immer man dies beurteilt: sicher ist, dass auf dem Boden moderner Wissenschaftstheorie sowie im Sinne neuerer psychoanalytischer Strömungen, die sich auf neurobiologische Befunde stützen, die besondere und herausragende Bedeutung der Deutung nicht mehr gestützt wird.

Wenn wir die bisherige Literatur zur tiefenpsychologisch fundierten Psychotherapie ansehen, dann wird als ein Kennzeichen unter anderen betont, dass – im Gegensatz zur Psychoanalyse – die Deutung zurücktreten muss gegenüber anderen Arten der Intervention, also z. B. der Klarifizierung, der Edukation und ähnlichem. Deutungen in der tiefenpsychologisch fundierten Psychotherapie, sofern sie gegeben werden, beziehen sich vor allem auf die aktuelle Problematik und ihre aktuellen Auslöser (was übrigens in der Verhaltenstherapie ganz ähnlich gemacht wird). Übertragungsdeutungen, folgt man der Literatur, bieten sich meist nicht als wirksames Instrument an, da die Übertragung in der tiefenpsychologisch fundierten Psychotherapie eher gesteuert als gedeutet wird (Mertens 1992/93). Deutungen werden also nicht unbedingt vermieden, aber meist wird darauf hingewiesen, dass die Deutungen sich auf das sogenannte Gegenwartsunbewusste beziehen. Dies ist also eine Einengung auf eine bestimmte Art von Erkenntnis, die das im unmittelbaren Geschehen nicht Bewusste (z. B. in der aktuellen Beziehung oder Übertragung) deutet, aber nicht genetisch vorgeht (Reimer und Rüger 2000).

Wir allerdings sind der Meinung, dass auch der tiefenpsychologisch vorgehende Therapeut eher dem Prozess vertrauen sollte als sich von vornherein gegen andere Formen von Deutung als die des aktuellen Geschehens zu wappnen. Es gibt selbstverständlich Situationen in jeder Therapie, wo auch Deutungen, die ins Vergangenheitsunbewusste gehen, richtig sind – abhängig von Person, Stimmung, Interaktion und ähnlichen Determinanten.

Eines der oft diskutierten Themen in Bezug auf die Deutung ist die Tatsache, dass durch die Deutung der Therapeut sich eine Oberhoheit, ein privilegiertes Wissen anmaßt (Pohlen, Mitchell, Orange et al.). Die Vorstellung von kleinianischer Seite, dass man daher die Reaktion des Patienten auf die Deutung wiederum deuten müsse, verschiebt das Problem, löst es aber nicht. Das heißt: Die Gefahr, dass der Therapeut durch eine Deutung z. B. die masochistische Seite des Patienten bedient und sich als idealisiertes Objekt anbietet, ist immer gegeben. Aber auch das Gegenteil ist möglich. Die Abwehr der Deutung ist also ebenso deutungswürdig wie die Annahme. Auch das Argument, dass im Fall einer ›richtigen‹ Deutung die Problematik verschwinde oder das Symptom sich auflöst, ist längst widerlegt.

Aber auch, wenn man die Bedeutung der Deutung im therapeutischen Prozess nicht mehr so hoch ansetzt, sollte man natürlich das Kind nicht mit dem Bade ausschütten, d. h. die Deutung gänzlich außer Acht lassen. Es bleibt also die Frage, in welchem Zusammenhang aktivierende Vorschläge (z. B.

zum Rollenspiel oder Vorgabe von Bildern wie in der katathym-imaginativen Psychotherapie mit den Deutungen und daraus entstehenden Einsichten stehen können. Was könnte also in einer tiefenpsychologisch fundierten Psychotherapie, die unter anderem auch mit erlebniszentrierten Techniken arbeitet, anders sein, sich gar als eine Dissidenzlinie erweisen, wie von einer Reihe von Kollegen behauptet wurde, wenn wir ihnen unsere Idee vorgetragen haben? Dass in kürzeren Therapien weniger gedeutet wird als in langen, hochfrequenten, scheint evident. Das entspräche sowieso der herkömmlichen Meinung. Da offenbar die Deutung nicht mehr den zentralen Stellenwert in der Therapie einnimmt, den sie zu Freuds Zeiten eingenommen hat, scheint dies nicht sehr erheblich.

Was aber frag-würdig (im konkreten Sinn des Wortes) ist, ist die Frage, ob und wie aktivierende Techniken, die vielleicht über das nur-Gesprochene hinausgehen (also z. B. eine Focusing-Übung, eine Hausaufgabe oder ein Rollenspiel), Deutungsmöglichkeiten bieten oder verhindern, falsche Deutungen provozieren und somit Einsichten verhindern.

Es könnte sein, dass durch aktivierende Vorschläge die – frustrierende – Abstinenz durchbrochen wird und der Therapeut einen Wunsch des Patienten erfüllt. Der Patient wird dadurch gehindert, sein Problem in der Reflexion zu bearbeiten, die Aktivität kann zur Abwehr benutzt werden und der Therapeut kommt nicht dazu, Deutungen zu formulieren und Einsichten zu gewinnen. Dahinter steht die Vorstellung, dass nur durch Frustration Reflexion entsteht – eine Vorstellung, die schon seit langem von vielen Theoretikern der Psychoanalyse sowie der Motivationspsychologie in der Akademischen Psychologie als fragwürdig bzw. unhaltbar ad acta gelegt wurde.

Ein Vorschlag zu einer bestimmten Vorgehensweise (z. B. sich anhand von Münzen die Familienkonstellation zu vergegenwärtigen) könnte in sich schon eine Deutung beinhalten, die aber nicht explizit gemacht wird. Das kann sicher der Fall sein; allerdings gibt es kaum eine Intervention eines Therapeuten, die nicht als Deutung fungieren kann. Deutung wird bekanntlich nicht »angekündigt« vom Therapeuten; was als Deutung empfunden wird, hängt weitgehend vom Patienten ab: das Schweigen des Therapeuten ebenso wie sein Gesichtsausdruck, seine Worte ebenso wie ein Räuspern. Unkontaminierte Worte oder Gesten gibt es nicht, vor allem nicht im hoch sensibilisierten Raum einer Psychotherapie. Viele Beispiele dafür gibt Heisterkamp (2002), der sich mit den Handlungsdialogen in der Psychotherapie intensiv beschäftigt hat. In diesen Szenen stecken Elemente der Deutung, zumindest können sie von Patienten (und Therapeuten) so verstanden werden.

Diese Überlegung allerdings scheint uns kein gewichtiger Einwand gegen das Vorgehen mit erlebnisaktivierenden Techniken. Die klischierte Vorstellung von einer Deutung (»Ich sehe hier einen Zusammenhang zwischen Ihrer Erwartung eines strafenden Vaters und Ihrer Erwartung, dass ich Ihnen jetzt böse bin«) engt das *Was* und *Wie* der Deutung sowieso erheblich und ungerechtfertigter Weise ein. Die Aufforderung zum oben erwähnten Münzspiel kann durchaus für den Patienten ein Deutungselemet beinhalten, etwa: »Ihre Familienkonstellation hat große Bedeutung für Ihr jetziges Verhalten« und die Bemerkung des Therapeuten, »Sie stehen hier ganz allein …«, kann ebenfalls wichtig sein und schon als Deutung empfunden werden. Andererseits kann die Aufforderung zum Münzenlegen aber auch als eine Beleidigung empfunden werden: »Der Therapeut hält mich für so unreflektiert, dass er kindische Spielchen mit mir anstellt.« Mit einem Wort: *Alles*, was ein Therapeut sagt oder tut, kann im Sinne einer Deutung, einer Meinung oder eines Ratschlags empfunden werden, so wie ›echte‹ Deutungen keineswegs für den Patienten als Hinweis auf Verborgenes empfunden werden müssen. Die Vorstellung, dass aktivierende Techniken in der tiefenpsychologisch fundierten Psychotherapie zu einem Verlust an Deutungsmöglichkeiten führen, bzw. dem Patienten weniger Möglichkeiten gäben, sich mit Deutungen auseinanderzusetzen, scheint unter all diesen Gesichtspunkten nicht wahrscheinlich. Vielmehr bieten sie – in der richtigen Weise gehandhabt – eine Fülle von Möglichkeiten, neue Erfahrungshorizonte aufzuschließen und so das Wissen über sich selbst zu vertiefen.

Immer klarer allerdings wird von den Theoretikern des Intersubjektivismus gesehen, dass es keine Deutung gibt, die nicht vom theoretischen Denken des Analytikers her beeinflusst wird. Ob diese Deutung nun evoziert wird von den Vorlieben eines Therapeuten für den Einsatz von erlebenszentrierten Techniken oder von der Theorie M. Kleins oder von Winnicotts Position: Eine von der Theorie des Therapeuten sowie der Interaktion unkontaminierte, sozusagen ›reine‹ Deutung gibt es nicht.

Bei den einzelnen Theoretikern sowohl der Intersubjektivisten als auch anderer Psychoanalytiker sind die Unterschiede in Bezug auf die Frage der

Konstruktion bzw. Rekonstruktion der Vergangenheit sowie die Konstruktion der aktuellen Beziehung (inklusive der Übertragungsbeziehung) beträchtlich. Denn wie die einzelnen Therapeuten mit dieser von den meisten konstatierten Tatsache der intersubjektiv konstruierten Beziehung, der Konstruktion der beiden Personen (Patient und Therapeut) und damit auch der Deutung umgehen, ist offenbar äußerst unterschiedlich und wird auch selten beschrieben. Es ist schwierig zu sehen, was die einzelnen Vertreter dieser Position überhaupt unter »Interaktion« verstehen und wie sie die Tatsache der Konstruktion der Situation einbeziehen in ihre therapeutischen Handlungen. Diese interaktionistische Position kann von ›anything goes‹ über eine gewisse Bedachtsamkeit gehen, bis hin zur Position der Kleinianer, die auch den Bezug des Patienten zur Deutung wiederum deuten und in das Übertragungsgeschehen einbeziehen. Letzteres bedeutet allerdings, wie Mitchell 2005 beschreibt, im Grunde einen endlosen Regress. Deutet man den Bezug zur Deutung, dann muss auch diese Deutung wieder als zu deutende Interaktion gesehen werden und immer so weiter. Dass dabei (theoretisch) das ganze Gebäude der Psychoanalyse schließlich einstürzt, scheint klar.

Mitchells Buch über die Psychoanalyse als Dialog aber ist eine klare Absage an den bisher (vermeintlichen) Königsweg der Analyse: die herausragende Position der »Deutung«. Sie bleibt bei ihm ein Instrument, das auf jeden Fall der Beachtung der jeweiligen Beziehungskonstellation untergeordnet ist, und nur Wirkung entfaltet, wenn die Interaktion für beide ›stimmt‹.

Mitchell hat in einem der wenigen Beispiele, die es in dieser Hinsicht gibt, klargemacht, wie er – gestützt auf die Vorstellung von der interaktionalen Konstruktion der therapeutischen Situation – vorgeht, wenn z. B. Deutungen als ein mehr oder weniger sadistischer Akt empfunden werden. Eine seiner Patientinnen, die nur Geld für eine 1mal/Woche-Behandlung hatte, war nur allzu willig, sich in masochistischer Weise auf seine Deutungen einzulassen – sie bewirkten aber in ihrer Lebensrealität nichts. Auch Deutungen der Deutungen blieben wirkungslos. Es tauchte nun eine Situation auf, in der die Patientin sich entscheiden musste, ob sie eine unvermutete Summe Geld in eine Analyse investieren sollte oder wie bisher mit einer Stunde Therapie weiterfahren sollte. Sie fragte den Analytiker um Rat, weil er doch so viel mehr Erfahrung habe. Damit geriet Mitchell in eine Zwickmühle. Die Deutung der Bitte um einen Rat ergab nichts, die Patientin insistierte darauf. Mitchell wusste, dass man sich damit wieder in ein masochistisch-sadistisches Spiel einlassen würde, und dass die Deutung dieses Spieles nichts erbrachte, hatte er schon oft erfahren. Er sah auch ein, dass die Patientin mit Recht erwarten konnte, dass ein erfahrener Analytiker die Situation besser einschätzen könne als sie selbst. Er war sich aber auch dessen bewusst, dass er den Erfolg auf keinen Fall ›garantieren‹ könne, dass sogar die Gefahr bestand, dass die Patientin unbewusst einen Erfolg unterlaufen würde, gerade wenn er sich für eine Analyse aussprach. Er fühlte sich in einer Sackgasse und spürte die dafür typischen Atembeklemmungen.

Seine Reaktion darauf war die Offenlegung der Situation ihrer Interaktion mit allen Implikationen. Er erzählte ihr von seinem Gefühl der Handlungsunfähigkeit, zeigte auf, warum er ihr weder raten noch abraten könne und zwar in aller Ehrlichkeit. Um ihr aber trotzdem weiter zu helfen, fragte er sie, ob sie bisher die Therapie als eine zentrale Erfahrung erlebt habe, die ihr im Leben weiterhelfen könne. Könne sie sich eventuell eine ›Probezeit‹ vorstellen, in der sie ausprobieren wolle, wie sich eine höhere Frequenz auswirke? Ebenso: dass sie selbst die Dauer dieser Probezeit begrenzen könne.

Mitchell merkt an, dass während des Besprechens all dieser Fragen sich die Interaktion veränderte; die Patientin verlangte nun nicht mehr von ihm, dass er für sie Entscheidungen fällen solle, sie hatte trotzdem das Gefühl, nicht einfach mit den nur allzu bekannten Gegenfragen und darauf beruhenden Deutungen im Stich gelassen zu werden. Die gesamte Situation hatte sich verändert.

Mitchell weist darauf hin, dass es viel Flexibilität braucht, um die jeweilige Interaktion so im Auge zu behalten, und dass dies unendlich viel schwieriger zu erlangen sei als das Herbeirufen einer Deutung. Dass Deutungen wichtig sein können, bestreitet er nicht – allerdings, so seine Meinung, ist in der heutigen Zeit, wo viele Menschen Kenntnisse der Analyse haben, nicht mehr derselbe Effekt zu erzielen wie zu Freuds Zeiten. Weder Deutungen noch Techniken wie die Gegenfrage seien neu und verblüffend, sondern wirkten oft abgestanden und eher als Verlegenheit. Wenn aber Deutungen – vergangenheitsbezogen oder gegenwartsbezogen – wirksam sein sollen, dann sicher nur, wenn immer auch die aktuelle Interaktion zwischen Therapeut und Patient eingebracht und mit bedacht wird. Wie dies im Einzelnen aussieht: dafür gibt es keine Rezepte.

Dass das Einführen erlebniszentrierter oder aktivierender Techniken einen neuen Spielraum auch für Deutungen eröffnet, erscheint uns ziemlich klar. Einwände von Psychoanalytikern, denen diese Vorgehensweise fremd erscheint und die dadurch das ganze Gebäude psychoanalytischer Therapie mitsamt seinen Möglichkeiten der tieferen Bearbeitung von Konflikten gefährdet sehen, müssen allerdings bedacht werden.

Ein übrigens ›typisches‹ Beispiel aus einer Diskussion mit Vertretern einer eher traditionalistischen Psychoanalyse sei dabei geschildert. Wir beziehen uns auf die unten beschriebene Situation (s. S. 139), wo eine Patientin das schwierige Verhältnis zu ihrem Vater, über den sie nur stockend berichten konnte, klarifizierte, als der Therapeut sie aufforderte, durch eine Sesselkonstellation darzustellen, wie ihr Verhältnis zu diesem Vater sei. Wie unten angegeben zeigte sich, dass dies – angedeutet durch eine Konstellation, wie sie sich in einer herkömmlichen Schule anbietet, auch das Verhältnis zum Vater als »Lehrer-Schüler«- Verhältnis demonstrierte.

Als der psychodramatisch orientierte Psychoanalytiker dies berichtete, hatten sehr skeptische Psychoanalytiker eine Reihe von Einwendungen: Es wäre doch vielleicht sehr viel eindringlicher, wenn sich in der Beziehung zum Therapeuten die Konstellation »Lehrer-Schülerin« konstelliert hätte. Dann wäre durch die Übertragungsdeutung auch eine Auflösung möglich gewesen. Man habe die Patientin um die Möglichkeit gebracht, in sich selbst die »Schülerin« zu entdecken, langsam die Erkenntnis heranreifen zu lassen, was sie selbst alles tue und annehme, um in dieser Schülerrinnen-Rolle zu bleiben. Auch die Wut wäre durch ein solch schnelles (und oberflächliches?) Erkennen gebremst. Alle Einwände waren getragen von der Basisannahme, dass vor allem das wirklich hilft und heilt, was in einem sehr langsamen Prozess erworben wird, wobei die angenommene Wirkmächtigkeit der Übertragungsneurose und ihre Deutung im Mittelpunkt stand.

Nun kann man natürlich auf dieser Basis endlos weiterdiskutieren. Dauernd verquicken sich Elemente aus Forschungsstudien mit Primärerfahrungen, die noch dazu oft vom Wunschdenken bestimmt sind. Es ist bekannt, dass es wenig sehr genaue Studien zum Scheitern von Fällen gibt, obwohl bekannt ist, dass sehr viele Behandlungen jeglicher Art nicht von Erfolg gekrönt sind. Ob und wie sich das Einfügen erlebniszentrierter Techniken auf die Erfolgschance auswirkt, ist noch nie untersucht worden; man weiß nicht sehr genau, was Therapeuten wirklich tun in ihrem Therapieraum; auch Psychoanalytiker sind oftmals mit anderen Techniken in Berührung gekommen und verwenden diese, ohne dass davon viel geredet wird. Studien, die ›streng‹ analytische Langzeittherapien mit tiefenpsychologischen Therapien vergleichen, kranken genau daran. Hier vermischen sich Frequenz- und Technikfragen. Bei der Studie von Rudolf (2006) kann man mutmaßen, dass gerade die tiefenpsychologisch fundierten Therapien, die allesamt von Analytikern durchgeführt wurden, nicht zu den Lieblingskindern der Analytiker gehörten, dass sie genau das gemacht hatten, was immer wieder beschrieben wird: Sie behandeln in einer tiefenpsychologisch fundierten Psychotherapie immer mit einem ›Weniger an Gutem‹ (i. e. Regression, Deutungen, Übertragungsneurose, freie Assoziation etc.). Ob dies nun vielleicht sogar zur Erhöhung des Erfolges beitragen kann (die Erfolge der tiefenpsychologisch fundierten Psychotherapie sind trotz der so viel geringeren Stundenzahl ja auch in dieser Studie verblüffend ähnlich denen der Analyse), oder ob hier vielleicht ganz andere Momente eine Rolle spielen: das alles sieht man diesen Studien nicht an. Man kann auch aus den ›empirisch gewonnenen‹ Ergebnissen noch sehr viel herauslesen, was zum eigenen Weltverständnis passt. (Interessant, dass z. B. die Studie von Sandell [2007] sowohl von Vertretern der strengen Psychoanalyse als auch von Vertretern anderer psychodynamischer Richtungen als ›Erfolgsstory‹ interpretiert wird. Die Vertreter strenger Psychoanalyse im engeren Sinn weisen auf die besseren Erfolge der streng arbeitenden Psychoanalytiker hin, andere sehen vor allem, dass Psychoanalytiker, die tiefenpsychologisch arbeiteten, sehr viel schlechtere Erfolge aufwiesen als flexibel arbeitende Therapeuten.)

Auch die Studie von Brockmann et al. (2006) kann man – je nach Vorliebe – sehr unterschiedlich darstellen. Dass Symptomveränderungen bei Langzeitanalysen und wesentlich kürzeren Verhaltenstherapien gleich waren, jedoch die interpersonalen Veränderungen bei den Psychoanalytikern stärker ausgeprägt waren als bei den verhaltenstherapeutischen Therapien, kann man als Triumph der Psychoanalyse genau so lesen wie als Erfolg der Verhaltenstherapie.

Wenn wir davon ausgehen, dass – sofern die Interaktion im Mittelpunkt steht – auch die Frage der Technikenvielfalt sich von der jeweils entstandenen Interaktionssituation ableitet, dann ist es sicher von Vorteil, wenn ein Therapeut eine Reihe von Techniken zur Verfügung hat. Im Theorierahmen der Psychoanalyse denkend muss man dann allerdings jeweils überlegen, ob diese oder jene Technik den Grundpfeilern der psychoanalytischen Theorie (Abwehr, Konflikt, Übertragung, Widerstand etc.) jeweils Genüge tut und diese genau mitbedenkt.

Wir möchten in diesem Zusammenhang eine Unterscheidung machen, die unserer Meinung nach gerade in tiefenpsychologisch fundierten Psychotherapien wichtig und geeignet ist, einen Einblick zu geben in einige bedeutsame Unterschiede zwischen dem Verfahren der Psychoanalyse, wie sie häufig verstanden wird, und dem der Psychotherapie. Es ist dies die Unterscheidung zwischen Deutung und Affektaktualisierung.

Nach Berns (2000) sind »Deutungen Mitteilungen des Psychoanalytikers an seinen Patienten, die der Aussage des Patienten eine Bedeutung zumessen, die über das bewusste bisherige Selbstverständnis des Patienten hinausgeht, sodass er zu der unbewussten Bedeutung seiner Verhaltensweisen und Worte Zugang gewinnt«. Natürlich schließt dies nicht aus, dass auch durch eine Deutung Affekte aktualisiert werden.

Unter Affektaktualisierung im eigentlichen Sinn aber verstehen wir eine Aktivität des Therapeuten, die darauf ausgerichtet ist, im Patienten durch methodisch geleitete Hinweise emotionale Erlebensbereiche bewusst zu machen, die bisher gar nicht oder nicht in einer besonderen Stärke erlebbar waren. Das Prinzip ganzheitlichen Erlebens (körperlich, sinnlich, kognitiv, gefühlsmäßig) wird durch viele der u.a. Techniken in höherem Maße beachtet als durch Deutungen, die in der Definition von Berns sich vor allem auf »Aussagen« beziehen, also im Bereich des Verbalen bleiben. Bei der Verwendung affektaktualisierender Techniken wird versucht, sozusagen mehrere Informations- und Kommunikationskanäle ins Therapiegeschehen einzubeziehen.

Intersubjektivistische Theorien führen zwar nicht direkt zu bestimmten Handlungsanleitungen; sie ›färben‹ allerdings Therapien (auch Psychoanalysen) in einer Weise, die das Beziehungsgeschehen sehr viel lebendiger und persönlicher erscheinen lassen als in eher traditionellen Psychoanalysen. (Dafür gibt es sowohl bei Atwood als auch bei Mitchell oder Renik immer wieder Beispiele.) In diesem persönlich gefärbten ›Feld‹ lässt sich wieder anknüpfen an psychoanalytische Vorfahren wie Ferenczi und Rank, die ebenfalls versuchten, psychoanalytische Therapien durch mehr Aktivität des Therapeuten zu intensivieren. Interventionistische Techniken (aktive und passive Technik von Ferenczi, Willenstherapie von Rank z. B.) wurden damals ausprobiert und diskutiert. Einige der damaligen Neuerer allerdings wurden, wie Mitchell dies ausdrückt, in den »therapeutischen Gulag« geworfen – sehr zum Nachteil der Psychoanalyse.

Viele neue Psychotherapieformen, meist abgeleitet von der Psychoanalyse, haben uns nun mit einer Vielfalt von neuen Techniken konfrontiert. Eine Reihe davon scheint uns geeignet, Affekte zu aktualisieren (Rollentausch, symbolische Darstellungen, Awareness-Übungen etc.) und so einen Beitrag zu leisten zur Klärung von inneren Zuständen, meist natürlich bezogen auf Beziehungskonstellationen.

Die Intersubjektivistische Betrachtungsweise von Therapien lässt sozusagen den Platz frei für den Einsatz anderer Techniken als die aus einer strengeren Abstinenz herrührende verbale Deutung. Die Vorstellung eines intersubjektiv hergestellten Kontextes befreit von der Vorstellung eines sozusagen »unberührbaren« Raumes, in dem sich das Unbewusste frei entfalten muss. Der Raum ist immer schon »kontaminiert«, eine methodische Anweisung des Therapeuten (»Lassen Sie Ihren Vater direkt sprechen« o. ä.) macht dies zwar direkt deutlich, bringt aber prinzipiell keine neue Dimension ins Geschehen. Schweigen ist natürlich ebenso eine Aktion wie eine bestimmte Aufforderung und wird automatisch vom Patienten als eine intentionale Aktion empfunden. Wie immer ich als Therapeut handle, ich bestimme den Kontext mit, ich bestimme auch die Aussagen und die Bedeutungshorizonte mit.

Dies ist nicht, wie schon oft gesagt wurde, eine Aufforderung zu »anything goes«, sondern gerade durch die Erweiterung der Interventionsmöglichkeiten ein Aufruf zur sehr gut überlegten Indikation. Je nach Situation, Person und Therapiephase können die von uns vorgeschlagenen Techniken hilfreich sein oder den Ablauf gewaltig stören. Dies aber ist das Risiko jeder Psychotherapie.

Techniken

Neue Techniken, aber keine neue Therapie

Im folgenden Teil des Buches werden einige Techniken beschrieben, wie wir sie aus anderen Therapierichtungen kennen. Unserer Meinung nach sind sie – mit Vorsicht angewendet – recht gut geeignet, eine tiefenpsychologisch fundierte Therapie dort weiter in Gang zu halten, wo sie zu stocken droht, wo die verbalen Möglichkeiten des Patienten nicht ausreichen oder wo das ›Reden über …‹ Selbstzweck wird und nicht mehr im Erleben verankert werden kann.

Wenn man – wie in der Literatur immer wieder erwähnt – als ein Kennzeichen der tiefenpsychologisch fundierten Psychotherapie die »Aktivierung« ansieht, die »Ausrichtung an der Realität« sowie die Hilfs-Ich-Funktionen des Therapeuten (wenn nötig), dann muss man sich natürlich fragen, WIE denn all dies bewirkt werden sollte. Natürlich kann man all dies auch verbal vermitteln: durch Fragen und Anregungen, aktive Hilfestellung bei sprachlich undifferenzierten Menschen. Wöller und Kruse (2002) haben hier viele Vorschläge gemacht. Manchmal aber scheint dies nicht den erwünschten Erfolg zu haben, Therapien gleiten in bloßes Gerede ab, entbehren der gelebten und gefühlten Inhalte und wirken flach. Hinweise auf die Wichtigkeit von Einsichten, der Appell an das Verstehen können dann als beängstigende Über-Ich-Anforderungen verstanden werden und erzeugen noch mehr Hilflosigkeit und damit Abwehr. (»Was hilft es mir jetzt, dass ich alles über mich weiß?«) Naheliegende Einwände, wie »das muss man eben analysieren« laufen sich irgendwann an der Abwehr bestimmter Patienten tot. »Mehr desselben« ist nicht immer gut. Einen anderen Angriffspunkt zu wählen kann hingegen neues Interesse anfachen und aufmerksam machen für Inneres.

Wir sind natürlich nicht der Meinung, dass die Zuhilfenahme dieser Techniken wahllos und in dauernder Folge geschehen sollte. Die angeführten Beispiele verdeutlichen hoffentlich zur Genüge, dass man damit überlegt und vorsichtig umgehen sollte und sich recht gut überlegen muss, wie die Umstände gerade beschaffen sind, in denen man sich ihrer bedient. Wir haben daher auch bei jeder Technik beschrieben, welche »Gefahren« darin lauern, welcher Übertragungs- und Gegenübertragungselemente man gewärtig sein muss und welche Effekte man erzielen kann.

Ein geläufiger Einwand gegen die Hereinnahme von Techniken wie das Rollenspiel oder das Imaginieren besteht darin, dass man meint, man müsse dann in der ganzen Schulrichtung ausgebildet sein. Dies scheint uns eine recht übertriebene Besorgnis. Die meisten dieser Techniken sind – mehr oder weniger systematisch – sowieso in Therapierichtungen entstanden, die aus psychoanalytischen Prämissen heraus gedacht sind. Um sie zu ›lernen‹, muss man nicht eine neue Ausbildung machen. An vielen Orten werden außerdem Fortbildungen angeboten, bei denen man lernt, mit ihnen umzugehen. Dies, so scheint uns, ist eine wichtige Komplettierung der Ausbildung von tiefenpsychologisch arbeitenden Therapeuten (übrigens ebenso von Analytikern).

Natürlich ist es auch wichtig sich zu vergewissern, ob einem eine Technik ›liegt‹. Nicht jeder mag sich einem Rollenspiel aussetzen (es gehört dazu auch beim Therapeuten ein gewisser Mut), nicht jedem fallen therapieadäquate Hausaufgaben ein. Einer der Vorteile des Psychotherapeutengesetzes allerdings ist es ja, dass qua Gesetz verlangt wird, man möge schon in der Ausbildung auch andere Therapierichtungen kennen lernen. Dies erscheint uns sinnvoll, Ausbildungsinstitutionen sollten sich dieser Aufgabe nicht nur ›nebenbei‹ entledigen.

Einige der Techniken (z. B. das Rollenspiel oder das angeleitete Imaginieren [KiP] in besonderer Weise) vereinigen gerade das, was in einer tiefenpsychologisch fundierten Psychotherapie verlangt wird, oft in ganz besonderer Form: Hinwendung zu aktuellen Situationen mit der Möglichkeit, diese Situationen auf ihre Repräsentanz im Inneren zu untersuchen und erlebbar zu machen. Ein psychoanalytisch geleitetes Rollenspiel ist eben nicht, wie ein Rollenspiel in der Verhaltenstherapie nur dazu da, um Verhaltensmuster einzuüben, sondern gibt eine Vorlage für Möglichkeiten, Einsichten zu erlangen, eventuell Deutungen zu wagen (vorsichtig!) und auch Übertragungselemente hineinzuziehen. Dies alles verlangt Ähnliches wie in den eher ›konservativen‹ tiefenpsychologisch fundierten Therapien, nämlich ein Oszillieren zwischen den äußeren Erfahrungen und den inneren Repräsentanzen dieser Erfahrungen.

Der Unterschied besteht darin, dass die äußeren Erfahrungen oft besser präzisiert werden, erlebnisnäher sein können und dann auch adäquater in ihren inneren Repräsentanzen deutlich gemacht werden können. Ob und wann man zu diesen Mitteln greift, ist dem Feingefühl jedes Therapeuten natürlich überlassen – dies gilt ja für alle Interventionen, bekanntlich in ganz besonderem Maß für die Deutungen, deren große Wirkmächtigkeit in den letzten Jahren durchaus angezweifelt wurde.

Wir sind nicht der Meinung, dass mit den angegebenen Techniken schon alle Möglichkeiten erschöpft sind. Wir haben uns auf Techniken beschränkt, die uns geläufig sind, mit denen wir auch Erfahrungen haben. Der Techniken-Teil unseres Buches sollte nur Anstoß dazu geben, in einer tiefenpsychologisch fundierten Psychotherapie wirklich anders vorzugehen als in einer nur-verbalen Psychoanalyse, wenn dies dem Prozess hilft. Auf diese Weise, so meinen wir, können die Potentiale einer tiefenpsychologisch fundierten Psychotherapie gut ausgeschöpft werden. Die immerwährende Klage, dass man eben ›länger‹ therapieren sollte, dass man ›mehr Stunden pro Woche‹ bräuchte, um ›tiefer‹ zu kommen, entpuppt sich nur allzu oft als eine Ausrede dafür, dass Therapeuten einfach nichts anderes einfällt als aus einer tiefenpsychologisch fundierten Psychotherapie eine ›kleine‹ Analyse zu machen. Dann allerdings wird sie wirklich zu einer »Stiefschwester« der Psychoanalyse. Das muss aber nicht sein.

Gibt es auch Techniken anderer – durchaus erprobter – Richtungen, die man eher nicht anwenden sollte? Wir meinen, dass man in der tiefenpsychologisch fundierten Psychotherapie als einer Beziehungstherapie immer sehr genau überlegen muss, wie die Beziehung durch den Einsatz einer bestimmten Technik verändert wird und ob der Rahmen, den jede Therapieform vorgibt, in verwirrender Weise gesprengt wird durch den Einsatz anderer Techniken. Zwei Ansätze scheinen uns vom Kontext einer tiefenpsychologisch fundierten Psychotherapie so weit wegzuführen, dass es uns schwierig erscheint, damit zu arbeiten.

So haben wir zum Beispiel Bedenken, körperzentrierte Techniken, die das Berührungstabu überschreiten, innerhalb der tiefenpsychologisch fundierten Psychotherapie anzuwenden. Der Rahmen einer Therapie, die vor allem auf verbaler Ebene gestaltet wird, wird dabei überschritten. Sofern man nicht schon von vornherein im Rahmen von Berührungen arbeitet, stellt eine seltene und nicht gut vorbereitete körperliche Berührung allzu leicht ein Potential für Sexualisierung dar, sie kann schockierend und verstörend wirken, und wir sind daher skeptisch gegenüber dem Einsatz von körpertherapeutischen Techniken, die reale körperlich betonte Interaktionen (kämpfen, streicheln u. ä.) verwenden. Auch dafür mag es Ausnahmen geben. Es kommt durchaus vor, dass in besonderen Augenblicken ein tröstendes Streicheln des Therapeuten einen jener »Now«-Momente auslöst, die eine Therapie auf ein höheres Niveau der Problembearbeitung heben. Üblicherweise aber sollte man mit Berührungen höchst vorsichtig umgehen. Alles was sexuell stimulierend wirkt, ist in den therapeutischen Raum schwer integrierbar.

Ein anderes Kapitel stellen Interventionen dar, bei denen der Therapeut den geschützten Raum des Therapiezimmers verlässt, zum Beispiel bei der in-vivo-Desensibilisierung in der Verhaltenstherapie oder bei begleitetem realen Flooding (z. B. bei Zwängen). Auch hier ist der Rahmen einer tiefenpsychologisch fundierten Psychotherapie nicht sehr geeignet, um derartige Exkursionen ins Alltägliche gut zu integrieren. Natürlich kann man auch hier die durch die Übung veränderte Übertragungsbeziehung ansprechen, deuten, analysierbar machen. Schließlich passiert es ja auch manchmal, dass man seine Patienten beim Kaufmann oder in der U-Bahn trifft. Als Technik angewandt, kann es aber eben doch zu Verwirrungen über den therapeutischen Rahmen und den Alltagsrahmen der Kommunikation kommen.

Manche Patienten mögen damit überfordert sein. Wenngleich wir nicht so sehr besorgt darum sind, dass Patienten ins Agieren geraten können, sollte man doch die therapeutische Situation nicht so sehr ausweiten, dass zum Agieren »ermuntert« wird. Aber auch in diesen, eher prekären Fällen, wird jeder Therapeut ein individuell richtiges Maß finden müssen, um auch leicht veränderte Rahmenbedingungen in eine Therapie sinnvoll einzubeziehen.

Es soll noch einmal ausdrücklich betont werden, dass der Einsatz der vorgeschlagenen Techniken bzw. die Indikationsstellung immer nur nach Analyse der aktuellen Dynamik der therapeutischen Situation erfolgen kann. Damit ist auch die Frage berührt, ob man eine Ausbildung in den Therapieverfahren, aus denen diese Techniken stammen, absolviert haben muss, um sie anwenden zu können. Das ist schon deshalb nicht angemessen, weil diese Techniken aus dem Paradigma des jeweiligen Verfahrens herausgelöst werden (z. B. der

Rollentausch aus einem Humanistischen Paradigma, dem das Psychodrama zuzurechnen ist) und in das analytische Paradigma übernommen werden. Integration heißt ja gerade, eine Technik im jeweiligen Paradigma zu denken und zu verankern. Die Indikationsstellung für einen Rollentausch erfolgt in einem tiefenpsychologischen Setting nach völlig anderen Kriterien als das im Psychodrama der Fall wäre. Der Rollentausch wird jetzt zum Instrument der tiefenpsychologischen Psychotherapie und seine Anwendung erfolgt in diesem Denkmodell. Manchmal können erlebnisaktivierende Techniken auch kontraindiziert sein, wie der folgende Fall zeigt.

Die Behandlung einer 17-jährigen Patientin, die auf den ersten Blick wesentlich älter wirkte, schien zu stocken. Die Therapeutin mühte sich, versuchte auf diese oder jene Weise die Patientin zur Selbstreflexion zu animieren, immer aber blockte die Patientin ab und schien keinerlei Zugang zu ihrem Erleben zu haben. Die Therapeutin hatte den Eindruck, dass alles was sie der Patientin als deren eigenes Erleben spiegelte, »zum einen Ohr hinein und zum anderen hinausging«. Jenseits eines tiefenpsychologischen Verständnisses könnte man nun Techniken einsetzen, die das Erleben der Patientin aktivieren, denn hier schien ja ein Mangel vorzuliegen. So könnte man die Patientin anregen über Farben bzw. Malen ihr aktuelles Erleben zum Ausdruck zu bringen. Im Denkmodell der Tiefenpsychologie lag hier aber offensichtlich ein Widerstand vor.

Die Analyse der aktuellen Beziehungs- bzw. Übertragungssituation unter Einbeziehung der Lebensgeschichte zeigte, dass das Phänomen dieser Blockade ein wichtiger Schutz für die Patientin war, was bei einem Widerstand natürlich grundsätzlich anzunehmen ist. Entscheidend war aber noch eine andere Erkenntnis, die dann dazu führte, auf jede erlebnisaktivierende Technik zu verzichten.

Dazu muss Folgendes erläutert werden. Die Patientin war seit ihrem dritten Lebensjahr bei der Großmutter aufgewachsen, nachdem ihre Mutter sich das Leben genommen hatte. Der Vater stellte sich wegen massiver Alkoholprobleme und einer Neigung zur Gewalttätigkeit als erziehungsunfähig heraus. Die Beziehung zwischen Großmutter und Patientin gestaltete sich offensichtlich so, dass die Großmutter in jeder Situation wusste, wie die Patientin sich fühlte, was sie wollte und was ihr gut tat. So spiegelte sie der Patientin immer Befindlichkeitssituationen, die ihrer eigenen Interpretation entsprangen, die aber mit dem »wahren« Erleben der Patientin nichts oder wenig zu tun hatten. Offensichtlich war die Großmutter mit der Erziehungssituation überfordert.

Die Patientin war aber angewiesen auf den Erhalt dieser Beziehung und entwickelte die Strategie des ›hier rein, da raus‹. Sie unterwarf sich einerseits der Großmutter, bewahrte aber mit der Entwicklung dieses Widerstandes das eigene Erleben. In der Folge wurde die Erziehung immer schwieriger. Der Widerstand der Patientin verstärkte das Bemühen der Großmutter und dies wiederum den Widerstand der Patientin. In der Pubertät nahmen die Probleme ein Ausmaß an, dass ein weiterer Verbleib bei der Großmutter nicht mehr tragbar schien und eine Tante sich der Patientin annahm. Diese merkte schnell, wie wenig Einfluss sie auf die sehr erwachsen wirkende Patientin hatte und drängte sie, eine Psychotherapie aufzunehmen. Zu diesem Zeitpunkt lebte sie schon allein in eigener Wohnung und kam erstaunlich gut in ihrem Alltag zurecht.

In der Psychotherapie entwickelte sich erwartungsgemäß im Übertragungsgeschehen eine entsprechende Widerstandsdynamik. Es fiel auf, dass der Widerstand sich aber nur in Interaktionssituationen zeigte, in denen die Therapeutin die Befindlichkeit der Patientin spiegelte, ansonsten war sie immer pünktlich und in allen Belangen der Therapie zuverlässig.

Das Verhalten der Therapeutin hatte offensichtlich einerseits Ähnlichkeiten mit dem penetrierenden Verhalten der Großmutter und der Tante, aber es spiegelte doch mehr als bei diesen das tatsächliche Erleben der Patientin und berührte einen Verschmelzungswunsch. Die Therapeutin übernahm mit ihren Interventionen Hilfs-Ich-Funktionen bzgl. des Selbsterlebens der Patientin. Der Widerstand diente einerseits dazu, die Therapeutin zu veranlassen, in ihrem Bemühen fortzufahren und half der Patientin andererseits ihre Symbioseimpulse zu kontrollieren. Die Interventionen der Therapeutin erschienen in diesem Licht als das richtige Vorgehen, auch wenn sie mit starken Gegenübertragungsgefühlen des Scheiterns und der Wirkungslosigkeit verbunden waren. Eine erlebnisaktivierende Technik hätte diesen Widerstand vermutlich erhöht und die penetrierende Art der Großmutter wiederholt.

Rollentausch

Rollentausch bezeichnet eine Technik aus der Psychodramatherapie. Gefordert und gefördert durch den Rollentausch wird das Einfühlungsvermögen. Bis heute ist nicht eindeutig geklärt, was genau diese Fähigkeit ist und wie sie entsteht und wodurch sie uns erlaubt vom augenblicklichen eigenen Erleben abzusehen und das zu fühlen, was ein anderer erlebt.

Alle die sich mit dem Phänomen der Einfühlung beschäftigt haben, waren sich einerseits einig, wie bedeutsam dieses Phänomen für das soziale Überleben des Menschen ist. Freud schrieb 1921 (S. 121, Fußnote 2): »[Es ist ein] Mechanismus, durch den uns überhaupt eine Stellungnahme zu einem anderen Seelenleben möglich wird.« Andererseits war die begriffliche Klarheit ein Problem. »Das Wort Einfühlung bedeutet mal dieses, mal jenes, bis es schließlich jegliche Bedeutung verliert«, schrieb Theodor Reik in seiner Monographie »Listening with the Third Ear« (S. 356 f.).

Für die Wirkung des Rollentausches ist interessant, dass Lipps im Zusammenhang mit dem Thema der Einfühlung schon 1903 von einer »motor mimikry« gesprochen hatte, womit er von der Überlegung ausging, dass wir den emotionalen Ausdruck eines anderen Menschen mit sehr feinen muskulären Bewegungen imitieren und dann nach einer zu diesem muskulären Muster passenden Gestimmtheit suchen. In einer Untersuchung von Riegels (1981) konnte gezeigt werden, dass Versuchspersonen, die Bewegungsabläufe einer vorgegebenen Situation (Warten beim Arzt auf einen wichtigen Befund) nachahmten und sich auf diese Weise in eine Person einfühlten. Diese Versuchspersonen schilderten signifikant mehr und differenziertere Affekte als eine Kontrollgruppe, die dieselbe soziale Situation ruhig sitzend imaginierend nacherlebt hatten. Freud hat ebenfalls die Nachahmung als den Schlüssel zur Einfühlung erwähnt: »Von der Identifizierung führt ein Weg über die Nachahmung zur Einfühlung, das heißt zum Verständnis des Mechanismus, durch den uns überhaupt eine Stellungnahme zu einem anderen Seelenleben ermöglicht wird« (Freud 1921, S. 121, Fußnote 2).

Im Rollentausch wird der Patient aufgefordert, die Körperhaltung des Menschen, mit dem die Rolle getauscht worden ist, einzunehmen. Es zeigt sich immer wieder, dass »aus einer bestimmten Haltung heraus« bedeutsamere Einfälle produziert werden als ohne Beachtung der Körperhaltung.

Wir wollen einige Befunde aus Neurobiologie und Säuglingsforschung heranziehen, die geeignet sind, den psychologischen Prozess im Rollentausch verständlicher zu machen.

Zunächst zur Säuglingsforschung. Sie zeigt, dass der Säugling von Anfang seines Lebens an versucht, sich auf das soziale Gegenüber einzustimmen. Es ist eine Frage des Überlebens, auf sein Gegenüber so einzuwirken, dass von diesem die lebensnotwendigen Reaktionen wie Zugewandtheit und Fürsorge abgerufen werden. Dieses Phänomen der Einstimmung wird »affect attunement« genannt.

Eine zweite frühkindliche Kompetenz, über die in zahlreichen Veröffentlichungen berichtet worden ist, heißt Affektansteckung. Damit ist die Fähigkeit bezeichnet, sich von den momentanen Affekten des Gegenübers anstecken zu lassen. Die Bezeichnungen für diese Kompetenz sind in der Literatur verschieden, gemeint ist aber immer dasselbe: die angeborene Eigenschaft des Menschen und aller höheren Lebewesen, die Stimmung eines anderen zu übernehmen.

Wir stimmen uns so aufeinander ein und ab. Über diesen Kommunikationsweg wird gleichartiges Verhalten erzeugt, was in bestimmten sozialen Situationen, z. B. auf der Jagd oder bzgl. der sexuellen Gestimmtheit von großer Bedeutung für den Kommunikationsprozess ist. Ansteckend wirken »alle geäußerten Affekte wie Wut, Trauer, Freude, Angst ... schon bei Kleinkindern ab dem dritten Monat nachweisbar, und dementsprechend finden wir in diesem Alter intensive Formen von zirkulären kreisförmigen Ansteckungsprozessen« (Krause 1996, S. 69 f.).

Die Affektansteckung ist, psychoanalytisch gesehen, ein primärprozesshafter Vorgang. Die Einfälle, die sich einstellen, sind nicht kognitiv gesteuert, sie steigen auf wie Traumbilder. Dieser primärprozesshafte Vorgang wird durch die Aufforderung unterstützt, sich den spontanen Einfällen zu überlassen, ohne zu prüfen, ob sie passend, richtig oder falsch sein könnten. Je mehr eine Person dazu in der Lage ist, desto mehr unbewusste Inhalte haben eine Chance mit aufzusteigen. So ist die Affektansteckung sicherlich ein wesentliches Element der Einfühlung, wie zahlreiche Autoren betonen (Hartfield/

Cacioppo/Rapson 1992, Krause 1996, Lichtenberg 1991). Sie kann allerdings keine hinreichende Erklärung für den Vorgang des Rollentausches sein, da realiter niemand da ist, von dessen Affekt man angesteckt werden könnte.

Die Entdeckung der Spiegelneurone hat auf neurobiologischer Ebene das Phänomen des Rollentausches verständlicher gemacht. Das eigene Erleben, das sich in einer Beziehungssituation einstellt im Sinne des Verstehens unseres Gegenübers, ist das Ergebnis der Aktivierung unserer Spiegelneurone. Sie haben in dem Augenblick zu feuern begonnen, als wir bei unserem Gegenüber eine Handlungsequenz oder Teile davon wahrgenommen haben. Spiegelneurone sind spiegelbildlich aktiv, d. h. die gleichen neuronalen Handlungsmuster wie bei unserem Gegenüber werden bei uns durch Beobachtung aktiv. Wir können dieses Gegenüber eben nur deshalb verstehen, weil unsere Spiegelneurone ermöglichen, uns so zu erleben wie unser Gegenüber sich selbst.

Die neurobiologische Basis ermöglicht also zweierlei:

1. intuitives Verstehen der Gedanken und Gefühle eines Gegenübers, die auch diesem bewusst sind und
2. ergänzendes Verstehen der Aspekte, die dem Gegenüber aus Gründen der Verdrängung nicht zugänglich sind, die aber der Beobachter, z. B. der Therapeut, empfinden kann, weil er die betroffenen Affekte oder Konflikte seinerseits nicht abwehren muss.

Die Bedeutung der Spiegelneurone lässt sich am besten an dem bahnbrechenden Experiment, das zu ihrer Entdeckung führte, deutlich machen. Zur Vorgeschichte gehört die zentrale Erkenntnis, dass es zwei Arten von Nervenzellen gibt: Handlungsneurone und Bewegungsneurone. Die Handlungsneurone sind ›intelligent‹, weil sie über Programme verfügen, mit denen sich zielgerichtete Aktionen ausführen lassen. In ihnen ist der Plan eines bestimmten Handlungsablaufs von Anfang bis Ende gespeichert. Bewegungsneurone sind hingegen solche, die das Kommando über die Muskulatur haben. Sie folgen den Anweisungen der Handlungsneurone.

1996 machte der Italiener Giacomo Rizzolatti an der Universität Parma folgende Beobachtung in Experimenten an Gehirnen von Affen (für die Affen völlig schmerzfrei). Über Messfühler, die an Gehirnen von Affen angeschlossen worden waren, ließ sich genau feststellen, wann und wie oft bestimmte Zellen Signale abfeuerten. Auf diese Weise waren die Handlungsneurone entdeckt worden. Sie feuerten aber nur dann, wenn eine bestimmte Handlung vom Affen ausgeführt wurde. Lassen wir im weiteren Joachim Bauer zu Wort kommen, der dieses Experiment anschaulich beschreibt:

»Zum Star in diesem Ensemble von verkabelten Zellen wurde eine handlungssteuernde Nervenzelle vom Typ Asterix (damit sind die Handlungsneurone wegen ihrer Intelligenz gemeint, Anm. d. Verf.), die immer dann – und *nur* dann – feuerte, wenn der Affe mit seiner Hand nach einer Erdnuss griff, die auf einem Tablett lag. Genau dafür, und für nichts sonst, hatte diese Zelle den Plan. Weder beim alleinigen Anblick der Nuss noch bei einer sonstigen Greifbewegung der Hand, also ohne Nuss, ging von dieser Zelle irgendeine Aktivität aus. Dass es wirklich der Handlungsplan war, den diese Zelle kodierte, und nicht etwa der Anblick der Nuss, zeigte sich an einer cleveren Variante des Experiments: Die Nervenzelle feuerte auch dann, wenn der Affe in völliger Dunkelheit nach der Nuss auf dem Tablett greifen musste, nachdem sie ihm zuvor bei Licht gezeigt worden war. Rizzolatti hatte bei diesem Tier also ein Handlungsneuron identifiziert, das den Plan für die Aktion »Greifen nach einer Nuss, die auf einer Fläche liegt« kodierte. Jedes Mal, wenn der Affe diese Handlung ausführte, begann die Aktion mit einem bioelektrischen Signal *dieser* Nervenzelle. Aber damit nicht genug. Denn nun beobachteten die Forscher etwas Erstaunliches: dass diese Zelle auch dann feuerte, wenn der Affe beobachtete, wie jemand anderes nach der Nuss auf dem Tablett griff. Man braucht einen Moment, um zu begreifen, was das bedeutete. Es war eine neurobiologische Sensation.

Die Sensation war, dass es so etwas wie eine neurobiologische Resonanz gibt: Die Beobachtung einer durch einen anderen vollzogenen Handlung aktivierte im Beobachter, in diesem Fall dem Affen, ein eigenes neurobiologisches Programm, und zwar genau das Programm, das die beobachtete Handlung bei ihm selbst zur Ausführung bringen könnte. Nervenzellen, die im eigenen Körper ein bestimmtes Programm realisieren können, die aber auch dann aktiv werden, wenn man beobachtet oder auf andere Weise miterlebt, wie ein anderes Individuum dieses Programm in die Tat umsetzt, werden als *Spiegelneurone* bezeichnet.« (Bauer 2006, S. 22 ff.)

Die Entdeckung der Spiegelneurone hat auf neurobiologischer Ebene ebenfalls verständlicher gemacht, warum es das Phänomen der konkordanten

Gegenübertragung gibt. Das eigene Erleben, dass sich in einer Beziehungssituation einstellt im Sinne des Verstehens unseres Gegenübers, ist das Ergebnis der Aktivierung unserer Spiegelneurone. Es sei noch einmal in Erinnerung gerufen, dass das gesamte Handlungsmuster aktiviert wird, auch wenn der Beobachter nur einen Teil der Handlung beobachten kann. Der Anfang einer Interaktion reicht also aus, um wissen zu können, wie es weitergeht. Auf Grund früherer Erfahrungen ist die gesamte Handlungssequenz abgespeichert und wird als Ganzes aktiviert. Dazu muss der wahrgenommene Teil natürlich eindeutig genug sein.

Für die Gestaltung einer therapeutischen Situation sind das intuitive Verstehen und das ergänzende Verstehen von großer Bedeutung. Das intuitive Verstehen schafft ein vertrauensvolles Arbeitsbündnis. Die Demonstration unseres Verstehens verbal oder nonverbal bewirkt auf Seiten des Patienten das Gefühl, so wie er sich selbst versteht verstanden und akzeptiert worden zu sein.

Der Rollentausch und auch die anderen Techniken fördern im Wesentlichen das ergänzende Verstehen. Sie helfen, abgewehrte Affekte ins Bewusstsein zu heben unter Berücksichtigung der Übertragung und des Widerstands. Verschüttete, verdrängte, aber auch unentwickelte Affekte können wieder, bzw. neu erlebt und in einem integrativen Prozess Teil des Selbstobjekts werden, wobei der Therapeut aktiv Hilfestellung leisten kann.

Diese Fähigkeit des Mitfühlens im Sinne der Resonanz, die Spiegelneurone ermöglichen, ist allerdings bei Menschen unterschiedlich ausgeprägt Es gibt alle Schattierungen, d. h. Menschen, bei denen sich neuronal bei der Beobachtung ihres Gegenüber wenig bis gar nichts tut und die Schwierigkeiten haben, sich kommunikativ auf ein Gegenüber einzustellen. Techniken wie Awareness-Übungen, die geeignet sind, Körpergefühle differenzierter wahrnehmen zu können, bilden die Voraussetzung dafür, auch jemand anderen besser wahrnehmen zu können. Der Körper wird zum Resonanzkörper weiterentwickelt. Er ist dann effektiver in der Lage, die Impulse eigener Spiegelneurone aufzunehmen, die in einer Beziehungssituation aktiviert worden sind.

Für spontan eintretende Fantasien, Gedanken oder Körperempfindungen beim Therapeuten sind aus neurobiologischer Perspektive seine Spiegelneurone verantwortlich. Sie erzeugen die Resonanzen, die über die Wahrnehmung des Patienten ausgelöst werden. Für ihn ist daraus ableitbar, welche

Art von Beziehung gerade entsteht, was er durch seine Reaktionen darauf zu dieser Beziehungsgestalt beiträgt und schließlich, was die Wünsche und Befürchtungen des Patienten sind.

Spezifisch für die Technik des Rollentausches in der Einzeltherapie (sofern nicht die Rolle mit dem Therapeuten getauscht wird) ist, dass das Gegenüber imaginiert wird. Das Wissen über die Spiegelneurone hilft zu verstehen, warum der Rollentausch in der Lage ist, die ›richtigen‹ Gefühle zu erzeugen, obwohl der Betreffende leiblich nicht anwesend ist. Die Experimente zeigen aber, dass allein die Vorstellung genügt, Spiegelneurone zu aktivieren und einen Handlungsablauf affektiv zu evozieren. Die Wahrnehmung auch nur eines Teils der Handlung, z. B. wie jemand Bekanntes auf einem Stuhl sitzt, schaut oder spricht, aktiviert beim Beobachter das gesamte Programm, einschließlich seiner Motive. Das erklärt, warum oft eine authentische Szene sich entwickeln kann, auch wenn zunächst nur das Bild einer Person und einige Sätze als Ausgangspunkt vorhanden sind.

Mit der Technik des Rollentausches entfaltet sich also intuitives und ergänzendes Verstehen. Der Patient erlebt gewissermaßen die Handlung seines Gegenübers aus der Innenperspektive. Diese Wahrnehmung wiederum löst Reaktionen, Reaktionsmuster im Sinne von »immer wenn er mir so begegnet, dann reagiere ich so und so« aus.

Fiktiver Dialog und Entscheidungsfindung

Frau B., Anfang 20, hat gerade eine Stelle bei einer Firma angetreten und das Gefühl, ihren Traumjob ergattert zu haben. Sie kommt verzweifelt in die Stunde. In einem Test ist festgestellt worden, dass sie schwanger ist. Die Vorstellung, in dieser Situation ein Kind zu bekommen, erlebt sie nicht nur wegen ihrer beruflichen Situation extrem einschränkend, sondern mit Blick auf ihre Beziehung tauchen Gefühle von Angst und Verzweiflung auf. Sie erlebt ihren Freund, den Vater ihres Kindes, unbeständig und meistens in eine Fantasiewelt verstrickt, in der sie selbst kaum vorkommt. Sie kann sich nicht vorstellen, dass er bereit sein könnte, Verantwortung zu übernehmen. Sie denkt über Abtreibung nach, und es ist ihr anzusehen, wie quälend dieser Gedanke ist. Der Freund hat sich bislang Gesprächsversuchen entzogen, so dass sie sich mit der Entscheidung eines möglichen Schwangerschaftsabbruchs alleingelassen fühlt.

Die Therapeutin schlägt ihr zur Entscheidungsfindung einen fiktiven Dialog mit dem Freund vor. Sie stellt zwei Stühle auf und bittet die Patientin, auf einem von beiden Platz zu nehmen und sich auf dem anderen den Freund vorzustellen. Zunächst soll sie den Freund noch etwas genauer beschreiben, was die Imagination der Szene einerseits für die Patientin unterstützt, aber auch der Therapeutin Gelegenheit gibt, ein inneres Bild von dem Freund zu entwickeln.

Die Patientin soll ihren aktuellen Einfällen und Eindrücken folgen, so als ob sie ein Drehbuch für einen Dialog gerade entwerfen würde. Sie sollte auf keinen Fall krampfhaft versuchen, sich zu erinnern, sondern sich der Entwicklung der Szene überlassen.

Die Therapeutin übernimmt beim Rollentausch keine Rolle. Sie bleibt in der Therapeutinnenrolle, aus der heraus sie den Prozess steuert. So gibt sie Anweisungen, wann die Patientin in die Rolle des Gegenübers tauschen, sich also auf den jeweils gegenüberstehenden Stuhl setzen soll.

P: »Ja, was soll nun werden?«

F: »Was soll nun werden (fast etwas empört über die Frage), das wird schon alles.«

P: »Das ist mir zu wenig, wovon sollen wir leben, was wird aus meiner Stelle? Du müsstest mehr Geld verdienen …«

F: (unterbricht) »Ach, du bist immer so pessimistisch. Das wird sich alles finden. Wenn das Kind erstmal da ist. … Ich kann mich ändern, will mich auch ändern …«

P: »Ich hätte mal gerne eine klare Vorstellung, mit der ich was anfangen kann, das ist alles so wischiwaschi. Ich kenn dich doch, wenns drauf ankommt, bist du nicht da und ich sitz dann hier allein. Du hast ja jetzt schon Schwierigkeiten, Verabredungen einzuhalten und halbwegs pünktlich zu kommen (schon erregter im Ton).«

F: »Ach Schatzilein, du bist süß, wenn du dich so aufregst.«

An dieser Stelle flippt die Patientin vollends aus. Die Therapeutin lässt den Dialog, der sich qualitativ nicht ändert, noch zwei, drei Sätze weiterlaufen und beendet dann die Szene und bittet die Patientin, aus der Szene herauszutreten und wieder auf ihrem Stuhl Platz zu nehmen.

»Genauso läuft das«, meint die Patientin, nachdem sie sich gesetzt hat.

Die Therapeutin regt an, sich noch einmal gemeinsam das Erleben in den Rollen anzuschauen und fragt, wie sie sich in der eigenen Rolle gefühlt und wahrgenommen habe.

P: »Ich habe mich in Not gefühlt, absolut in Not, wie eine Ertrinkende und er war mein Anker, sollte er jedenfalls sein. Ich hatte immer stärker das Gefühl, er lässt mich ertrinken. Ich rutsche regelrecht an ihm ab, ich finde keinen Halt. Das hat mir erst eine ziemliche Angst und dann eine ziemliche Wut gemacht.«

T: »Wie haben Sie Ihren Freund aus Ihrer Perspektive wahrgenommen?«

P: »Er hat sich entzogen, ich hatte den Eindruck, das Gespräch ist ihm unangenehm, er wollte vom Thema weg.«

T: »Sie haben ja dann die Rolle immer wieder getauscht und waren auch in seiner Rolle. Haben Sie Kontakt zu der Rolle bekommen und wenn ja, wie haben Sie sich als Ihr Freund erlebt?«

P: »Als ich als er auf seinem Stuhl saß, habe ich immer stärker Druck gefühlt. Ich hatte den Eindruck, die, also ich, macht einen ungeheuren Druck, die will mich hier festnageln, richtig nageln.«

Es war ein Reflexionsraum entstanden, in dem die Wahrnehmungen in der eigenen Rolle und in der des Freundes sowie ihre Bedeutung für die Patientin nun gemeinsam bedacht werden konnten. Wesentlich für die Patientin war, dass ihr das Ausmaß der eigenen Angst eigentlich erst in der Rolle des Freundes aufgefallen war. Ebenso ihr Umgang damit, nämlich Druck auszuüben und das Gegenüber zu einer gewünschten Haltung zwingen zu wollen. In der eigenen Rolle war sie eher mit ihrer Wut, die sich von Satz zu Satz steigerte, in Kontakt gekommen und hatte nur seine »Verantwortungslosigkeit« sehen können.

Die Angst, allein gelassen zu werden war ein zentrales Thema in der Geschichte der Patientin und wurde in dieser schwierigen Beziehungssituation im Sinne einer externen Übertragung wieder aktiviert. Ihr Bewältigungsmuster bestand unter anderem darin, diese Angst aggressiv abzuwehren. Der Freund wurde gewissermaßen im Vorgriff, d. h. in der sicheren Erwartung, dass er nicht an ihrer Seite stehen würde, bestraft. Das wiederum bestimmte maßgeblich die Dynamik der Streitszene, in der die Patientin das Interesse des Freundes am werdenden Kind nicht erleben konnte, und auch dieser konnte in der Verstrickung der Situation keinen Kontakt und keinen Ausdruck dieser Seite seines Erlebens finden.

Wir gehen davon aus, dass der Rollentausch durch die Visualisierung eines Gegenübers und die Initiierung einer Beziehungssituation die Aktivierung bestimmter Spiegelneurone bewirkt, die eine Vorstellung vom Verhalten, von den Absichten eines Gegenübers und vom gesamten zukünftigen Handlungsverlauf entwickeln helfen. Je mehr Informationen zu Beginn (Körperhaltung, Gestik, Mimik usw.) wahrnehmbar werden, desto eindeutiger wird der Programmablauf des Handlungsdialogs. Dieser wird von zwei Seiten ›in der Spur‹ gehalten. Als die Patientin in ihrer eigenen Rolle war, wurden Spiegelneurone durch die Vorstellung vom Verhalten ihres Freundes aktiviert. Sie konnte ihn in ihrer Fantasie sich gegenübersitzen sehen, und sein Verhalten ließ sie intuitiv verstehen, was als nächstes ablaufen würde. Ihr intuitives Wissen gestaltete die Szene. In der Rolle des Freundes erlebte die Patientin sich selbst und ihr eigenes Verhalten. Das regte die Aktivität der Spiegelneurone als Reaktion auf ihr eigenes Verhalten an. In der Rolle des Freundes entstand so ein intuitives Wissen aus seiner Sicht über das, was jetzt ablaufen würde.

Die spezifische Dynamik der Szene wurde also entwickelt und in Gang gehalten durch die individuellen Reaktionen auf das jeweilige intuitive Verstehen. Auf das ausweichende Verhalten ihres Freundes reagierte die Patientin mit Wut. Hier wurden über neuronale Muster prägende Erfahrungen der Patientin aktiviert, die sie mit früheren wichtigen Bezugspersonen gemacht hatte. Diese bestimmten ihre Wahrnehmung zunächst so dominant, dass sie davon abweichende Motive ihres Freundes, z. B. das Kind haben zu wollen, nicht mehr wahrnehmen konnte. In der Rolle des Freundes konnte sie dann erleben, wie viel Druck sie selbst ausübte, was ihr in der Nachbesprechung half zu verstehen, dass das ausweichende Verhalten des Freundes teilweise von ihr selbst provoziert worden war. So konnte sie diese Szene nicht nur als Fortsetzung ihrer negativen früheren Beziehungserfahrung verstehen, was ein erster Schritt zur Auflösung der externen Übertragung war.

Wir hoffen, es ist deutlich geworden, dass eine Intervention wie der Rollentausch einerseits hilft, Affekte in einer Beziehungssituation erlebbar zu machen, andererseits auch Zugang zu neuen affektiven Einsichten schaffen kann. Die Patientin konnte von dieser Erkenntnis ausgehend achtsamer die Beziehungssituation mit ihrem Freund erleben und gestalten. Sie konnte allmählich Spannungszustände besser aushalten und auch mit veränderten Verhaltensweisen experimentieren.

Doppeln im Rollentausch

Dieses Fallbeispiel zeigt, dass sich durch den Rollentausch die Fähigkeit zur Einfühlung verbessert und auch ein Zugang zu abgewehrten Schuldgefühlen gebahnt werden kann. Auf der technischen Ebene wird die Möglichkeit, den Rollentausch mit der Technik des Selbstgesprächs und des Doppelns zu kombinieren, deutlich.

Ein Patient beklagte sich in der Stunde über das dominante Verhalten seiner Frau. Am Abend zuvor hatte sie ihm eine Szene gemacht, weil er später als vereinbart nach Hause gekommen war. Er war immer noch verärgert und fühlte sich ungerecht behandelt. Den Ausbruch seiner Frau empfand er als typisch, und er ärgerte sich regelmäßig über ihr »maßregelndes Verhalten«. Aus seiner Sicht hatte er gute Gründe gehabt, später zu kommen. Ein wichtiger Geschäftsabschluss hatte sich hinausgezögert, und er hatte sogar versucht, seine Frau per Handy zu informieren. Allerdings hatte ein Funkloch diese Absicht vereitelt.

Der Therapeut fragte ihn, ob er es für lohnend hielte, diesen Vorfall, der ja offensichtlich so typisch für ihr Zusammenleben war, genauer mit Hilfe einer kleinen Szene zu untersuchen. Der Patient stimmte spontan zu. Nun stellte der Therapeut dem Patienten gegenüber zwei Stühle auf und bat ihn, auf einem der beiden Platz zu nehmen und sich vorzustellen, auf dem anderen Stuhl säße seine Frau (es ist wichtig, dass der ›Spielraum‹ immer sorgfältig getrennt ist vom ›realen Beziehungsraum‹ von Therapeut und Patient). Er sollte möglichst genau das Bild, das vor seinem geistigen Auge entstand, beschreiben, damit auch beim Therapeuten ein Bild seiner Frau entstehen konnte. Dann schlug der Therapeut vor, mit einer Szene zu einem Zeitpunkt zu beginnen, an dem der Patient noch nicht zu Hause war, der vereinbarte Zeitpunkt aber schon verstrichen war. Nachdem der Patient in die Rolle seiner Frau gewechselt war, wurde er noch aufgefordert, auf die Körperhaltung und

Gestik zu achten, wie sie vielleicht typisch für seine Frau in dieser Situation sein mochte. Diese Haltung sollte er einnehmen und dann mit einem Selbstgespräch beginnen, d. h. die Gedanken seiner Frau, so wie sie ihm plausibel erschienen, aussprechen.

P (in der Rolle seiner Frau): »Jetzt ist es schon nach 24 Uhr. Warum kommt er bloß nicht? Er hätte ja wenigstens mal anrufen können. Vielleicht ist ihm was passiert? ... Ach nein, es wird schon nichts passiert sein. Aber warum ruft er dann nicht wenigstens mal an, er hat doch ein Handy und ruft doch sonst immer Hinz und Kunz an, nur nicht mich – bin ihm wohl nicht so wichtig – mich kann er ja ruhig warten lassen – (und nach einer Pause, kopfschüttelnd) ... ich bin einfach ein blödes geduldiges Schaf. Ich lass mir einfach zu viel gefallen ... und langsam werde ich richtig sauer ...«

Der Therapeut deutete mit einer Handbewegung an, auf den anderen Stuhl und damit in die eigene Rolle zurückzukehren. Dort sollte er sich noch einmal vergegenwärtigen, was er als seine Frau so alles gedacht und gefühlt hatte und was dies für ihn bedeutete.

P: »Ja klar, sie hat sich Sorgen gemacht hat. (Pause) – Aber ich hab' viel zu tun – wir profitieren doch beide davon. Ich verdien' doch das Geld. Wieso kann sie das nicht verstehen? Manchmal kann ich einfach nicht weg – das ist im Geschäftsleben so (Verständnis heischender Blick zum Therapeuten) – (und nach einer Pause) Sie schiebt das immer auf die Schiene: Ich bin Dir nicht wichtig! (Letzteres war etwas angewidert ausgesprochen worden) Das ist aber doch nicht so!« (fast verzweifelt)

Nun fing der Patient an, sich darüber zu wundern, warum er so intensive Wut gespürt hatte, die ihm jetzt nicht mehr recht zu dem ganzen Vorgang zu passen schien. Daraufhin schlug der Therapeut ihm einen weiteren Rollentausch vor. Dieses Mal sollte der Patient mit sich selbst die Rolle tauschen und noch einmal zu dem Zeitpunkt zurückkehren, als er auf dem Heimweg war, kurz bevor er zu Hause eintraf. Der Patient hatte zu diesem Zeitpunkt im Auto gesessen. Ein Stuhl diente als Autositz. Der Patient nahm Platz und begann ein Selbstgespräch.

Er schaute auf die Uhr und meinte:

P: »Oh, es ist ja schon kurz nach 1 Uhr.«

An dieser Stelle unterbrach der Therapeut noch einmal und fragte, ob er sich etwas seitlich hinter ihn stellen könne, um Einfälle, die er in Einfühlung mit dem Patienten habe, aussprechen zu können. Der Patient könne und solle prüfen, ob das Ausgesprochene zu seinem Erleben passe und es gegebenenfalls mit eigenen Worten noch einmal wiederholen. Für den Fall, dass er sich in den Bemerkungen des Therapeuten überhaupt nicht wiederfinden könne, solle er eine für ihn richtigere Version formulieren oder einfach verneinen. Die hier vorgeschlagene Technik heißt »Doppeln« und kann manchmal unterstützend etwa im Sinne der Rogers-Technik (Verbalisierung emotionaler Inhalte) eingesetzt werden.

T (an der Seite, etwas hinter dem Patienten stehend): »Ich fühle mich im Augenblick gar nicht wohl.«

P: »Stimmt – so ein mulmiges Gefühl – kann mir schon denken, wie das gleich abläuft – (Pause) – aber ich konnte doch nicht deshalb eine solche Chance vergeben – (Pause) – dass sie für solche Zusammenhänge kein Verständnis hat – ich wünsche mir wirklich manchmal mehr Verständnis für solche beruflichen Situationen. Ich mach das doch nicht für mich … ich mache das doch für uns …«

T: »Ich werde immer saurer.«

P: »Genau. Es ist immer dasselbe.«

T: »Und wenn ich auf mich wirken lasse, dass sie sich wohl Sorgen gemacht hat?«

P (schweigt einige Zeit): »Ja, wenn ich das auf mich wirken lasse, dann tut mir das auch irgendwie Leid.«

Dieser Monolog wurde zum Ausgangspunkt für einen verbesserten Zugang zu seinen Schuldgefühlen gegenüber seiner Frau. Er konnte über diese Szene nachfühlen, dass er aggressiv seine Schuldgefühle abwehrte. Das mulmige Gefühl war eine Regung seines Über-Ichs, und diese Stimme brachte er regelmäßig mit einer Gegenforderung, seine Frau müsse doch bitte schön die Regeln des Geschäftslebens verstehen, zum Schweigen. Diesen Beziehungsmodus, mit sich und mit seiner Frau umzugehen, konnte er allmählich ändern.

Das Doppeln hatte in der Szene eine affektregulierende Funktion. Der Therapeut hatte ein ›Unwohlsein‹ gedoppelt, das der Patient als Schuldimpuls vermutlich nicht wahrgenommen hätte. Das mulmige Gefühl war letztlich der Einstieg in die Wahrnehmung des Schuldgefühls und wurde zum Ausgangspunkt für das Erleben seiner typischen Abwehrbewegungen.

So wie bei Säuglingen die Betreuungsperson die Gefühlsäußerungen des Säuglings ›liest‹ und mit angemessenen affektmodulierenden Interaktionen auf sie reagiert, so übernimmt der Therapeut diese Rolle im Doppeln. Das Aussprechen des ›Gelesenen‹ ist die affektmodulierende Interaktion. Dabei ist der Aspekt der Entscheidungsfreiheit von großer Bedeutung, die gegen Manipulation durch den Therapeuten schützen soll. Die Instruktion zu Beginn der Intervention, dass der Patient die Äußerung des Therapeuten prüfen und falls für falsch empfunden, diese verwerfen oder sie noch einmal in eigene Worte ›übersetzen‹ soll, hat dieses Ziel.

Eine Variation, die der Manipulationsmöglichkeit noch stärker entgegenwirkt, besteht in der Formulierung von Halbsätzen durch den Therapeuten, die der Patient ergänzen soll. Im obigen Fallbeispiel hätte das Doppeln auch lauten können: »Wenn ich mir vorstelle, dass ich gleich zu Hause ankomme und an meine Frau denke, dann merke ich …« Es ist nun völlig offen und dem Patienten überlassen, wie er den Satz zu Ende führt.

Die Besonderheit des Rollentausches und dessen Wirksamkeit im therapeutischen Prozess liegt im spielerischen Charakter, im »Als-ob-Modus«. Dazu ist die Erläuterung einiger Begriffe hilfreich, die in der Theorie der Selbstentwicklung bei Fonagy et al. (2004) eine große Rolle spielen. Die Ausgangsfrage ist, woher ein Baby weiß, dass der affektspiegelnde Ausdruck der Mutter eine Widerspiegelung seines eigenen Zustands ist und nicht die Affektlage der Mutter widerspiegelt. Die Antwort heißt: Markierung. Fonagy und Mitarbeiter gehen davon aus, dass Mütter eine Fehlzuschreibung der widergespiegelten Situation instinktiv vermeiden, indem sie ihre affektspiegelnden Ausdrücke markieren, d. h. prononciert zum Ausdruck bringen. Dies wird in der Regel erreicht, indem die Mutter eine übertriebene Version ihrer realistischen Wahrnehmung des Gefühlsausdrucks des Babys produziert. Man könnte dies auch als die »Als-ob-Version« von Gefühlsausdrücken bezeichnen. Die Mutter beginnt also mit der Markierung ein »Als-ob-Spiel« mit ihrem Baby. Das hat Folgen:

1. Durch die Markierung wird seitens des Babys die Zuschreibung der wahrgenommenen Emotionen der Mutter gehemmt. Fonagy nennt das referentielle Entkopplung.
2. Durch den hohen Grad an kontingenter Beziehung zwischen affektspiegelndem Ausdruck der Mutter und dem emotionsexpressiven Verhalten des

Säuglings wird der Spiegelungsreiz referentiell als Ausdruck seines eigenen Selbstzustandes verankert. Fonagy nennt das referentielle Verankerung.

Dieser Zusammenhang wird im Kontext eines sozialen Biofeedbacks plausibel erklärt und bildet die Grundlage für seine Theorie der Selbstentwicklung. Im Laufe dieses Lernprozesses wird sich der Säugling seines Affekts immer stärker bewusst und er lernt verstehen, dass die Mutter ebenfalls innere mentale Zustände erlebt, die sie entweder mit ihm teilt oder die sich von den seinen unterscheiden. Diese Form der Affektabstimmung findet in der Beziehung zwischen Erwachsenen ständig statt. In der Gesprächspsychotherapie findet man diese Interaktionsform unter der Bezeichnung Paraphrasierung wieder. Gerade zu Beginn einer Psychotherapie ist diese Interaktionsform von Bedeutung, aber auch die Wirkung des Rollentausches wird im Licht dieser theoretischen Aspekte verständlicher. Wir gehen davon aus, dass der Rollentausch eine Form der »Als-ob-Situation« ist und das Doppeln die Funktion einer Markierung erfüllt.

Der psychische Vorgang bei der Herstellung einer Als-ob-Situation besteht in einer Abkopplung des eigenen mentalen Zustands von der äußeren Realität. Der entwertende Chef sitzt nicht wirklich gegenüber, sondern eine imaginierte Figur. Die Situation hat Experimentalcharakter. Therapeut und Patient studieren gemeinsam eine Situation und können dabei, vergleichbar dem systematischen Desensibilisieren, den entstehenden Affekt modulieren. Dabei unterliegen die Erfahrungen einer permanenten Realitätsprüfung, weil der Patient immer wieder überprüft, ob die Kontingenzen hinreichend mit der Realität übereinstimmen. Dieser Vorgang entspricht der referentiellen Entkopplung.

Als referentielle Verankerung könnte man dann den Prozess beschreiben, der durch den Rollentausch erreicht wird. Der in allen Rollen erlebte Affekt wird als der eigene erlebt, gleichzeitig wird eine Umgangsform durch den Dialog eingeübt und eine Anreicherung des Ichs mit Handlungsmöglichkeiten erreicht. Das Durchleben des Affekts in allen Rollen ist begleitet vom Gefühl der Kontrolle. Damit ist eine korrigierende emotionale Erfahrung verbunden. Der Patient gewinnt das Gefühl, nicht hilflos ausgeliefert zu sein, sondern bleibt handlungsfähig.

Externalisierung von Introjekten

Das folgende Fallbeispiel macht deutlich, wie mit der Technik des Rollentausches Reflexionsräume eröffnet werden. Im vorliegenden Fall konnte die Patientin über diese Technik ihr Agieren erkennen und unterbinden.

Eine 24-jährige Patientin ist mit der Ablösung von ihren Eltern beschäftigt, insbesondere die Beziehung zu ihrem Vater ist von dem Gefühl bestimmt, er habe sie nicht hinreichend ›wahrgenommen‹. Die Auseinandersetzung mit ihrem Vater im therapeutischen Prozess war inzwischen angereichert mit vielen Erinnerungen an Situationen, in denen sie versucht hatte, ihm zu genügen (z. B. über Schulleistungen) oder seine Nähe wünschte, was allerdings nur über einen kognitiven Weg ging. So erfand sie z. B. ein Diskussionsthema, zu dem dann der Vater ihr einen Vortrag hielt. Immer wieder spürte sie Enttäuschung und hatte dann ein Gefühl emotionaler Distanziertheit, konnte aber diesem Gefühl keinen Ausdruck verleihen. Sie war sicher, der Vater würde sie sowieso nicht verstehen. Die Gründe für die Beziehungsschwierigkeiten mit ihrem Vater hatte sie bislang immer bei sich selbst gesucht. Sie hatte sich als zu anspruchsvoll gefunden und ihre Protestgefühle als ungerecht dem Vater gegenüber erlebt.

Nun nahte der 65. Geburtstag des Vaters, und die Patientin eröffnete die Stunde mit dem Entschluss, diesem Geburtstag fernbleiben zu wollen, da sie an diesem Wochenende ein wichtiges Weiterbildungsseminar im Rahmen einer Umschulung hätte. Im Gegenübertragungserleben spürte der Therapeut eine Bitte um Erlaubnis und Vergebung für diesen verbotenen aggressiven Impuls. Statt zu deuten bot er der Patientin an, die Situation genauer zu untersuchen, indem sie mit mehreren Personen die Rolle nacheinander tauschen sollte. Es sollten solche Personen sein, deren Meinung in diesem Kontext für die Patientin von Bedeutung war. Ihr fiel als erste Person ihr Vater ein, dann ihre Mutter. Der Therapeut schlug vor, auch eine Person zu wählen, die unter den Geburtstagsgästen sein würde und auf deren Meinung die Patientin Wert legte. Sie nannte den Freund des Vaters, den sie sehr mochte und der den Vater schon seit der gemeinsamen Schulzeit kannte.

Der Einstieg in dieses Gespräch wurde vom Therapeuten vorgegeben. Sie sollte dem Vater ihren Entschluss mitteilen, nicht zu seinem Geburtstag zu kommen und ihm ihre Gründe nennen. Nachdem die Person des Vaters hinreichend beschrieben war und auch von der Patientin eine Situation bestimmt war, in der sie dieses Gespräch führen wollte, skizzierte sie die Haltung und die Art und Weise, wie ihr Vater ihr wohl gegenüber säße und platzierte sich dann so auf dem Stuhl des Vaters.

P: »Du weißt ja, dass ich am Samstag, an dem du Geburtstag hast, dieses wichtige Seminar habe. Ihr bezahlt ja auch für die Umschulung Geld. Das möchte ich nicht verpassen, deshalb kann ich nicht zu deinem Geburtstag kommen.«

Sie hatte recht schnell gesprochen, fast hastig und ohne fühlbaren Affekt.

P (in der Rolle des Vaters): »Oh, ... na ja, der Weg ist ja auch weit und dieses Seminar ... sicher, wenn es denn so wichtig ist ...«

P: »Na ja, du hast ja auch immer gesagt: Der Beruf geht vor.«

An diesem Punkt schien der Dialog erschöpft. Der Therapeut spürte in der Einfühlung mit der Patientin eine verhaltene Wut und überlegte kurz, ob er über Doppeln der Patientin diesen kontrollierten Affekt spiegeln sollte, entschied sich dann aber doch, den Rollentausch mit den anderen Personen weiterzuführen.

T: »Dann lassen Sie doch Ihre Mutter auf diesem Stuhl Platz nehmen. Was für eine Frau sitzt da, wie alt ist sie, wie sieht sie aus und vor allem wie sitzt sie da?«

P: »Da sitzt eine 53 Jahre alte Frau, eigentlich ganz schick gekleidet. Sie sieht gut aus für ihr Alter. Sie schaut mich freundlich, aber irgendwie prüfend an, sitzt zurückgelehnt und hat die Beine übereinandergeschlagen.«

Patientin tauscht die Rolle.

M: »Ich habe gehört, du kannst nicht zum Geburtstag von Vater kommen. Ich wollte nur noch einmal sagen, wie schade ich das finde und wie wichtig es Vater ist, dass du da bist. Du weißt ja wie er ist, er kann das nicht so sagen, aber ich weiß, dass er sich wünscht, dass die ganze Familie an diesem Tag anwesend ist.«

P: »Ja, aber warum kann er das nicht selbst sagen (Protest in der Stimme)? Wieso soll ich immer raten, was ihm wichtig ist. Er hat ja auch selbst gesagt, der Beruf geht vor. Nun geht er eben vor.« (klingt trotzig)

M: (besänftigend, aber bestimmt) »Na, du weißt doch. Denk doch auch mal an seine Freunde und unsere Familie, was die denken, wenn eins seiner Kinder an diesem Tag nicht da ist – wegen eines *Seminars*!«

P: (trotziger) »Ja wegen eines *Seminars.*«

Der Therapeut war hinter die Patientin getreten und doppelte.

T: »Ich werde immer wütender.«

P: »Genau, es ärgert mich maßlos, dass er nicht selbst sagen kann, was er sich wünscht, immer drängt sich die Mutter dazwischen und macht den Übersetzer. Ich hab darauf einfach keinen Bock mehr« (stampft leicht mit dem Fuß auf).

T: »Eigentlich bin ich auch auf Mutter sauer.«

P (wendet sich wieder der Mutter zu): »Ja stimmt, musst du immer sein Sprachrohr sein? Lass es doch mal eine Sache zwischen mir und ihm sein. Ich wünsche mir einfach, dass Du dich da zurückhältst.«

M (wirkt verblüfft, aber nicht verärgert): »Oh, das habe ich ja so noch nie von dir gehört, wenn du meinst – bitte!« (macht eine öffnende Bewegung mit der Hand, als wenn sie den Weg zum Vater weisen würde.

P: »Entschuldige bitte, ich wollte dich nicht kränken, aber irgendwie hat's mir gereicht.«

Offensichtlich ist dieser Dialog für die Patientin zu Ende. Sie setzt sich wieder auf ihren eigenen Stuhl und wendet sich dem Therapeuten zu. Dieser hat das Gefühl, dass ein weiterer Rollentausch, wie zunächst geplant war, nicht mehr passend ist.

T: »Wie geht es Ihnen jetzt, wenn Sie da sitzen und zurückblicken auf das Erlebte in den unterschiedlichen Rollen?«

P: »Ich fühle mich irgendwie erleichtert und klarer. Ich habe viel deutlicher meinen Ärger gefühlt und war überrascht, dass ich ihn offensichtlich auch gegenüber meiner Mutter habe. Auch das Ausmaß der Enttäuschung und des Frusts gegenüber meinem Vater habe ich nie so deutlich gespürt. Ich war froh, dass ich mich gegenüber meiner Mutter abgrenzen konnte, gegenüber meinem Vater hatte ich das ja nicht geschafft. Aber mir ist deutlicher, dass ich mich auch irgendwie rächen wollte. Meine Mutter hat an einer Stelle Recht. Mein Vater kann mir offensichtlich meine Wünsche nicht erfüllen. Mit dem Geburtstag, nun – ich überlege noch mal, was ich tue.«

Die Patientin hatte eine ödipale Situation geschaffen, wie ihr das im weiteren Therapieprozess auch noch deutlicher werden konnte. Sie spürte, dass ihr Thema nicht nur die Beziehung zu ihrem Vater war, sondern dass ihre Mutter dabei eine entscheidende Rolle spielte. Sie war es, die im Wesentlichen die

Schuldgefühle verursachte, indem sie immer wieder für Verständnis warb, möglicherweise in Abwehr ihrer eigenen Unzufriedenheit. Die Patientin konnte deshalb nicht adäquat ihr Bedürfnis gegenüber dem Vater artikulieren und auch dieser hatte dadurch reduzierte Chancen für eine Auseinandersetzung mit seiner Tochter. Wesentlich war, dass die Patientin einen Weg gefunden hatte, ihre Enttäuschung nicht weiter agieren zu müssen. Sie konnte ihre Gefühle zum Gegenstand von Reflexionen machen, konnte im Sinne der Mentalisierungsfähigkeit entdecken, dass der Vater anders dachte und fühlte und dieses ›anders‹ aber keine Ablehnung ihrer Person bedeutete. Infolgedessen konnte sie die Entscheidung, zum Geburtstag ihres Vaters zu gehen, neu überprüfen.

Die Indikationen zum Rollentausch sind vielfältig. Im Rollentausch liegt die potentielle Möglichkeit, die Welt mit den Augen eines anderen zu sehen und entsprechend zu erleben. So kann sich eine Besonderheit der Lebenssituation erschließen, die aus der eigenen Perspektive schwer zugänglich ist. Zudem ermöglicht er einen Blick auf sich selbst aus der Perspektive des Gegenübers. Auch dies kann zu eindrücklichen ›Aha-Erlebnissen‹ führen. Es kann dem Szenenverlauf eine völlig neue Richtung geben, die sich von der erinnerten Realität löst und zu einer Möglichkeit wird, im Sinne eines Probehandelns Neues auszuprobieren. Vielleicht wird zum ersten Mal von einer Wut, Enttäuschung oder Hoffnung gesprochen, die immer abgewehrt oder unterdrückt worden ist.

Es sei darauf hingewiesen, dass wir die Rollenübernahme durch den Therapeuten in einer Szene für problematisch halten. Der wesentliche Grund liegt in einer Verstrickung mit der bestehenden Übertragungsdynamik, die in der Anwendung einer solchen Technik der besonderen Beachtung bedarf.

Interview und Rollentausch

Zur Verdeutlichung ein weiterer Fall. Hier handelt es sich um Variationen des Rollentausches.

Zur dritten Stunde kam die Patientin angespannt. Sie berichtete von vielfältigen Tätigkeiten, die im Verlauf des Tages zu erledigen gewesen seien. Es entstand der Eindruck beim Therapeuten, dass ihm die Patientin ihre Leistungsfähigkeit demonstrierte und er machte die Bemerkung, dass ihr Leistung offensichtlich wichtig sei. Sie griff diese Bemerkung sofort auf und meinte, sie »definiere sich schon immer über Leistung«. Auf die Frage, wer in der Familie sich am meisten freuen würde, bzw. gefreut hat über gute Leistungen, meinte sie, eigentlich niemand, ganz im Gegenteil, sie habe von ihrer Mutter oft gehört, sie solle sich nicht übernehmen.

Das war das erste Mal in der Anfangsphase der Therapie, dass von den Eltern der Patientin die Rede war. »Ich würde gern Ihre Eltern besser kennen lernen«, meinte der Therapeut und fuhr fort, indem er zwei Stühle der Patientin gegenüberstellte: »Wenn hier Ihre Eltern säßen, wen sähe ich da sitzen, geben Sie mir ein Bild, indem Sie zunächst die Äußerlichkeiten und die Besonderheiten Ihrer Eltern beschreiben.« Etwas verwundert, aber sehr bereit, wandte sich die Patientin einem der Stühle zu und sagte: »Also meine Mutter ist etwa 169 cm groß und das Auffälligste an ihr ist, dass ihr Mund schief steht. Man sieht es kaum, aber für sie ist das ein Problem …« Vom Äußeren ausgehend entstand allmählich ein konturiertes Bild einer Frau Mitte 50. Auf diese Weise wurde die Person der Mutter und auch des Vaters lebendig mit den für die Patientin relevanten Eigenschaften, wobei die Mutter als die dynamischere und dominantere Person erschien.

Der Therapeut bat die Patientin nun, mit der Mutter die Rolle zu tauschen und zu sich selbst einen Satz zu sagen, der etwas von der Beziehung enthielt, die die Patientin in der Rolle der Mutter gegenüber der Patientin empfand. Dabei sollte sie besonders auf die Körperhaltung, wie sie für die Mutter in dieser Situation typisch gewesen wäre, achten. Die Patientin setzte sich auf den Stuhl der Mutter, probierte und korrigierte ihre Körperhaltung und sagte dann leicht vornüber gebeugt: »Du bist mir sehr wichtig!« Zurück in der eigenen Rolle wurde die Patientin aufgefordert, darauf spontan zu antworten. Stattdessen wandte sie sich an den Therapeuten und sagte: »Das ist ja mein Problem, ich muss mich lösen, mehr ich selbst sein, und solche Sätze hindern mich daran.«

Das gleiche Vorgehen wiederholte sie mit dem Vater. Auch mit ihm tauschte sie die Rolle. Die Worte des Vaters wirkten ermutigend: »Du wirst Deinen Weg finden.« In ihnen schwang die Aufforderung zur Autonomie. Die Reaktion der Patientin war eine völlig andere. Sie reagierte scheinbar gar nicht auf diese Worte, sondern sagte: »Arbeite nicht so viel.«

In dieser kurzen Szene, die eigentlich aus nur vier Sätzen mit drei beteiligten Personen bestand, wurde die Beziehung der Patientin zur Mutter bzw. zum Vater fühlbar und sichtbar. In der Beziehung zur Mutter gab es etwas Umschlingendes, aus dem sich die Patientin zu befreien suchte, die Beziehung zum Vater war weniger spannungsreich und von einer Atmosphäre der Freiheit bestimmt.

Um die Interaktionsbreite noch etwas zu erweitern, ließ der Therapeut die Patientin noch einmal die Rolle mit der Mutter tauschen und als ihre Mutter über ihren Vater nachdenken. Was schätzte sie an ihm, was fand sie problematisch, welche Eigenschaften bedeutsam usw.? Dasselbe machte sie dann mit dem Vater, der über die Beziehung zu seiner Frau nachdachte. Das Nachdenken wurde unterstützt und angereichert durch die Interviewtechnik. Mit Interviewtechnik ist gemeint, dass der Therapeut die Patientin in der Rolle der Mutter, bzw. des Vaters interviewt. Er stellt Fragen, die auf die jeweiligen Beziehungen bezogen sind, wie »Wie fühlen Sie sich in Ihrer Familie?« oder »Wenn Sie an Ihre Tochter denken, was fällt Ihnen ein?« Der Therapeut bekam auf diese Weise in relativ kurzer Zeit eine Fülle von Informationen über die Eltern, die Beziehung zwischen den Eltern, die Beziehung der Patientin zu Vater und Mutter und die vermutete Beziehung der Eltern zu der Patientin.

Wie bekannt, ist der tiefenpsychologische Therapieprozess dadurch gekennzeichnet, dass das Setting durch den Therapeuten stärker strukturiert wird. Die vorgestellte Intervention stellt z. B. eine Strukturierung im Sinne einer Fokussierung auf die Beziehungsdimension zwischen Patientin und Vater bzw. Mutter dar.

Die freie Assoziation wird ebenso genutzt, denn das Motto heißt: »Der erste Einfall ist der Beste.« Die Patientin sollte sich ganz spontan dem Einfall überlassen, der als erster aufstieg. Diese Aktivierung vor- und unbewussten Materials wird durch den Rollentausch unterstützt. In der Rolle der Mutter fiel der Patientin ein zunächst scheinbar unauffälliger Satz ein, der aber dann zum Auslöser für eine spontane Reaktion in ihrer eigenen Rolle wurde. Sie benannte ein Gefühl der Enge und des Angebundenseins als ihr Entwicklungsthema und machte damit einen möglichen späteren Fokus in der Therapie deutlich: die Autonomie- und die Identitätsentwicklung im Sinne des sich Unterscheidendürfens von der Mutter.

Neben der Wirkung des Rollentausches wird hier sichtbar, dass auch das bloße Arrangement der Gegenstände Erkenntnischarakter hat. Vermutlich hat es hier Auslösefunktion für Aspekte, die in der Szene weiterführend waren. Die räumliche Gestaltung enthält Reizfragmente, die mit internalisierten Aspekten assoziiert sind, was im folgenden Fallbeispiel deutlich wird.

Differenzierung der inneren Wirklichkeit

Eine 28-jährige Patientin hatte wegen häufiger Beziehungsabbrüche, die bei ihr eine Selbstwertproblematik und eine depressive Episode ausgelöst hatten, um Therapie ersucht. Beide Eltern waren Akademiker, was sie mit dem Thema ›Leistung‹ in Verbindung brachte. Sie fühlte sich häufig unter Druck, obwohl sie die Eltern als wenig fordernd schilderte. Der Abbruch einer Beziehung, der aus ihrer Sicht immer nach demselben Muster verlief, war offensichtlich die konfliktauslösende Situation. Nach einigen Wochen bis Monaten stellte sich bei ihr regelmäßig ein Misstrauen ein, sie fühlte sich vernachlässigt, nicht gesehen und beendete die Beziehung lieber von sich aus, bevor der jeweilige Partner auf diese Idee kam.

In einer der probatorischen Sitzungen kam das Gespräch auf die Eltern der Patientin. Dem Therapeuten fiel auf, dass sie über die Mutter fließend und frei sprechen konnte, beim Vater der Bericht stockender wurde. Auf dieses Phänomen hingewiesen, meinte die Patientin, dass die Beziehung zum Vater schwierig sei. Es war offensichtlich, dass die Patientin Schwierigkeiten hatte zu berichten. Der Therapeut bot ihr deshalb an, sich vorzustellen, der Vater sei hier im Raum anwesend und sie möge beschreiben, was für einen Mann der Therapeut wohl sehen würde, wobei er auf einen freien Sessel deutete. Etwas überrascht ließ die Patientin sich aber darauf ein und schilderte einen Mann jenseits der 60 mit leichtem Bauchansatz, der relativ entspannt in diesem Sessel saß. Es folgten weitere Zuschreibungen von Eigenschaften, so dass in kurzer Zeit ein recht plastisches Bild eines eher nüchternen, selbstbewussten Naturwissenschaftlers entstand.

Da immer noch das Thema »schwierige Beziehung mit dem Vater« im Raum stand, fragte der Therapeut nach Situationen, in denen sich diese Schwierigkeit zeigen würde. Der Patientin fiel eine Zweiersituation ein, die typisch sei. Auf

Aufforderung des Therapeuten stellte sie die Situation her, indem sie zwei Sessel einander gegenüberstellte, wobei auf dem einen sie und auf dem anderen der Vater saß. Die Sessel standen (kon)frontal recht nahe einander gegenüber. Die Patientin zögerte, offensichtlich entsprach diese Sesselkonstellation nicht mehr dem inneren Bild. Sie arrangierte die Sessel nun so, dass sie im Winkel zueinander standen wie man sie sich in einer entspannten Gesprächssituation vorstellen konnte. Aber auch das entsprach offenbar nicht dem inneren Bild. Es schien ein innerer Prozess im Gange und die Patientin suchte das ›Außen‹ mit dem ›Innen‹ abzugleichen. Schließlich stellte sie die Stühle dicht nebeneinander, so wie Stühle in einer Schulbank stehen und war zufrieden. Auf die Frage, was für eine Szene das nun sein könnte, fantasierte sie den Vater vor einem Computer sitzend. Er war offensichtlich sehr beschäftigt mit dem, was sich auf dem Bildschirm abspielte und tippte etwas auf der Tastatur.

Sie selbst saß neben ihm. Es entstand das Bild, wie es für einen Lehrer mit seiner Schülerin typisch ist, wobei die größte Aufmerksamkeit nicht der Schülerin, sondern der Tätigkeit des Lehrers galt. Die Schülerin hatte mehr die Rolle einer Zuschauerin, aufgefordert gut aufzupassen. Auf die Situation eingehend meinte die Patientin, dass der Vater ihr gerade etwas erklären würde und stimmte dem Bild von der Schülerin mit ihrem Lehrer, das sich im Therapeuten entwickelt hatte, spontan zu. Ja, das sei durchaus eine häufige Situation zwischen ihrem Vater und ihr.

Die Herstellung der Szene hatte nur wenige Minuten in Anspruch genommen. Dem Therapeuten schien es sinnvoll, noch einmal im Sinne einer Nachbesprechung das wechselnde Arrangement zu besprechen. Ihm sei aufgefallen, dass die Patientin zunächst die Sessel so zueinander gestellt habe, dass bei ihm sich Assoziationen zu einem Konfliktgespräch, was ja der Ausgangspunkt für die Intervention war, eingestellt hätten. Dann wären aber Änderungen vorgenommen worden, die wie ein Ausweichen aus dieser Konfliktkonstellation gewirkt hätten, und Vater und Tochter seien schließlich in einer Art Lehrer-Schülerinnen-Konstellation gelandet, in der man einen Konflikt nur noch entfernt hätte ahnen können. Vielmehr sei die Beziehungskonstellation eher unpersönlicher geworden.

Die Patientin hatte nachdenklich zugehört und stimmte zu. War doch gerade in der Veränderung des Arrangements viel von ihrem Umgang mit ihren Konflikten mit ihrem Vater deutlich geworden, ohne dass der Konflikt selbst offensichtlich geworden wäre. Erst in der letzten Szene konnte man eine Infantilisierung vermuten, welche die Patientin durch den Vater empfand und den versteckten Wunsch nach einer Anerkennung der Tochter durch den Vater.

Wir wollen dieses Kapitel nicht abschließen, ohne eine vermutlich von Kolleginnen und Kollegen aufkommende Frage aufzunehmen, was denn mit der Übertragung geschehe, wenn das Setting der tiefenpsychologisch fundierten Psychotherapie auf diese Weise verändert wird. Die Wirkungen des Rollentausches, das sei vorweg gesagt, sehen wir im Einklang mit den Zielen tiefenpsychologischer Arbeit. Das bezieht sich vor allen Dingen auf den Erwerb basaler Fähigkeiten der Beziehungsgestaltung zu sich selbst und anderen. Was die Übertragung anbelangt, zeigt die Erfahrung, dass sie auf die jeweilige Szene verschoben wird, jedenfalls für die Dauer derselben. Man könnte bildhaft sagen, dass der Hauptstrom der Übertragung auf die Szene umgelenkt wird, wobei der ursprüngliche Zufluss zum Therapeuten erhalten bleibt. Dieser Teil des Übertragungsstromes hat aber für die Dauer der Intervention eine geringere Intensität. Das ermöglicht dem Therapeuten, Anweisungen zu geben, Vorschläge zur Strukturierung der Szene zu geben, ja sogar zu doppeln, ohne dass die Charakteristik des Übertragungsstromes verändert wird oder Widerstände provoziert werden. Wir sind allerdings der Überzeugung und das zeigt die Erfahrung auch, dass sich das ändert, wenn der Therapeut bei einer der Szenen mitspielt, also z. B. die Rolle des Vaters übernehmen würde. Das führt zu Verwicklungen und Verzerrungen, die sich störend auf den Therapieprozess auswirken. Gleichwohl ist nach Beendigung einer solchen Arbeit mit dem Rollentausch eine erhöhte Achtsamkeit angebracht, wie sich das Übertragungsgeschehen nun etabliert und es gegebenenfalls zu analysieren.

Symbole

Symbolisches Denken ist, wie Susanne Langer (1942) die große philosophische Vordenkerin der Wissenschaft von den Symbolen sagt, mit dem menschlichen Denken »mitgegeben«. Symbole als »Bedeutungsträger für etwas anderes« erweitern den Bereich des Denkens und Handelns über das konkret Vorgegebene hinaus. Es ist von der Fähigkeit vieler Tierarten, »Anzeichen« (etwa Rauch-Feuer) zu erkennen, eben dadurch unterschieden, dass die raum-zeitliche Verbindung im symbolischen Denken gelöst wird. Langer meint, dass dies ein »unbiologisches« Bedürfnis des Menschen ist, das nicht unter Zweckgesichtspunkten zu betrachten ist. Das menschliche Gehirn sei sofort bereit, bestimmte Erfahrungen in Symbole zu übersetzen. Tomasello, ein moderner Neuropsychologe, würde dem heutzutage nicht mehr ohne Vorbehalt zustimmen: Symbolisches (sprachliches) Denken falle nicht einfach vom Himmel, meint er, sondern gründe in einer noch tiefer liegenden typisch menschlichen Eigenschaft: nämlich, die geistige Intention des Kommunikationspartners zu verstehen. Sprache als Symbolgebung ist also immer verbunden mit einem gemeinsamen Handlungsraum, der von beiden Partnern als ein intentionaler verstanden wird. Dies ermöglicht die Weitergabe symbolischer Gebilde (Sprache), die sich von Raum und Zeit gelöst haben. Darauf beruht die Entwicklung und Weitergabe der Kultur (Tomasello 1999/2002). Trotz dieser unterschiedlichen Betrachtungsweisen von Langer und Tomasello aber bleibt bestehen: Das Symbol ist etwas, was nur von Menschen verstanden und tradiert werden kann.

Nach Schischkoff (Philosophisches Wörterbuch 1982) ist ein Symbol »ein Gebilde, dem von einer bestimmten Gruppe von Menschen ein besonderer durch das Wesen des Gebildes nicht nahegelegter Sinn verliehen wird« C. G. Jung, der Symbol-Experte in der Psychologie, schreibt: »Ein Wort oder ein Bild ist symbolisch, wenn es mehr enthält als man auf den ersten Blick erkennen kann«; eine Definition, die den Möglichkeiten der Sprache als eo ipso symbolischem Gebilde allerdings nicht ganz gerecht wird, vor allem deshalb, weil er fortfährt, »so gelangt der menschliche Geist bei der Erforschung von Symbolen zu Vorstellungen, die sich dem Zugriff des Verstandes entziehen« (Jung 1964, S. 20).

Hier aber unterscheidet Susanne Langer sehr viel deutlicher zwischen verschiedenen Symbolarten: nämlich zwischen dem diskursiven und dem präsentativen Symbol. Das diskursive Symbol ist entweder verbal oder mathematisch-formelhaft und muss nach logisch-syntaktischen Gesetzen gebraucht werden und erschließt sich daher dem Verstand sehr gut. (Allerdings ist nicht jedes Sprachsymbol diskursiv, so zum Beispiel die Metapher, ein »geronnenes Symbol«, wie Langer definiert.) Das präsentative Symbol, das sich unter anderem in Tanz, Musik, Ritual und Bildern manifestiert, kann und sollte aus gutem Grund auch in der Psychotherapie einen wichtigen Platz einnehmen. Das präsentative Symbol wird gesamthaft simultan und integral erfasst und ist nicht bedeutungsstabil. Es ist vieldeutig und verweist jeweils auf immer wieder andere Elemente (in psychoanalytische Form gefasst: Es fordert zu immer wieder neuen Assoziationen heraus).

Es ist, wie Langer meint (und übrigens auch C. G. Jung schon gesagt hat), besser geeignet als die bewusste Wahrnehmung oder der bewusste Denkakt, eine Fülle von Aspekten an einer Sache in sich zu bewahren, auch: darauf zu reagieren, ohne dass es uns ganz bewusst ist. Deshalb ist natürlich auch eine künstlerische Darstellung (das Urbild des präsentativen Symbols) eher geeignet, uns emotional und vielschichtiger zu berühren als etwa ein Gedanke über denselben Gegenstand. ›Erklärte‹ Kunst wird leicht schal, wie wir wissen. Man hat bei solchen Erklärungen oft das Gefühl, das ›Wesentliche‹ zu verpassen. Das »Übergangsobjekt« in seiner Vieldeutigkeit (Winnicott) steht, wie schon oft dargelegt wurde, am ontogenetischen Start des ›künstlerischen‹ Schaffens im Bereich des Symbolischen.

Nun sind viele Denk- und Sprachinhalte nicht von den Regeln der präsentativen sondern von denen der diskursiven Symbolik geprägt. Die Mitteilung von gesetz- oder regelmäßig vorfindbaren Sachverhalten und die Konstatierung von Gegebenheiten einer äußeren Welt kommt oft ohne das präsentative Symbol aus; es müssen vielmehr, um solche Sachverhalte adäquat auszudrücken, diskursive Symbole wie Langer sagt, in »logischen Reihungen« stattfinden, auch wenn sie im vorsprachlichen Gefühl noch »ineinander stecken«. Sie gebraucht dazu die lustige Metapher (und bewegt sich damit schon wieder im Reich präsentativer Symbolik) von den Gedanken, die im Sprechen logisch aufgereiht gehören wie die »Kleiderstücke auf der Wäscheleine«. Diskursive Symbole gehorchen einer bestimmten vorhersehbaren Logik.

Dort aber, wo Menschen freigesetzt sind von rein praktischen Interessen und zu neuen (zweckfreien) Erkenntnissen vordringen wollen, dort sieht sie einen »verschwenderischen Reichtum« an präsentativen Symbolen wie Ritualen, Tänzen, Bildern. In »adoleszenten Rassen«, so meint sie in der Sprache der Vierzigerjahre (wir würden sagen, in vormodernen Kulturen der Dritten Welt), bestünde ein solcher Drang, sich über eine »verschwenderische Pracht der Symbole die Welt zu erobern und zu erklären.«

In der Psychotherapie haben wir es meist auch mit einem Vordringen in ein neues Gebiet zu tun: in das Reich des Inneren, der Gefühle und Bedeutungsgehalte (Jaeggi 1989). Die diskursive Sprache mit ihren logisch definierten Gesetzmäßigkeiten reicht oft nicht aus, diese zu beschreiben, weil unsere westliche Kultur sich sehr stark an Sachgegebenheiten orientiert hat und das Reservoir an diskursiven Symbolen, die in ihrer Zweckgebundenheit wenig flexibel sind, dominieren. Inneres Erleben lässt sich oft sehr viel besser im präsentativen Symbol aussagen – sei es in der Metapher, sei es im Bild, in einem Ritual, Tanz oder Musik. Hätte die Kultur der verschiedenen westlichen Therapien sich nicht schon – vorwiegend unter dem Einfluss der Psychoanalyse – sehr bald zu einer stark verbal orientierten Heilungsform entwickelt, dann wären, wie in anderen Kulturen, die präsentativen Symbole bestimmt schon viel früher als notwendiges und sinnvolles Ingrediens einer Therapie gesehen worden. Bisher werden bei uns andere Ausdrucksformen als die Sprache – Malen, Tonarbeit, Musik, Tanz – meist nur als Hilfsmethoden der verbalen Auseinandersetzung zwischen Patienten und Therapeuten gesehen und werden nur in der Kindertherapie ernst genommen, während in anderen Kulturen präsentative Symbole für die Heilung von Kranken unabdingbar sind (Musik, Tanz, Gemeinschaftsrituale, das Essen bestimmter Substanzen, Drogen).

Zum Thema des Symbols gibt es in der psychoanalytischen Theorie eine große Anzahl voneinander abweichender Überlegungen. Von Lorenzer (1970) wurde die Idee, dass das Symptom als Symbol für den Konflikt anzusehen sei (was Freud als erster entdeckt hatte), als die »Geburtsstunde« der Psychoanalyse bezeichnet. Im Sprachgebrauch Susanne Langers allerdings würden wir noch nicht von »Symbol« sprechen, sondern eher von einem raum-zeitlich gebundenen »Zeichen«.

Für unsere Diskussion ist wichtig, dass die von Jones im Gefolge Freuds angenommene Bindung des Symbols an das Verdrängte nicht nur von C. G. Jung aufgehoben wurde, sondern vor allem von Loewenstein, der das Symbol als eine freigesetzte Kapazität ansieht, die er an die Ich-Kräfte bindet; Symbole sind zwar, Loewensteins Vorstellungen zufolge, dem Primärprozess verhaftet, aber sie sind nicht unbedingt verdrängt, nicht unbewusst und daher verfügbar für sekundäre Bearbeitung. Hier sieht Loewenstein die Möglichkeit für alle Kunst und ganz wie Susanne Langer bemerkt, sieht auch er die sehr viel reichhaltigere Möglichkeit, durch das Symbol innere Bereiche zu begreifen.

Regression, so meint er, begünstigt zwar die Symbolbildung – aber auch in nicht-regressiven Zuständen kann Symbolbildung entstehen, vor allem, so müsste man schlussfolgern, in der sekundären Bearbeitung von Symbolen.

Symbole und Psychotherapie

Der psychotherapeutische Prozess ist ein Prozess, in dem infolge der starken Zentrierung auf das Innenleben Symbole nicht nur immer wieder vom Patienten verwendet werden (z. B. in Form von Metaphern), sondern auch vom Therapeuten gefördert werden können. Viele Patienten sind infolge mancher ›Sprachlosigkeit‹ über das innere Erleben nicht nur darauf angewiesen, dass man ihre eigenen Symbole versteht und weiter entwickelt, sondern dass auch der Therapeut selbst Symbole anbietet, an denen inneres Erleben sozusagen ›abgeglichen‹ werden kann.

Präsentative Symbole also, diese reichhaltigen Formationen, die so viel mehr aussagen als Worte im lexikalischen Sinn, bieten sich dort an, wo innere Zustände und nicht äußere Sachverhalte im Zentrum der Bemühung um Ausdruck stehen. Die Sprache für Inneres ist nicht jedem ohne weiteres gegeben; es drohen dabei mehr als in anderen Bereichen immer wieder Klischees, die von ›Spezialisten‹ der inneren Welt (also von Psychologen, Psychoanalytikern, Theologen, Psychiatern) angeboten werden. Diese Klischees werden von Menschen, denen das Eintauchen in das Innere fremd ist, oftmals gerne aufgegriffen, ohne dass sich damit wirklich inneres Erleben ausdrückt. Anders als bei der Darstellung äußerer Sachverhalte gibt es dabei wenig Korrekturmöglichkeit. Der andere (der Therapeut) kann nicht ins ›Innere‹ schauen; manchmal ahnt er, dass die Darstellung nicht stimmt. »Ich habe das verdrängt« oder »Ich kann da nicht loslassen«; »Ich bin beziehungsunfähig«; »Ich kann mich nicht abgrenzen«; »Ich möchte mein inneres Kind kennen lernen«: Was bedeutet das denn ganz konkret für den Einzelnen? Sicher will der Patient irgendein Erleben beschreiben – aber welches?

Natürlich lernt jeder Therapeut nachzufragen. Damit lässt sich einiges verdeutlichen oder korrigieren. Manche Therapeuten können dann für ihre Patienten bessere Worte finden, ihre Sprache um Metaphern anreichern, die ihrem Erleben adäquat sind. Auch dies ist ein mühseliges Geschäft und nicht immer von Erfolg gekrönt. Wie Buchholz (1999) dargelegt hat, hält er für das Zentrum psychotherapeutischer Kompetenz die Fähigkeit des Therapeuten, Metaphern des Patienten zu verstehen, aufzugreifen und auf ihre tiefere Bedeutung hin zu analysieren, seine eigene Metaphernwelt anzupassen und vielleicht langsam diejenige des Patienten zu verändern. Das ist ein außerordentlich interessanter Gesichtspunkt, der als Wirkfaktor in der Psychotherapie bisher sicher nicht genügend gewürdigt wird. Es muss dies aber nicht alles sein.

Sollte man immer darauf warten, dass sich die zentralen Metaphern im Gespräch ergeben? Kann man nicht selbst Metaphern einführen oder – und dies würde dann den Umgang mit Symbolen noch erweitern – kann man nicht auch andere als sprachliche Symbole einführen, also zum Beispiel bildliche? Die katathym-imaginative Psychotherapie (KiP) oder die Jungianer tun dies bekanntlich schon seit langer Zeit mit recht gutem Erfolg und eine ›Seitenausbildung‹ in diesen Methoden ist sicher günstig für die erweiterte Kompetenz eines tiefenpsychologisch fundierten Psychotherapeuten.

Aber selbstverständlich kann jeder Therapeut seine eigenen Vorlieben in die Therapie einbringen: Kunstpostkarten, Malen, Gestalten mit Ton: All dies kann sich, unter entsprechender Anleitung, dazu eignen, Inneres adäquater auszudrücken und damit beweglicher umzugehen, als es manchmal mit Worten geschieht. Oft wird die Kreativität eines Patienten zumindest für kürzere Zeit angeregt, er spürt in sich neue Bilder aufsteigen, gewinnt dadurch neue Einsichten über sich und seine Beziehungen und versucht auch zwischen den Sitzungen, damit zu experimentieren.

In den folgenden Abschnitten sollen einige der Techniken, die von uns öfter ausprobiert wurden, beschrieben werden. Sie können natürlich von jedem Therapeuten erweitert werden, man kann sie variieren und damit ›spielen‹. Dass dies unter Wahrung der von uns nun schon sehr häufig betonten theoretischen Vorherrschaft psychoanalytischer Konzepte getan wird, ist selbstverständlich und bedarf im Weiteren kaum mehr der Erwähnung.

Anweisungen zu bestimmten symbolischen Darstellungen ändern das Beziehungsfeld zwischen Patient und Therapeut eher in die Richtung von ›Gemeinsamkeit‹, was die in einer Psychoanalyse gewollte Übertragungsneurose begrenzt. Vom psychoanalytischen Standpunkt aus wird die reine »Projektionsfläche Psychotherapeut« aufgebrochen, es wird ›agiert‹, es treten vielleicht sogar Gesichtspunkte von Leistung in den Vordergrund. Die damit interagierend hergestellte neue Situation eines Setting-Wechsels kann gegebenenfalls reflektiert werden.

Wann man einen solchen Wechsel vom Verbalen zu einem anderen Medium einleitet, ist von Vorgängen abhängig, die jeder psychotherapeutisch Arbeitende immer wieder beachten muss: natürlich nicht ›kochrezeptartig‹, sondern abhängig von der Situation, der Person und dem jeweiligen Übertragungsgeschehen.

Wie in einem Fallbeispiel später detaillierter beschrieben, war Ursula zum Beispiel mir gegenüber lange sehr misstrauisch. Von einer kalten und vermutlich depressiven Mutter (später verübte sie Suizid) sehr abschätzig behandelt (»ich war immer überflüssig«), war sie schnell mit Gegenwehr zur Hand. (»Von Ihrem Beruf halte ich eigentlich sowieso nicht viel.«) Dass ich mich so sehr bemühte, sie zu verstehen, schien aber doch langsam ihr Misstrauen zu mildern. Es war an diesem Punkt, wo ich den Vorschlag machte, eine Postkarte auszuwählen, um ihre Ehe-Beziehung zu illustrieren. Sie reagierte überrascht: »Muss ich?«, fragte sie, was ich natürlich verneinte. Allerdings gab ich zu bedenken, dass wir beide dadurch vielleicht doch noch andere Erkenntnisse gewinnen könnten und dass ich ihr sicher nichts verschweigen würde, was mir selbst dazu einfalle. Dies war eine ihrer dauernden Ängste: Ich könne mehr sehen als sie selbst, während sie doch auch immer wieder darauf hinwies, dass ich offenbar gar nicht so viel sehen könne – was eben zu ihrer Abwertung meines Berufes führte. Nachdem all dies geklärt war, erledigte sie ihre ›Aufgabe‹ wie unten geschildert.

Ein Setting-Wechsel muss also – vor allem beim ersten Mal – gut vorbereitet werden; die Überlegungen des Therapeuten müssen sich entlang der üblichen Aspekte von Übertragung und Widerstand bewegen. Der Übergang von einem rein verbalen zu einem symbolisch-gestalterischen Medium sollte sicher nicht unvermittelt geschehen. So wie zum Beispiel auch ›Deutungen‹ nie unvermittelt verabreicht werden sollten, ist auch der Wechsel von einem Medium zum anderen vorzubereiten. Wie man das macht, ist natürlich personen- und situationsspezifisch.

Etwa: »Manchmal gibt es innere Zustände, die man mit Worten gar nicht so gut beschreiben kann. Farben oder Bilder können das oft besser; manchmal findet man über Bilder auch wiederum andere Worte. Vielleicht drückt eine dieser Bildkarten etwas von dem aus, was Sie zurzeit empfinden«. Oder: »Ich frage mich, ob zu Ihrem derzeitigen seelischen Zustand irgendeine Farbe passen könnte. Vielleicht wählen Sie einen oder mehrere Farbstifte aus und versuchen, etwas davon auf Papier zu bringen?«

Dass auch symbolische Darstellungen wieder versprachlicht werden, versteht sich von selbst (außer, der Patient will dies im Moment auf keinen Fall). Wichtig erscheint auch, dass solche ›Produkte‹ nicht in Vergessenheit geraten; man kann sie immer wieder hervorholen (Zeichnungen, Karten etc.) und von neuem mit Bedeutung auffüllen. Auch Veränderungen sind möglich und sogar erwünscht. »Was passt jetzt nicht mehr an dieser Zeichnung?«, ist eine Frage, die wiederum eine neue Facette eines Problems oder eines inneren Zustands beleuchten kann, wenn Worte vielleicht fehlen.

Jede Produktion – sei sie sprachlich oder mit darstellerischen Elementen vermischt – kann Aspekte der Übertragung enthalten, die man als Therapeut zumindest beachten sollte. So kann auch in jedem Traum ein Übertragungsaspekt gesehen werden – allerdings sind wir nicht der Meinung, dass dies auf jeden Fall hervorzuheben ist. Nicht jeder infantile Wunsch, der in einer Zeichnung sichtbar wird oder symbolisch dargestellt wird (z. B. der Wunsch nach unbegrenzter symbiotischer Nähe) und sich auch auf den Therapeuten richtet, muss hervorgehoben werden – wann dies sinnvoll ist, wird wiederum personen- und situationsspezifisch sein.

Arbeitet man mit Techniken wie den eben vorgestellten, dann wird ein tiefenpsychologisch fundierter Psychotherapeut die Möglichkeit, auf die Übertragung zu achten, in zwei Dimensionen wahrnehmen: 1. als Dimension, die sich innerhalb der symbolischen Darstellung auftut, und 2. als Dimension sozusagen auf der Metaebene des Wechsels der Technik vom rein Verbalen zum Averbal-symbolischen.

So könnte in der weiter unten erwähnten Zeichnung einer jungen Frau (die ein friedlich lesendes junges Paar darstellt) neben der Sehnsucht nach einem Partner auch eine Wunschvorstellung Ausdruck finden, die sie an den Therapeuten hat. Der Therapeut hat diese Möglichkeit wohl wahrgenommen, es schien ihm aber als eine allzu große Belastung, die junge Frau mit ihrem nur beschränkten Zugang zu eigenen seelischen Prozessen damit zu behelligen. Er zentrierte seine Überlegungen zum Bild um die Person der Patientin, wozu unserer Meinung nach viele Gründe sprachen. Auf einer Metaebene könnte man Widerstreben gegen oder auch allzu schnelle Anpassung an den Wunsch des Therapeuten, die Patientin möge etwas malen, analysieren. (Dies war bei jener Patientin allerdings kein Problem.) Manche Patienten finden den Wechsel vom Medium der Sprache zu einem anderen Medium kindisch, peinlich, fühlen sich inkompetent oder so ähnlich. Manchmal reicht es zur weiteren Klärung einer Problematik durchaus aus, wenn diese Hemmungen besprochen werden – auch sie sagen oft etwas aus, das nicht nur konventionell begründet ist. Ob nach dem Besprechen solcher Widerstände der verlangte technische Wechsel nun stattfindet oder nicht, wird wiederum individuell unterschiedlich sein. Auf keinen Fall wird der Therapeut auf den Vorschlägen ›bestehen‹.

Ein Patient mit schweren multiplen Ängsten und Selbstwertzweifeln sollte nach Vorschlag der Therapeutin zum Beispiel darstellen, wie man eine ganz spezielle angstauslösende Situation durch farbige Symbole malerisch repräsentieren könne. Ein kategorisches »Nein – das kann ich nicht« wurde selbstverständlich sofort akzeptiert, jedoch bat die Therapeutin den Patienten, zu überlegen, warum diese Aufgabe zu solch massiver Ablehnung führe. Es stellte sich heraus, dass der Patient der Therapeutin fast hellseherische Fähigkeiten unterstellte – in einer farbigen Darstellung würde sie alles ›sehen‹, was ihm selbst verborgen sei, sie würde auch seine (vermutlich schlechten) Chancen im Leben wahrnehmen etc. Dass diese Vorstellungen Stoff zu weitgehenden gemeinsamen Überlegungen wurden, lässt sich denken.

Gegenübertragungsgefühle beim Therapeuten auch beim Technikwechsel sind natürlich ebenso wahrnehmbar wie in jeder psychoanalytisch fundierten Therapie. Sie unterscheiden sich nicht von den Gegenübertragungsgefühlen in anderen Situationen und werden ebenso vorsichtig nur dann ins Spiel gebracht werden, wenn es therapeutisch sinnvoll erscheint. Unter dem Aspekt einer relationalen Psychoanalyse allerdings sind viele Therapeuten eher weniger zurückhaltend in der Offenlegung mancher Gegenübertragungsgefühle.

Besonders vorsichtig allerdings muss ein Therapeut darauf achten, ob ein Wechsel der Technik für ihn eine ›Verlegenheitslösung‹ darstellt, weil vielleicht das Gefühl hilflosen Ärgers über die innere Stumpfheit oder verbale Undifferenziertheit des Patienten dominiert. Hier kann man natürlich keine strengen Anleitungen geben; man kann nur darauf vertrauen, dass eine tiefenpsychologisch fundierte Ausbildung dazu verhilft, diesen ›Fallen‹ eines Therapeuten vorzubeugen. Gegenübertragungsagieren aber ist immer eine Gefahr – bei der Anwendung jeder Technik, in jeder Therapieform.

Arbeit am Widerstand

Das Fallbeispiel zeigt die Anwendung von Symbolen in einem stationären Rahmen. Die behandelnde Kollegin ist Ärztin, aber auch in tiefenpsychologisch fundierter Psychotherapie ausgebildet. Hier wird sehr anschaulich, wie durch die Arbeit mit Symbolen ein Widerstand ›umgangen‹ werden kann, der häufig bei psychosomatischen Patienten anzutreffen ist.

Herr W., ein 40-jähriger Kaufmann, erkrankte an einem plötzlichen rechtshirnigen Schlaganfall (Insult). Er war bettlägerig. Aufgrund ausgeprägter linksseitig armbetonter Halbseitenlähmung konnte er nicht gehen, auch freies Sitzen war ihm nicht möglich. Eine schwere linksseitige Gesichtslähmung entstellte sein Gesicht und verminderte seine Artikulationsfähigkeit erheblich (Dysarthrophonie). Aufgrund des rechtshirnigen Insultes zeigten sich zudem kognitive Defizite in Form von Aufmerksamkeitsstörungen, räumlich-visuellen Wahrnehmungsstörungen und einer Rechenschwäche (Dyskalkulie).

Der sich als bislang durchsetzungsfähig, unabhängig und selbstständig beschreibende Patient erfuhr erstmalig eine bewusst empfundene Hilflosigkeit und Abhängigkeit von anderen Menschen: Essen, Waschen und Ankleiden waren ihm ohne personelle Unterstützung nicht möglich, Gehen zum Zeitpunkt seiner Aufnahme unmöglich. Über seinen sozialen Hintergrund berichtete Herr W., dass er verheiratet sei und zwei Söhne im Alter von acht und zwölf Jahren habe. Die Familie lebe in einem Eigenheim. Im Therapiesetting erhielt Herr W. neben der komplexen intensiven neurophysiologischen Behandlung ein neuropsychologisches Training zur Verbesserung seiner Symptome und ein psychotherapeutisches Angebot. Es wurde jedoch deutlich, dass er die psychologische Therapieeinheit nur widerwillig wahrnahm und Stunden häufiger vergaß.

Schließlich brach seine Frau zusammen und wandte sich Hilfe suchend an die Klinik und in ihrer Verzweiflung an die Therapeutin. Sie berichtete, sie

»könne nicht mehr«. Ihr Mann rufe sie nachts im Viertelstundentakt an und beschimpfe sie. Dabei unterstelle er ihr, ihn zu betrügen, ihn fallen zu lassen.

Die Therapeutin sprach Herrn W. in der nächsten Stunde auf die Probleme seiner Frau und auch auf seine Verweigerung bzgl. der Teilnahme am neuropsychologischen Training an. Jenseits aller Widerstände hatte sich aber zwischen Herrn W. und der Therapeutin ein hinreichend positives Arbeitsbündnis entwickelt. Er erklärte, dass er das neuropsychologische Training sowie psychotherapeutische Ansätze überhaupt als Therapieform ablehne – er brauche keinen »Seelenklempner«. Seiner Frau gegenüber argwöhnte er, sie wolle ihn verlassen – überhaupt wolle niemand mehr etwas mit ihm zu tun haben. Die Ärzte, Pfleger und Therapeuten in der Klinik seien ohnehin unzureichend.

In dieser Situation lud die Therapeutin Herrn W. ein, sich auf eine andere Herangehensweise einzulassen, und er willigte ein. Sie präsentierte ihm verschiedene Gegenstände, die sie in dem Behandlungszimmer, in dem das Gespräch stattfand, schnell zusammensuchte. Zu den Gegenständen zählten unter anderen ein Bleistift, ein Füller, ein Kugelschreiber, eine Uhr, eine Vase, eine Schale mit Heftklammern, eine andere mit Äpfeln und ein Buch. Sie bat Herrn W., sich die drei Gegenstände auszusuchen, deren Symbolgehalt ihn am meisten belaste.

Er wählte zuerst die Uhr: Am schlimmsten für ihn sei, dass ihm die Zeit verloren gehe – die Zeit, die er nicht bei seiner Familie sein könne, sondern hier sein müsse. Die Zeit hier in der Klinik bringe ihm nichts. Als zweites wählte er eine Vase. Sie stehe für seinen »Platz in der Familie und die Angst leer und unwichtig zu sein.« Seine Kinder seien in der Schule abgerutscht, und er könne sie nicht mehr unterstützen, indem er ihnen etwa die Mathematik-Aufgaben erkläre. Seine Frau müsse jetzt alles allein machen. Als drittes Symbol wählte der Patient die Schale mit zwei Äpfeln und begründete seine Wahl mit der Aussage, er könne seine »so genannten Erfolge nicht anerkennen.« Er könne sich nicht daran freuen, dass er mittlerweile einige Schritte gehen, essen, sitzen und sich besser erinnern könne.

Im Verlauf der Sitzung veränderte sich die Art, in der Herr W. seine eigene Situation wahrnahm. Er konnte erstmalig Trauer und den Schmerz über seine Situation zulassen und ihn mit einem anderen Menschen teilen. Zeitweise brach er in Tränen aus. Gegen Ende dieser ersten Sitzung begann Herr W. von seiner Kindheit zu erzählen und fing an, sich Gedanken über seine Haltung gegenüber Konflikten machen. Als er zwölf Jahre alt war, trennte sich seine Mutter von seinem Vater, der an einer Alkoholerkrankung litt. Wenn ihn, den Patienten etwas ärgere, powere er sich körperlich aus. Auseinandersetzungen habe er immer gescheut. Auch auf seiner Arbeit erledige er lieber die Arbeit eines seiner Kollegen mit, als sich mit ihm über seine mangelnde Arbeitsbereitschaft auseinanderzusetzen. Inzwischen bitte ihn am Quartalsende sein Chef regelmäßig, die Arbeit des Kollegen noch mitzumachen.

Diese Intervention eröffnete einen neuen Beziehungsraum, in dem auch die psychischen Belastungen von Herrn W. einen Platz hatten. Die Behandlung konnte von diesem Zeitpunkt an erfolgversprechend ›ganzheitlich‹ durchgeführt werden.

Damit eine Arbeit mit Symbolen möglich ist, müssen natürlich solche in einer Praxis vorhanden sein. Es empfiehlt sich deshalb, eine gewisse Auswahl parat zu haben, die in Regalen, Schalen, Körben usw. sichtbar untergebracht sein können. Für den Patienten muss klar sein, dass er sich gegebenenfalls im Praxisraum frei bewegen kann und von allen im Raum befindlichen Gegenständen Gebrauch machen kann. In der Praxis der Verfasser befinden sich in den Regalen Figuren aller Art, Musikinstrumente, Handpuppen sowie Schalen mit unterschiedlichen großen bunten Steinen, Muscheln, Münzen, Knöpfe. In Schalen auf dem Boden Postkarten, in Körben bunte Tücher und eine Sammlung aus Stofftieren.

Die Indikation zum Einsatz von Symbolen ist unterschiedlich. Manche Patienten können sich besser über diesen Weg ausdrücken, und es kann manchmal am Anfang einer Therapie hilfreich sein, mit Hilfe von Symbolen die Anamnese zu erheben.

Abgrenzung und Identitätsfindung

Eine etwa 40-jährige Frau litt an depressiven Verstimmungen. Sie kam mit der konkreten Bitte, sich »die Verstrickungen in der Familie« ansehen zu wollen, da sie hier die Ursache für ihre Symptomatik vermutete. Der Therapeut bot ihr an, die Familie mit Hilfe von Symbolen vor- und darzustellen, worauf sie sofort einging. Nachdem der Therapeut darauf hingewiesen hatte, dass sie alle Gegenstände im Raum dazu nutzen könne, ging sie im Raum umher, blieb bei den Postkarten stehen und suchte zunächst eine für sich selbst aus. Sie wählte ein Gemälde, auf dem eine sehr schön gekleidete Frau auf einer Bank saß und in die Ferne schaute. Sie suchte dann für jedes Familienmitglied noch weitere Bilder aus. Der Therapeut forderte sie auf, die Karten so anzuordnen, wie es ihrem augenblicklichen Erleben entspräche. Daraufhin legte sie die Karte mit der Frau in die Mitte und die Karten, die andere Familienmitglieder symbolisierten, so nahe an die ihre heran, dass diese sie teilweise sogar verdeckten. Es entstand spontan der Eindruck, dass sich die Patientin von den Familienmitgliedern erdrückt fühlte. Der Therapeut bat aber zunächst die Patientin, eigene Eindrücke zu den Postkarten und der Anordnung derselben zu äußern.

P: »So ist es, sie erdrücken mich!«

T: »D. h. das Schöne, das diese Frau auf dem Bild auszeichnet, kommt gar nicht zur Geltung.«

P (lacht auf): »Kann man wohl sagen – da ist auch inzwischen nichts Schönes mehr dran.«

T: »Wenn Sie die anderen Karten anschauen – was fühlen Sie? – woher kommt am stärksten der Druck, von dem Sie eben sprachen?«

Die Patientin fuhr suchend mit dem Finger über alle Karten. Länger als bei den anderen blieb der Finger über der Karte ihrer Mutter hängen, die mit im gleichen Haus wohnte.

T: »Sagen Sie doch mal aus der Perspektive Ihrer Mutter einen Satz zu sich, in dem etwas von dem Druck zum Ausdruck kommt.«

P: »Erst die anderen, dann ich.«

Die Patientin erläuterte dazu, dass ihre Mutter sich für die Familie »geopfert« hätte. Dieser Satz sei einerseits ihr Wahlspruch gewesen, aber andererseits habe die Mutter auch darunter gelitten. Dieser Wahlspruch stand wie ein Leitmotiv über dem System Familie. Alle Familienmitglieder hatten dieses Motto verinnerlicht und verhielten sich danach, insbesondere die Patientin. Dieses Thema wurde zum zentralen Fokus der therapeutischen Arbeit.

Das Beispiel macht deutlich, dass sowohl die Auswahl der Symbole als auch ihre Anordnung von Bedeutung sind. Ebenso wichtig ist festzuhalten, dass der Patient die ›Deutungshoheit‹ hat. Er beginnt und bestimmt, was über die Symbole zum Ausdruck kommen könnte. Äußerungen des Therapeuten dazu haben Vorschlagscharakter.

Interessant bei der Symbolwahl aus der Sicht des Patienten ist ein Umstand, der überrascht, wenn man selbst einmal mit Symbolen gearbeitet hat. Ist die Fragestellung klar, z. B. ich suche mir ein Symbol für mich oder für meinen Vater, entsteht beim Anblick eines bestimmten Symbols eine überraschend klare Überzeugung: Das ist es! Das macht noch einmal deutlich, dass wir in einem solchen Prozess nicht kognitiv gesteuert suchen, sondern dass »Es« sucht und auch findet.

So klar der Wahlvorgang zumeist ist, so wenig kann sich ein Symbol beim ersten Verstehensversuch erschließen. Für Menschen, die leichten Zugang zu Symbolen finden, ist die Wahl Ausgangspunkt für viele Assoziationen und Geschichten. Erinnerungen, Szenen tauchen mit den dazugehörigen Gefühlen auf. Manchen erschließt sich die Bedeutung nicht sogleich. Immer wieder aber kommt es vor, dass, wie auch beim Traum, zu einem späteren Zeitpunkt das Symbol wieder auftaucht und plötzlich sich der Sinn dieser Wahl erschließt. Fast immer aber gilt, dass Symbole hoch emotional besetzt sind. Die Arbeit mit Symbolen ist ein tiefer psychischer Eingriff, der starke affektive Reaktionen zur Folge haben kann und dementsprechend umsichtig gehandhabt werden muss.

Das Aussagespektrum von Symbolen lässt sich wie folgt beschreiben:

Persönlichkeitszüge von Personen können deutlich werden, aber auch Eigenschaften von Tieren, Bedeutungen von Gegenständen usw. Die Anordnung von Symbolen hat Bedeutung für Nähe und Distanz. Die Intensität von Beziehungen wird sichtbar. Ebenso werden Leitmotive bzw. die Regeln für Familiensysteme wie im obigen Beispiel klarer. Nicht zuletzt zeigen sich Koalitionen und Bündnisse, Ausgrenzungen sowie gelöste und ungelöste Bindungen.

Manchmal kann es von Bedeutung sein, mit welchem Symbol begonnen wird. Selbstverständlich haben Symbole, die mit heftigen Affekten aufgeladen sind, eine besondere Bedeutung. Oft spielt auch die Farbe des Symbols eine Rolle und natürlich auch die Größe und die Form. Beachtung finden muss auch die Art und Weise, wie der Patient über ein Symbol spricht und mit ihm arbeitet.

Beginnt man mit Symbolen zu arbeiten, sollte man mit wenigen Symbolen beginnen und sich von klaren Fragestellungen leiten lassen. Werden Symbole in der diagnostischen Phase eingesetzt, können folgende Vorgehensweisen aufschlußreich sein:

- ein Familienbild erstellen
- ein Genogramm
- ein Selbstbild
- ein »soziales Atom«.

Der Begriff »soziales Atom« stammt von Moreno und meint »die kleinste Einheit des sozialen Beziehungsgefüges aus allen Beziehungen zwischen einem Menschen und jenen Mitmenschen, die zu einer gegebenen Zeit in irgendeinem sozialen Verhältnis zu ihm stehen« (Leutz 1974). Bei Moreno gab es drei konzentrische Kreise, in denen der Patient seine Bezugspersonen anordnet. Im innersten Kreis befinden sich die Personen, die dem Patienten am nächsten stehen, im mittleren Kreis nahestehende Personen und im äußeren Kreis solche, die zwar wichtig, aber weniger nahestehend sind. Mit Tüchern oder Fäden lassen sich die Kreise kennzeichnen.

Kombination mit dem Rollentausch

Dieses Fallbeispiel stammt von einer Kollegin (Wollschläger und Wollschläger 1998, S. 68) und zeigt anschaulich, wie beide Methoden, Arbeit mit Symbolen und Rollentausch, kombiniert werden können.

»Eine Patientin legt ein Selbstbild: Für die Seiten, die sie an sich schätzt, wählte sie die Photographie einer lachenden Frau, das Bild eines ruhigen Sees und eine Waage. Die Seiten, die sie an sich nicht mag, sogar fürchtet, sind durch einen Panther im Sprung repräsentiert. Lachende Frau und der See kennzeichnen ihre Heiterkeit und Ruhe, die Waage ihre Ausgeglichenheit und ihr Bedürfnis nach Harmonie. Der Panther steht für ihre Aggressivität, die sie spürt und versucht, ›eisern unter Kontrolle zu halten‹. Sie fürchtet dann, sehr zerstörerisch zu sein. Nachdem sie erzählt hatte, wie sich in ihrem Alltag die Fröhlichkeit der Frau und die Ruhe des Sees auswirken, wird deutlich, dass es sich, wie mit der Waage bereits angedeutet, nicht nur um Fähigkeiten, sondern auch um einen Zwang zur Ausgeglichenheit und Harmonie handelt. Ihr wird ein Rollentausch mit dem Panther angeboten, um die bisher abgelehnten Raubtierseiten erleben zu können. Der Panther erzählt dann, wie er lebt und wie schön es ist, geschmeidig und kraftvoll die Distanzen zwischen den Bäumen zu überspringen. Wenn sich ein fremdes Tier in sein Revier wagt, greift er es an und jagt es weg. Wenn er hungrig ist, jagt er ein Tier.

Das Jagen und Schlagen der Beute wurde im Rollentausch von der Patientin als selbstverständlich, der Biß in die Flanke des Tieres lustvoll erlebt. Nach der Rücknahme des Rollentausches blieb das Erleben präsent; die aggressive und – wie sie als Panther erlebt hatte – die damit verbundene gierig-lustvolle Seite waren nun nicht mehr so ängstigend, daß sie sie ganz von ihrem Bewußtsein fernhalten mußte. Sie hatte sie in vollem Ausmaß erlebt und in der Reflexion den Eindruck gewonnen, daß diese Anteile im Alltag kontrollierbar sein könnten. Nach einigen Wochen erzählte sie, daß sie sich in ihrem Umgang mit ihrer Familie geändert habe. Wenn ihr jemand in ihre Bereiche reinfunke, würde sie sich das gründlich verbitten. Die anderen würden zwar darüber schimpfen, daß sie nicht mehr so nett sei wie früher, aber erstaunlicherweise tun, was sie wolle. Das habe wohl mit dem Panther zu tun – es gefalle ihr auch gut –, aber das gierige Zubeißen, das sei ihr doch noch reichlich suspekt.«

Symbole, Zwischenraum und Beziehung

In den folgenden Überlegungen knüpfen wir an Winnicott und auch Bion an. Winnicott hat einen Übergangsraum konzipiert, der auf die Interaktion zwischen Mutter und Kind bezogen ist, wobei die Mutter in einer Art unaufdringlicher Präsenz dem Kind einen Gestaltungsraum ermöglicht. Hier kann das Kind seine von innen kommenden Impulse erleben und kennen lernen. Solche Erfahrungen sind notwendig, damit sich ein Gefühl der Wirksamkeit und Urheberschaft entwickeln kann, was für die Selbstentwicklung von entscheidender Bedeutung ist. Dieser innere Raum ist vergleichbar mit Bions Konzept des Containers. Insbesondere aber beziehen wir uns auf Stern und auf die Konzeption des »impliziten Beziehungswissens«. »Implizites Beziehungswissen entwickelt sich durch interaktionale, intersubjektive Prozesse … Einer Veränderung in der intersubjektiven Umwelt geht ein ›Moment der Begegnung‹ voraus. Die Veränderung wird wahrgenommen, und daran wird die soeben veränderte Umwelt zum neuen Wirkkontext, in dem mentale Vorgänge auftauchen und Gestalt annehmen und frühere Ereignisse reorganisiert werden.« (Stern et al. 2002, S. 979)

Die folgenden Fallschilderungen verdanken wir einer erfahrenen Kollegin, die analytisch, tiefenpsychologisch und psychodramatisch ausgebildet ist. Die Anwendung von Symbolen dient im ersten Beispiel der Konturierung dieses Zwischenraums und zur Klärung der aktuellen Beziehung.

Umgang mit Geschenken

»Eine Patientin gestaltet unsere Beziehung so, dass sie mir immer wieder kleine Gaben mitbringt, ein schön gefärbtes Blatt, eine Blume, Kastanie, aber auch selbst angefertigte Karten und kleine Bilder. Ich spreche dies mehrfach an, sie lässt es nicht wirklich auf sich wirken, sondern fährt damit fort. Ich habe alle ihre Gaben gesammelt und im Therapieraum bereit gelegt, weil ich der Meinung bin, dass diese Geschenke etwas festhalten und beschreiben sollen, was wir noch nicht verstehen.

Schließlich schlage ich ihr zwei verschiedene Aufstellungen vor: zum einen mit all diesen, in der Mitte des Raums liegenden Gaben den Weg zu zeigen, den diese genommen haben. Sie legt damit also eine Brücke von ihrem Platz zu meinem Platz im Raum. Ich bitte sie, aus dieser räumlichen Anordnung der Gaben eine Aufstellung zu machen, indem sie nacheinander und Schritt für Schritt in die Rolle der Gaben tritt. Sie formuliert: ›Ich rücke immer näher, bald habe ich dich, ich kriege dich, du entkommst mir nicht.‹ Dann schlage ich ihr vor, all die Gaben so um meinen Platz zu drapieren, wie sie diese ankommen sehen wollte. Sie legt einen Kreis um meinen Platz herum.

Als sie schließlich in meine Rolle eintritt, umgeben von den Geschenken, spürt sie: ›Ich kann mich nicht mehr rühren, bin umgeben von schönster Liebe und doch eingekerkert.‹« (Ritter 2003)

Therapeutin und Patientin besprechen diese Aufstellungen, und die Patientin kann unschwer die erlebten Gefühle mit sich und ihrer eigenen Geschichte in Verbindung bringen. Im Rollentausch hat sie sich handelnd sowohl als Subjekt als auch als Objekt erleben können. Die integrierende Einsicht ergibt sich hier nicht aus einer Übertragungsdeutung, sondern für die Patientin unmittelbar aus ihrem eigenen Erleben.

Arbeitsstörungen

»Es geht um ein Arbeitsproblem bei einem Studenten. Er kommt nicht aus dem Bett heraus, steht er dann doch auf, sitzt er *›12 Stunden nur am Schreibtisch‹* und arbeitet, ohne etwas zuwege zu bringen. Ich lasse ihn die in diesem Kontext wichtigen Rollen aufstellen und deren Position mit Symbolen markieren: sich selbst, das Examen, den Schreibtisch, das Bett und schließlich als Rolle *›das worum es geht‹*. So spannt sich im Raum ein Kontext mit Rollenbenennungen auf. Er tauscht in all diese Positionen, fühlt sich ein und kommt zu der Erkenntnis, dass hier jemand im Kontext fehlt. Er besetzt die Rolle seines Vaters.

Im nun entstehenden Rollenkontext erwächst Sinn: Dieser väterliche Betrachter soll sehen, dass *›unheimlich viel geschieht und gearbeitet wird‹*. Tatsächlich ist der Betrachter *›angeschmiert und angeschissen‹*, wie es der Patient formuliert. Er meint nun, dass die Rolle *›das, worum es geht‹* doch einen anderen Namen haben könnte, benennt sie um und probiert es mit *›Traurig, wenn es keine Früchte trägt‹*.« (Ritter 2002, S. 8)

Auch hier findet eine Nachbesprechung statt. In diesem Zwischenraum erlebt sich der Patient als Handelnder in der Art und Weise, wie er in der Verweigerung passiv aggressive Impulse agiert. Gleichzeitig kann er sich auch als Objekt erleben, denn nicht nur der Vater ist angeschmiert, sondern letztlich auch er. Schließlich wird in der Beziehung zwischen Patient und Therapeutin die latente Übertragungsbereitschaft deutlich, die dazu führen könnte, dass auch die Therapeutin »angeschmiert und angeschissen« sein könnte. Es bleibt zu bearbeiten, ob auch schon diese Arbeit aus der Sicht des Patienten ein »Arbeiten ist, ohne dass etwas geschieht«. Das geht aus der Fallgeschichte nicht weiter hervor. Es gehört aber zu den notwendigen Kompetenzen beim Einsatz solcher Methoden, die Bedeutung einer solchen Arbeit im Prozess des Übertragungsgeschehens zu beachten und gegebenenfalls zu bearbeiten.

Kunstpostkarten

Ein Bild (abstrakt oder konkret), vor allem ein von Künstlern ausgeführtes Bild, besitzt viele Ausdrucksebenen. Es konstituiert ja geradezu das Künstlerische, dass es sich nicht nur in einer einzigen schnell angebbaren Dimension befindet, sondern neben einer allgemeinen Aussage jedem Betrachter Raum lässt für eigene Fantasien, Projektionen und Assoziationen. Viele Menschen allerdings sind ungeübt darin, ein Bild anzusehen. Sie lassen sich nicht »anmuten«, sondern wollen sofort wissen, »was es bedeutet«. (Dasselbe tun sie oft mit Träumen.) Lässt man sich aber auf die Betrachtung ein, dann erschließt sich ein Bild in sehr vielen detaillierten Aspekten und kann immer reichhaltiger ausgestaltet werden, das heißt: immer mehr Erinnerungen, Gefühle, Gedanken hervorrufen. Diese Möglichkeiten kann man auch in der Therapie – einzeln oder in Gruppen – einsetzen. Wir haben uns zu diesem Zweck eine Sammlung von Kunstpostkarten, auch einige besonders interessante Fotos sind darunter, angelegt; nach einigen Jahren weiß man aus Erfahrung, welche Karten besonders ›vielschichtig‹ sind und den höchsten Aufforderungscharakter haben. (Nicht so günstig sind Karten mit irgendwelchen witzigen oder klugen Aufschriften – sie sind meist zu direkt und lassen gerade das eher Vage und Vieldimensionale vermissen.)

Gerät der Gedankenfluss eines Patienten ins Stocken oder kreist er immer wieder ergebnislos um dieselbe Problematik, dann kann man es mit einem anderen Medium, eben mit einer Kunstpostkarte versuchen.

Wir geben dazu oft zuerst eine kurze Entspannungsinstruktion – schon deshalb, um diese Übung aus dem übrigen therapeutischen Geschehen herauszuheben. Bezogen auf die stagnierende Situation im Kontext der Therapie wird ein Satz oder ein Wort vorgegeben, das der Patient in sich »hineinfallen lassen« soll. Unter Umständen wiederholt man es noch ein bis zwei Mal. Man bittet den Patienten, den Satz ›in sich kreisen‹ zu lassen, sich ihm hinzugeben, alles was dazu kommt an Gefühlen, Gedanken, Farben oder Geräuschen, in sich zu bewahren ohne lange darüber nachzudenken. Wenn er das Gefühl hat, jetzt hätte er etwas Wichtiges erfasst, werden die vorher ausgebreiteten Karten gemustert (viel Zeit lassen). Der Auftrag lautet, man möge eine (evtl. zwei) Karten herausfinden, die zum eben geäußerten Wort/Satz besonders gut ›passen‹. Anschließend wird darüber ein Gespräch geführt, wobei das Know-how des Therapeuten vor allem als klärende Instanz eine wichtige Rolle spielt – aber erst, wenn der Patient seine Eindrücke formuliert hat.

Es ist immer wieder verblüffend (vor allem auch in Gruppen), welch reichhaltiges Material dabei zum Vorschein kommen kann. Patienten, die oft nur in blasser klischeehafter Sprache innere Tatbestände ausdrücken können, finden hier Möglichkeiten, die ihnen bisher verschlossen waren. Das Bild rückt bisher Getrenntes zusammen oder es tut das Gegenteil. Es taucht dürre Begriffe in Farben und Gefühlserfahrungen und lockert immer wieder gleiche, festgefahrene Formulierungen auf, so dass sich neue Assoziationen bilden.

Eheprobleme

Ursula erzählt fast zwanghaft immer wieder von den Untaten ihres Lebenspartners: wie sehr er sie durch sein Fremdgehen vor drei Jahren gekränkt hat, wie »narzisstisch« er ist, wie er sie beleidigt durch seine »schizoiden Rückzugstendenzen«, wenn sie mit ihm sprechen will. Auf ihre eigenen Gefühle hin angesprochen, sagt sie (fast stereotyp): »Ich bin nur wütend auf ihn.« Auf die Frage, warum sie ihn nicht verlässt: »Das geht irgendwie nicht.« Ich breite die Karten aus und lasse sie folgenden Halb-Satz innerlich referieren: » Wenn ich an Leo und mich denke ...«. Ursula wählt nach längerem Zögern die Fotografie einer Brunnenfigur des berühmten Platzes von Siena. Es stellt den naturgetreu dargebildeten Kopf eines Hundes dar; sein Maul ist halb geöffnet, man sieht die Zähne; aus dem Rachen kommt ein kleines Rohr hervor, aus dem Wasser fließt. Auf seinem Kopf sitzt ein (lebendiger) Vogel, der aus diesem kleinen Brunnenrohr Wasser trinkt. Die Farben: Der Hund scheint aus Ton oder rötlichem Sandstein, der Vogel ist schwarz-weiß gefiedert, dahinter in verschwommenem Ton grünlich-türkisfarbenes Wasser des Brunnens. Ursula ist offenbar selbst überrascht, was ihr dazu alles einfällt.

U: »Könnte auch ein Wolf sein, gefährlich; manchmal habe ich schon gedacht, dass der Leo für mich eine Gefahr ist, er wird mich noch kaputt machen. Aber eigentlich: Das ist ja nur ein Hund ... so gefährlich kann der gar nicht sein. Der kleine Vogel fürchtet sich jedenfalls nicht vor ihm. Aber das ist schon ein Mißverhältnis, der große Hund und der kleine Vogel ...«

T: »Mir scheint, der Vogel ist gar nicht sehr winzig.« (Er ist etwa so groß wie der Kopf des Hundes.)

U: »Nein, aber kleiner schon. Ich frage mich auch, warum der gerade aus dem Maul des Hundes trinkt, er könnte ja auch zum Brunnen gehen, da gibt es viel mehr Wasser rundherum. Der Hund schaut geduldig aus.«

T: »Scheint, als könnte der Vogel das fließende Wasser mehr genießen als das stehende im Brunnenbecken ...«

U: »So ungleich die beiden sind, so sehr passen sie für mich auch wiederum zusammen. Vielleicht ist das bei uns ja auch so ... Wir sind schon sehr ungleich, ich verstehe den Leo nicht, dass er mir so oft entgleitet, das ist für mich unerträglich.«

T: »Der kleine Vogel kann ihn offenbar sehr gut benutzen für seine Bedürfnisse.«

U: »Meinen Sie, dass ich den Leo auch für meine Bedürfnisse benutze?«

T: »Das könnten wir ja einmal gemeinsam überlegen.«

U: »Natürlich gibt mir das schon Halt, dass er gut Geld verdient und beruflich viel leistet; ich bewundere ja auch wirklich seine künstlerische Ader und auch seinen Humor. Und auch: dass ihm immer so viel Neues einfällt.«

T: »Wie ja auch das Wasser sich immer erneuert. Das ist also schon etwas, was Sie genießen können?«

U: »Ja, auf jeden Fall.«

T: »Können Sie sich vorstellen, was der Hund empfindet, wenn Sie ihn mit menschlichen Gefühlen ausstatten?«

U: »Vielleicht ist er traurig, dass man ihn nur zum Wassertrinken gebrauchen kann? – Übrigens, wenn ich es weiter betrachte, dieses Bild, dann denke ich auch, es kann nicht angenehm sein, immer solch ein Rohr im Mund zu haben, aus dem andere trinken ... Aber wie kann man ihn erretten? Er ist ja für immer festgefroren in seiner Ton- oder Steingestalt.«

T: »Der Vogel aber kann fliegen.«

U: »Ja, richtig, das ist schon ein Vorteil.«

T: »Wenn Sie das Bild auf Leo und sich selbst beziehen, was fällt Ihnen da besonders auf?«

U: »Also, vielleicht übertreibe ich auch in meiner Angst und Wut, so gefährlich ist der Leo gar nicht und ich profitiere ja auch von ihm. Andererseits: Vielleicht mache ich mich auch kleiner als nötig? Und dann: Irgendwie habe ich plötzlich Mitleid mit diesem Steinhund, der auf ewig so Wasser spenden muss. Von dem Vogel profitiert er nichts. – Ob man den Leo nicht befreien könnte? Das ist nur so ein dummer Gedanke, ich weiß gar nicht, was ich damit eigentlich meine. Aber dass der Vogel wegfliegen kann – das ist schon interessant.«

T: »Vielleicht kommt Ihnen irgendwann dazu noch ein Gedanke …«

Das Bild blieb in dieser Therapie längere Zeit Leitlinie für Ursulas Überlegungen über ihre Beziehung zu Leo, wobei ihre eigenen Möglichkeiten, sich vom übermächtigen Partner zu befreien, durchgespielt wurden, ebenso die Tatsache, dass Leo sich vielleicht auch nicht richtig verstanden fühlt, dass sie einander auf bestimmte Rollen festgelegt haben und ähnliches mehr.

Welche Prozesse sind dabei zu beachten gewesen? Ursula hatte sich in der Beschreibung ihrer Ehe-Situation offensichtlich selbst blockiert. (Psychologen-Vokabular war Teil ihrer Abwehr geworden!) Sie wehrte jede Erkenntnis ab, dass an der Beziehung auch sie selbst beteiligt war – in welcher Form auch immer. Für sie gab es einen Bösewicht, der ihr das Leben einfach versauerte – würde er sich bessern, dann ginge es allen gut. Wies man sie auf diese Abwehrhaltung hin (»Was ist denn Ihr Anteil an dieser Beziehung?«) schüttelte sie ratlos den Kopf und wurde ärgerlich. Es gab vielerlei Rationalisierungen: Leo sei schon immer ein Leichtfuß gewesen, er habe keiner Frau die Treue gehalten, er sei oberflächlich und eitel, etc. Auch hätten schon oft ihre Freundinnen gesagt, dass sie – obwohl sie alle von seinem Charme beeindruckt seien – nie mit ihm leben könnten. Es schien unmöglich, auf diese Weise Abwehr und Widerstand aufzubrechen. Wie so oft: Deutungen des Therapeuten können als ein Überstülpen fremder Vorstellungen erlebt werden und erzeugen eine noch härtere ›Haut‹ der Deutung gegenüber. So erwiderte sie einmal zum Beispiel, als ich wieder auf die Gegenseitigkeit von Beziehungen hinauswollte, etwas gelangweilt: »Ja, ich weiß, man kann nicht nicht kommunizieren – siehe Watzlawick!«

Die Zuhilfenahme der Karten aber tut nichts dergleichen. Die Abwehr wird umgangen. Da Ursula aber sofort ein sehr beeindruckendes Bild einer Beziehungskonstellation wählt, scheint sie – unbewusst? – doch zu wissen, dass die Beziehung zwischen ihr und ihrem Mann von beiden Seiten her zu sehen ist und dass ihr dies aus ihrem fest geschlossenen Kreis der Blockierung heraushelfen könnte. Der Widerstand, der jeder verbalen Intervention entgegengesetzt wurde, konnte ein Stück weit also umgangen werden – auch wenn vorderhand Ursula nur ganz undeutliche Gefühle für die besondere Beziehungsqualität in ihrer Ehe hat. Es scheint, als hätte ihr Unbewusstes auch schon lange verstanden, in welcher Art von gefühlsmäßiger Verbindung sie mit ihrem Mann steckt. Das weitere Vorgehen nach der Wahl der Karte ist nichts anderes als ›freie Assoziation‹, sozusagen ›geschützt‹ in der leichten Verfremdung durch das Medium. Diese Verfremdung geht relativ rasch über in eine sehr reale Beschreibung der eigenen Lebenssituation, Ursula ist wach und sensibel genug, um das zuzulassen.

Kunst spricht das Unbewusste an, wenn man dafür offen ist – und Ursula selbst ist der bildenden Kunst gegenüber recht aufgeschlossen. Im Fall dieses Bildes (es ist ja das Foto eines Kunstwerks) ist es gerade die Verbindung von Kunst (der Hund) und Natur (der Vogel), die auf- und anregend ist und zum Nachdenken und Nachfühlen anregt.

Hier wird einerseits Regression ›erlaubt‹, indem die Patientin sich mit relativ wenig kognitiver Kontrolle in die verschiedenen Bilder ›versenken‹ kann; andererseits aber ist die Struktur, die dieses Vorgehen vorgibt, auch wiederum etwas, was ein allzu tiefes Abgleiten in Regression verhindert. Wie schon von Kris (1952/1977) behauptet: Regression ermöglicht das »Eintauchen« in die Symbolik, das Sich-berühren-lassen; aber die Bearbeitung besteht in einem klaren sekundärhaften Prozess. Genau dies aber ist es, was in einer tiefenpsychologisch fundierten Psychotherapie immer wieder verlangt wird. (Unserer Meinung nach allerdings gibt es in jeder Therapie [Psychoanalyse, tiefenpsychologisch fundierte Psychotherapie, Kurztherapie, Gruppe] Situationen, in denen ein solches Vorgehen, das Regression begrenzt und erlaubt, hilfreich sein kann.)

Wie wir aus Therapieberichten und auch aus der Forschung wissen, sind die Frequenz und das Liegen auf der Couch noch längst nicht die Vorbedingungen für irgendeine Form der Regression. Man kann auf der Couch und im Sessel vermeiden, in erlebnisnahe Zustände früherer Traumen oder anderer Erfahrungen hinein zu geraten, man kann das erwachsene Ich in jeder Lage mehr oder weniger mobilisieren, um Regression in infantile Zustände und Übertragungen möglichst gering zu halten.

Ursula hat sich festgefahren in ihren immer wieder gleichen Wiederholungen der Fehler ihres Partners, wobei sie reichlich psychologische Vokabeln benutzt, um seine Verhaltensweisen zu beschreiben. Diese Vokabeln sind a) wenig aussagekräftig und können b) nicht dazu benutzt werden, eigene Anteile an der Beziehung wahrzunehmen und c) die beiderseitige Konstruktion der Beziehung zu sehen. Man könnte die solcherart falsch verwendeten Psycho-Vokabeln durchaus als eine kognitive Regression ansehen.

Verbale Interventionen (vor allem Fragen) haben in diesem Fall nicht sehr viel zur Differenzierung erbracht. Die ewig gleichen Wiederholungen waren nicht aufzubrechen. Natürlich hätte man sie immer wieder fragen können, was sie denn unter »narzisstisch« verstehe, welche bestimmten Situationen sie damit meint, wie die »schizoiden Rückzugstendenzen« aussehen und welche Gefühle sie darin beharren lassen, dass sie sich nicht trennen will.

Erst wenn solche Fragen nicht weiter führen, kann man symbolische Techniken verwenden – und siehe da: Das Feld erweiterte sich sofort erheblich.

Was ergab die gewählte Karte?

1. Eine Fehldeutung der Gefährlichkeit des »Wolfes« – es war nur ein Hund. Dass die Beziehung Hund-Vogel als Symbol für ihre eigene Beziehung stand, war Ursula sofort klar.
2. Sie konnte sich also damit konfrontieren, dass ihr Partner »auch nur ein Hund (Mensch)« war, also an sich nicht nur gefährlich. Ihre eigene empfundene Kleinheit ihm gegenüber, die sie allerdings übertrieb, wurde deutlich, aber eben auch leicht korrigierbar. Es geht also vordergründig um eine Beziehung unter Ungleichen – von der Größe her gesehen.
3. Betrachtet man es von den Funktionen her, die beide füreinander haben, dann sieht das Ganze schon anders aus. Der Vogel kann vom wasserspeienden Hund einiges profitieren – aber ist dies auch umgekehrt der Fall? Hier sieht die Patientin sehr schnell, wie viel sie von ihrem Partner profitiert. Die Frage allerdings, wie viel er von ihr profitiert, lasse ich offen, aber mir scheint, dass das Bild zu gegebener Zeit zurückgerufen werden kann. Es tut sich hier ein neuer Aspekt auf, unter dem die Problematik betrachtet werden kann. Ursula hat ihn im Gespräch davor immer als »nicht-relevant« abgewehrt.
4. Der Hund ist – im Gegensatz zum Vogel – unfrei, gebannt in seine Steingestalt. Er tut der Patientin leid. Sie sieht nun für den Vogel (für sich?) einen Vorteil: Sie kann fliegen. Hier ergibt sich vermutlich ein Hinweis auf die Therapie, in der sie das »Fliegen« lernen kann. Es lässt sich auch von die-

sem Gedanken aus weiter überlegen, ob nicht auch sie ihrem Partner mehr bieten könnte als nur von ihm zu »nehmen«.

5. Es wird deutlich, dass die Position »überlegen/groß vs. klein/unterlegen« relativiert werden kann. Es geht also um Macht und Überlegenheit, aber auch um das »Geben und Nehmen«.
6. Dass bei all diesen schwelenden Konflikten die Patientin unbewusst eine Lösung sucht und nicht durch Beendigung der Beziehung die Lösungsmöglichkeiten abschneidet, ist verständlich und kann vermutlich irgendwann auch einsichtig gemacht werden – sei es durch vorsichtige Klärungen und Deutungen oder wiederum durch ein anderes Medium.

So könnte man sich durchaus vorstellen, dass auch die Vergangenheit bildlich heraufgeholt würde oder dass die Beziehung zur Therapeutin auf diese Weise ›zum Bild‹ kommt und dann sprachlich gefasst wird.

Die Interventionen der Therapeutin unterscheiden sich nicht wesentlich von solchen, die in einem rein verbalen Vorgehen gemacht werden: Klärung, Konfrontation, evtl. Deutung. Das Assoziationsfeld wird durch das Dazwischenschieben des symbolischen Bildmediums aber erweitert, die Beziehung kann durch die aktive Hinführung der Therapeutin zu einer neuen Technik ein wenig näher an die sogenannte »Realbeziehung« heranreichen. Die kognitive Regression wurde aufgeweicht und so wurde zu einer Differenzierung der Erlebniswelt beigetragen.

Beziehungsstrukturen (Münzen, Knöpfe, Steine etc.)

Genetische Arbeit, wenn sie erforderlich erscheint, ist einer Reihe von Patienten fremd. Die Frage: Warum soll ich in den alten Erlebnissen herumwühlen? stellt sich oft als eine massive Abwehr heraus, die schwer überwunden werden kann. Oft ist sie aber auch »nur« einer Unfähigkeit geschuldet, geeignete Kategorien der Beschreibung zu finden. Beides lässt sich unter Umständen durch symbolische Aktionen umgehen. Sofern der Therapeut der Meinung ist, dass ein Patient durch den genetischen Zugang gewinnen könnte, bieten sich zum Beispiel symbolische Nachstellungen einer Familiensituation an. Dazu braucht man nicht mehr als ein Blatt Papier und viele Münzen unterschiedlicher Größe und Wertigkeiten. (Man könnte auch Knöpfe, Steine, Muscheln und andere Gegenstände verschiedener Form, Größe und Wert nehmen, sofern man eine Sammlung hat.)

Die Aufgabe der »Familienaufstellung« kann unter vielerlei Gesichtspunkten geschehen: Die Wichtigkeit der Familienpersonen sowie Nähe und Distanz zum Patienten kann durch räumliche Entfernung, aufeinandergelegte Münzen oder besonders große/kleine Münzen dargestellt werden. Man muss dies jeweils begrenzen auf eine bestimmte Zeit (»Als Sie etwa 8 Jahre alt waren«), kann dies mit einer späteren Situation vergleichen (»Und nun sind Sie 15 Jahre alt«), und über die Veränderungen gewinnt man oft sehr anschaulich ein Bild der Familienkonstellationen. Nimmt man Farbstifte dazu, dann können die Distanzen auch noch mit weiteren Symbolen aufgefüllt werden, wie rote Striche für eine wohltuende Nähe, schwarze für eine gefürchtete etc. Auch hier können Therapeut und Patient ihre Fantasie spielen lassen. Durch die Versprachlichung können oft mehr Facetten des Beziehungsgeschehens differenziert werden als der einfache verbale Bericht ohne die Hilfe der symbolischen Verräumlichung erlaubt.

Wiederholungszwang

Werner, ein selbstständiger Kaufmann, berichtet in eintöniger Weise immer wieder über die Streitigkeiten mit seiner Frau: Sie beklage sich darüber, dass er zu wenig Geld verdiene, so dass sie in ihrem ungeliebten Beruf als Friseurin noch immer weiterarbeiten müsse, er kümmere sich zu wenig um die Kinder, er ziehe sich dauernd zurück und gehe auf ihre Probleme nicht ein. Werner empfindet vieles von dem, was sie sagt, zwar als ungerecht, widerspricht aber offenbar nur sehr lau, weil auch er der Meinung ist, dass ein ›richtiger Mann‹ seine Familie erhalten können muss. Er hat dies zwar jahrelang recht gut getan, aber nun, da die Geschäfte schlecht gehen ... Werner tut sich tatsächlich recht schwer in der Beschreibung von Beziehungsproblemen und bleibt beim Räsonnieren stehen. Wenn ich versuche, das Verhalten seiner Ehefrau und seine schnelle Unterwerfung zu problematisieren, wird er aber sofort abwehrend. Das sei ja eigentlich wirklich wahr: Der Mann sollte doch ..., aber andererseits ... Es bleibt bei diesem vagen Hin und Her, und in der Therapie bewegt sich nichts weiter. Wenn ich meine, dass in schwierigen Zeiten doch auch die Frau mithelfen müsse – das sei doch der Sinn einer Ehe – stimmt er mir zu, um gleich wieder von seinen bedauerlichen geschäftlichen Misserfolgen zu erzählen, an denen er, wie auch seine Frau ihm immer wieder vorwarf, selbst schuld sei.

Seine Vorstellungen von einer ›richtigen‹ Position von Mann und Frau scheinen unverrückbar – trotz eines Gefühls, ungerecht beschuldigt zu werden.

Ich lasse mir seine Ursprungsfamilie beschreiben. Ob die irgendwie ähnlich gewesen sei wie seine eigene Familie? Werner wird unsicher: Es fallen ihm vor allem Unterschiede auf, die mir aber nicht das Wesentliche zu sein scheinen. (Er hätte doch zwei Schwestern, die jünger seien, der Vater sei eigentlich jähzornig gewesen etc.) Ich aber habe das Gefühl, dass solche feststehenden Normen etwas zu tun haben müssten mit inneren Objekten, die fest, unverrückbar und tief unbewusst sein Gefühl für die Ehebeziehung bestimmen und vermutlich durch die Ursprungsfamilie determiniert sein müssten. Ach, daheim sei es auch nicht sehr gemütlich zugegangen, aber irgendwie seien die Eltern halt doch zusammen geblieben, während seine Frau nun schon öfter mit Scheidung gedroht hat. Sein Sohn stehe ihm näher als die Tochter, die immer zur Mutter halte.

Ich lasse ihn mit Münzen die Ursprungsfamilie legen und bitte ihn, eine Zeit zu wählen, wo seine Eltern etwa in seinem Alter und dem seiner Frau gewesen seien. Vater und Mutter stehen dabei räumlich weit voneinander entfernt, für die Mutter wählt er eine wesentlich größere Münze als für den Vater. Die zwei Schwestern stehen näher an der Mutter, er selbst stellt sich ein wenig näher zum Vater, aber so, dass er weit weg von der Mutter zu stehen kommt.

Als er das Bild betrachtet, sagt er spontan: »Wie bei uns.« Ich bitte ihn, auch noch die eigene Familie zu legen. Diese ist tatsächlich fast ein Spiegelbild der Ursprungsfamilie. Es fällt ihm ein, dass zum Ende der Lebenszeit der Eltern sogar das Haus praktisch geteilt wurde, unten wohnte die Mutter, oben der Vater. Sie sprachen so gut wie nicht mehr miteinander. Worum die Streitigkeiten gingen? »Um Geld«.

Über die Ehe der Eltern (»Wie hätten die sich verhalten können, um ihr Alter erfreulicher zu gestalten?«) gelingt die Einsicht, dass Rückzug (auch innerlicher) die Beziehung nicht weiterbringt, sondern die Situation verschlimmert. Dass sein eigenes Ehemodell (bildlich darstellbar) gefährlich nahe an dem der Eltern liegt, motiviert ihn etwas mehr als das bloße Reden darüber es vermocht hatte, Änderungsabsichten zu verwirklichen.

Was könnte hier geschehen sein? Dieser in seinen Fantasien recht eingeengte Mann ›klebte‹ förmlich an inneren Bildern von Mann und Frau, die verbal nicht zu erschüttern waren. Die inneren Objekte der Primärfamilie waren gleichsam eingefroren und wurden fast ohne Abstriche auf sein eigenes Leben übertragen, das sich in tragischer Weise als Abklatsch der Ursprungsfamilie wiederholte. (Vermutlich war auch die Partnerwahl schon auf ähnlicher Grundlage erfolgt.)

Der Aufforderung, dieses starre innere Figurentheater zu verflüssigen, konnte er offenbar nur durch eine Aktion (Legen der Münzen) nachkommen. Verhaftet an sehr konkretistische Vorstellungen (z.B.: meine Ursprungsfamilie ist anders, weil ich zwei jüngere Schwestern habe), konnte ihm die Vorgabe, die Familie durch wenige Dimensionen zu kennzeichnen (Nähe-Distanz; Dominanz-Unterwerfung), dabei helfen, das ›Wesentliche‹ zu sehen. Der innere Beziehungsraum wird dadurch erweitert, flexibler gemacht. Ich forderte Werner immer wieder auf, sich die Situation auf dem Papier genau anzusehen und abzugleichen mit seinen Gefühlen für die damalige Situation. (Plötzlich tauchten dabei übrigens auch sehr markante Szenen auf, wie zum Beispiel die Mutter, die fast jeden Tag ein Gericht mit Tomatensauce serviert hatte, was der Vater bekannterweise nicht mochte; ihr Kommentar dazu war gewesen: Es ist billig!) Diese einfache Aufgabe eröffnete Werner sehr viel mehr Assoziationen (Erinnerungen, Gefühle) als die sprachliche Darstellung – so zum Beispiel auch sein Gefühl der Wut über die Mutter. Der Vergleich der beiden Familienformen hatte klarer als Beschreibungen es vermocht hatten, einige Elemente aufgezeigt, die er bisher verleugnet hatte. Seine Frau als die dominante Mutter-Wiederholung zu sehen hatte er bisher abgewehrt: Sie sei viel schöner und klüger als seine Mutter und habe einen ordentlichen Beruf.

Es scheint bei dieser Technik wichtig, dass der Raum, in dem man arbeitet, ›begrenzt‹ ist, im ganz konkreten Sinn durch das Blatt Papier. Es sollen nicht andere Assoziationen gebildet werden als das, was ›auf dem Papier‹ steht, hier allerdings soll vertieft gearbeitet werden. Natürlich lassen sich auch andere Beziehungsfelder auf diese Weise charakterisieren, etwa Freundschaften, Arbeitsbeziehungen u. ä. m. Man wird dann natürlich die Kriterien verändern, beispielsweise auf die berufliche Kompetenz, die Teamfähigkeit und Ähnliches abzielen.

Diese Technik kann deshalb so wirkungsvoll sein, weil sie Komplexität reduziert, ohne dass sprachliche Klischees sich hineinmischen. Nicht die »Balance von Nähe und Distanz« wird angesprochen, sondern Sätze wie »Hier steht die Tochter aber nahe dran. Warum wohl?« »Der Vater ist ein wenig abseits, ist das immer so?« – All diese Fragen und Feststellungen führen an Beziehungsgeschehen in recht konkreter und lebendiger Form heran und können dann auch wiederum mit Geschichten ausgeschmückt werden. Die dargestellten Konstellationen bleiben übrigens bei vielen Menschen auch sehr viel stärker im Gedächtnis haften als Worte, weshalb man auch immer wieder darauf zurückgreifen kann.

Malen

Bekanntlich wehren die meisten Menschen ab, etwas zu malen, »weil ich noch nie gut war im Kunstunterricht«. Sofern der Therapeut überzeugend darlegen kann, dass es auf die Begabung nicht ankommt, auch nicht auf das realistische Darstellen, kann die Barriere gebrochen werden. (Dies gelingt nicht immer, man sollte es auch nicht erzwingen.) Wichtig ist die Versicherung, dass man mit Farben ohne gegenständlich zu werden sehr viel ausdrücken kann, ebenso mit abstrakten Formen.

Die Anweisungen dafür können sehr vielfältig sein, so dass es gar nicht möglich ist, hier sehr konkret zu werden. Sie können reichen von »Malen Sie das Gefühl, das Sie haben, wenn Sie nicht wissen, was Sie in der Therapie erzählen sollen …« über »Ihre Familie – abstrakt oder konkret« bis hin zu »Denken Sie an eine Situation, in der Sie beschämt wurden, wie können Sie diese darstellen?« Wenn dies alles zu schwierig erscheint, kann eines der einfachen Bilder, die in der katathym-imaginativen Psychotherapie (KiP) bekannt sind, gewählt werden, also: »Malen Sie eine Wiese.« Das sind Aufforderungen, die auch kognitiv undifferenzierte oder ungeübte Menschen verstehen können; was dabei herauskommt, kann sehr viele Aufschlüsse ergeben – sei es nun in der Diagnostik (Probatorik) oder im Verlauf der Therapie.

Man kann die Aufforderung zum Malen und/oder Zeichnen für sehr unterschiedliche Themenfelder geben. »Malen Sie Ihre Zukunft« oder: »Welche Form der Beziehung wünschen Sie sich, wenn Sie an Ihre Freundin denken?« – es hängt natürlich von der Auffassungsgabe der Patinten ab, wieviel sie davon realisieren können und auf welcher Abstraktionsstufe man solche Aufforderungen ansiedeln kann.

Zukunftsvision

In der Supervision wurde mir eine 33-jährige Patientin vorgestellt, die – ein körperlich schwer misshandeltes Kind – offenbar in ihrem ganzen geistigen Leben zurückgeblieben war, ohne dass man direkt von Intelligenzminderung sprechen konnte. (Sie hatte eine Lehre als Verkäuferin absolviert.) Ihre Sprache war schlecht, Lesen und Schreiben (der Vater war Analphabet gewesen) entsprach noch immer nicht dem durchschnittlichen Stand, weshalb sie einen Lese-und Schreibkurs besuchte; es war für den sehr einsichtigen Therapeuten oft schwer, seine Sprache so einfach zu halten, dass es keine Missverständnisse gab. Sie erzählte hauptsächlich von Fakten, gab aber durch eine Reihe von symbolischen Handlungen zu erkennen, dass ihr Innenleben sehr wohl differenzierter war, als sie verbal zum Ausdruck bringen konnte. (So hielt sie während der Therapiestunden immer einen kleinen Plüschhund im Schoß, dem sie den Namen »Hans« gegeben hatte, einer väterlichen Sehnsuchtsfigur.)

Die Aufforderung, daheim eine Wiese zu malen, ergab sehr aufschlussreiches Material, das sich recht gut eignete, innere Konstellationen zu erfassen. Sie gab sogar zwei Zeichnungen ab: Auf einer war eine Liegewiese zu sehen, auf der sich Familien und ein Paar zum Picknick zusammenfanden, überall heiles Familienleben. Die Bäume waren grün, die Wiese strahlend. Abseits und ohne Kontakt aber saß allerdings ein kleines Mädchen auf einer Schaukel, die an einem Baum ohne Blätter festgemacht war. Ihr Kommentar: »Der ist abgestorben, aber er hält schon noch.« Auf dem zweiten Bild sah es viel trostloser aus: menschenleer, ein Wald mit Wiese und ein offenbar unzugängliches Schloss mit einer fest verriegelten Tür. Davor saß ein kleines Mädchen und las in einem Buch. Das sei sie selbst, meinte sie. (Das Mädchen auf der Schaukel war ihr »unbekannt«.)

Nicht nur diagnostisch, sondern im Laufe der Zeit auch therapeutisch konnte der behandelnde Therapeut sehr viele Einzelheiten herausarbeiten. So gab es zum Beispiel auf beiden Bildern ein lesendes Mädchen (auf dem ersten las ein junges Mädchen auf der Liegewiese ihrem Freund etwas vor) – ein

Wunschbild, dem sie durch den Lese-Kurs wohl näherkommen wollte. Die Isolation des Kindes vor dem Schloss oder auf dem abgestorbenen Baum lag klar zu Tage und konnte ebenfalls mit der Zeit thematisiert werden. Der einfühlsame Therapeut versuchte immer wieder neue Assoziationen zu diesem Bild formulieren zu lassen. Man kann sich vorstellen, dass diese beiden recht ausdrucksstarken Bilder sich dazu sehr gut eigneten.

Im Laufe der Therapie wurde klar, dass diese sehr deprivierte junge Frau, die nie von daheim irgendeine Förderung erfahren hatte, sich einen ›Ersatzvater‹ gesucht hatte, der sie in religiösen Dingen unterwies. Das »Schloss« stand immer wieder für unterschiedliche Sehnsüchte und Zukunftshoffnungen. Es stand für die noch immer unzugängliche Welt der Bücher im gesamten, es stand aber auch für religiöse Geheimnisse, die sie offenbar ›erahnte‹; dabei dachte sie in recht konkretistischer Weise an den ›Himmel‹, der ihr später offenstehen würde. Dieses Bild wurde abgelöst von der Figur des »Prinzen«, der hinter der Türe wohnte und – vielleicht? – auf sie wartete. Er verschmolz manchmal mit einem jungen Mann auf der Liege-Wiese, der aus einem Buch vorlas.

So wurden die beiden Zeichnungen nach und nach aufgefüllt mit immer wieder neuen Gedanken, Gefühlen und Sehnsüchten. Dass sie noch einen langen Weg gehen müsste, um zu all den ersehnten Dingen zu kommen, wurde immer klarer. Die Überwindung des Analphabetismus war nur ein erster Schritt. Langsame Kontaktaufnahme zu Gleichaltrigen, vor allem zu jungen Männern war ein nächster. Es gab im Laufe der langsam fortschreitenden Therapie auch noch andere Bilder, die mit den langsamen Fortschritten in der Differenzierung des Innenlebens Schritt hielten.

Am Ende der Therapie gab es eine schöne Mappe, in der diese Bilder gesammelt wurden. Die Patientin war sich wohl bewusst, wie diese Bilder sie weiterhin begleiten würden und schied recht optimistisch.

Imagination

Imagination bzw. Visualisierung sind Techniken des katathymen Bilderlebens. Die katathym-imaginative Psychotherapie gilt als eine anerkannte Therapieform innerhalb der tiefenpsychologisch fundierten Psychotherapie und kann daher auch als eine »tiefenpsychologische Technik« mit den Kassen abgerechnet werden. Die Geschichte dieser Therapieform zeigt, dass – immer fundiert durch die psychoanalytische Neurosenlehre – wachsendes Erfahrungsmaterial zu einer stetigen Verfeinerung der Techniken geführt hat. Feststehende Angebote an Bildern, mit denen die Patienten arbeiten, das Ausfeilen von Bildern, die von Patienten in die Therapie eingebracht werden, wechseln mit den üblichen Techniken der Gesprächsführung, wie sie eben in jeder tiefenpsychologischen Therapie üblich sind.

Man kann diese Techniken durch eine spezielle Ausbildung verfeinern, aber es ist selbstverständlich auch möglich, sich durch Fortbildungsveranstaltungen mit den wichtigsten Vorgehensweisen vertraut zu machen. Diese von Anfang an in die Ausbildung von tiefenpsychologisch fundierten Psychotherapeuten einzubauen scheint uns übrigens sinnvoll – sind doch auch andere Techniken (z. B. in der Traumatherapie oder die Imaginationsübungen nach C. G. Jung) eng verwandt damit und werden offenbar mit Erfolg angewandt. Auch hier geht es um die symbolische Darstellung psychischer Inhalte, wobei auch hier – wie beim Malen oder figürlichen Darstellen – die Vielfalt der Bilder zu neuen Assoziationen aufruft und die innere Welt für manche Menschen besser beschreibbar macht.

Übertragungskonstellationen werden in der Beschreibung und Detaillierung der Bilder immer wieder sichtbar werden. Therapeuten, die diese Techniken beherrschen, können sehr oft herausarbeiten, welche Schicht des Bildes die Beziehung zwischen dem Patient und dem Therapeuten betrifft – so wie eben auch in Traumbildern manche Beziehungen zum Therapeuten sichtbar werden. Die Aufgabe an sich scheint nicht geeignet (anders als z. B. die Hausaufgaben), nur ganz spezielle und immer wiederkehrende Übertragungskonstellationen hervorzurufen (Schule, Pflichtpensum u. ä. m.). Wenn man nicht ganz gezielt hauptsächlich mit der katathym-imaginativen Psychotherapie (KiB) arbeitet, bedarf es allerdings oft einer Einleitung, wenn ein Therapeut vom rein Verbalen wechseln will zum ›Bildern‹.

Etwa: »Manchmal kann man in einem Bild mehr ausdrücken als mit Worten. Wir sind gerade an einem Punkt, wo es für Sie schwer ist, Ihren inneren Zustand in Worte zu fassen. Ich würde Ihnen daher gerne ein Bild vorgeben, das Sie ausschmücken sollen. Wenn Sie die Augen schließen, geht das meist noch leichter – probieren Sie es. Wenn ich das Wort ›Berg‹ sage, was sehen Sie dann?«

Manche Patienten allerdings können auch diese Aufforderung als eine ›Aufgabe‹ ansehen, der sie vielleicht nicht genügen können. Dann wird es gut sein, darauf hinzuweisen, dass es hier kein ›richtig‹ oder ›falsch‹ gibt, dass dies kein Test sei oder eine ähnliche Formulierung. Auch hier gilt, wie bei vielen der angeführten Techniken: Sie können Erleichterung bieten, wenn Worte nicht ausreichen, wenn inneres Erleben nicht gut formulierbar ist. Arbeitet ein Therapeut gemeinsam mit einem Patienten über ein Bild sorgsam seine Befindlichkeit heraus, dann können vielfältige Assoziationen dazu führen, dass neue Dimensionen aufgeschlossen werden. Im unten angeführten Beispiel wird klarer als vorher, wie das Spiel von eigener Kraft und den dunklen Seiten (›Schatten‹) immer wieder dazu führen kann, dass Depressionen auftauchen, dass aber letztlich die eigenen Möglichkeiten überwiegen. Das Thema mangelnden Gefühls für die eigene Weiblichkeit gesellt sich im angegebenen Bild noch dazu. Eine genauere Ausarbeitung dieser Sequenz kann dazu führen, dass nochmals neue Erlebnismöglichkeiten geöffnet werden.

Wenn Worte nicht reichen oder wenn Worte klischiert und formelhaft verwendet werden, können Bilder ›auf die Sprünge‹ helfen. Dies gilt gleichermaßen für Menschen, die Schwierigkeiten im verbalen Ausdruck haben wie für solche, denen das Wort allzu schnell gehorcht und die im Zeitalter des »Psychogeredes« sich ihrer eigenen Erfahrungen und Erlebnisse nicht mehr sicher sind, weil es allzu viele Möglichkeiten gibt, mit psychologischem Vokabular zu agieren und dabei Gefühle abzuwehren.

Wege aus der Depression

Das folgende Beispiel wurde mir von Frau La Serra, einer Kollegin in Ausbildung, überlassen, die mit einer Patientin eine tiefenpsychologisch fundierte Langzeittherapie machte. Ich schildere den Fall in meinen Worten, habe aber von Frau La Serra die Erlaubnis, ihn in dieser Weise zu veröffentlichen.

Die Patientin war nach dreimonatiger stationärer Behandlung wegen schwerer Depressionen ambulant therapiert worden und hatte sich in vielerlei Hinsicht schon als relativ stabil erwiesen, als ein Ferienaufenthalt in den Bergen einen neuerlichen depressiven Anfall auslöste. Sie beschrieb ihre Missempfindungen sowohl in Bezug auf die Reisegesellschaft als auch auf die umgebende Bergwelt. Sie konnte sich dies nicht erklären, ihre emotionale Erschütterung bei der Beschreibung der Berge war aber sichtbar.

In dieser Situation führte die Therapeutin das aus der katathym-imaginativen Psychotherapie (KiP) bekannte Symbol des »Berges« ein und ließ die Patientin imaginieren. Sie imaginierte einen Berg auf einer blühenden Wiese. Der Berg war glatt, braun, grau und ocker. Die Patientin konnte ihn anfassen, er fühlte sich warm an. Bienen summten, es war Sommer. Am Fuße des Berges befand sich eine Wiese mit kleinen weißen Blumen, die widerstandsfähig waren und dem Wind trotzen konnten. Auf dem Bergesgipfel fantasierte die Patientin einen Adlerhorst mit Jungen, da fände Leben statt. Sie entwickelte die Vorstellung, auf den Gipfel fliegen zu wollen, um Überblick zu haben. Dies gelänge ihr aber nicht. Auf der Wiese befand sich ein dunkler Schatten.

In der Nachbesprechung wurde sehr wichtiges Material zu Tage gefördert. Die Patientin war stolz darauf, dass sie ein solches Bild überhaupt zustande bringen konnte. Die wichtigsten Überlegungen in der Stunde selbst:

- Warme Gefühle durch die Sommerstimmung
- Rundumblick: Das sei typisch, sie wolle immer Kontrolle und organisiere daher alles
- Farbe des Berges: Farbe ihrer Kleidung, die seien eigentlich für sie zu eintönig, aber sie sei eben Luxus nicht gewöhnt und versage sich vieles, so wie ihr Vater sie in ihrer weiblichen Identität immer nicht wahrgenommen habe (sie sollte ein Junge sein)
- Der Berg habe die Form eines Zahnes mit festen Wurzeln: Das erinnere sie an ihr Durchhaltevermögen. Der Berg bestehe auch unter der Oberfläche weiter, das sei beruhigend
- Weiße Blumen: Die seien widerstandsfähig, aber nicht genug »weiblich«. Sie sei auch nie richtig weiblich identifiziert.

Die Patientin war so beeindruckt, dass sie aus eigenem Antrieb den Berg daheim malte und in den folgenden Sitzungen immer wieder dazu assoziierte. Vor allem der dunkle Schatten wurde als ihr immer wieder erneutes Eintauchen in die Depression gesehen. Angst vor Kontrollverlust, mütterliche und väterliche Repräsentanzen wurden ebenfalls thematisiert.

Die Therapeutin resümiert, dass mit Hilfe des Bildes die Patientin ihrer inneren Symbolwelt näher gekommen sei, allerdings gibt sie an, das die Spontaneität mit der sie sich entschloss, es mit der katathym-imaginativen Psychotherapie (KiP) zu versuchen, wohl einer besseren Vorbereitung bedurft hätte. Die Beziehung zur Patientin sei aber so stabil gewesen, dass auch die notwendigerweise eintretende Regression gut steuerbar gewesen sei.

Der Einbezug des Körpers

Es ist für Psychoanalytiker nichts Ungewöhnliches, dass das Problem der Körperbezogenheit im Sinne einer Technikvariable immer wieder einmal auftaucht. Rank und Wilhelm Reich sind dabei als Pioniere zu nennen. Nicht zuletzt ihrem hartnäckigen Drängen darauf, dass man auch den Körper ganz konkret (und nicht nur symbolisch) als Hinweis und Eingangspforte zu seelischen Veränderungen betrachten solle, verdanken sie allerdings ihren Ausschluss aus einer engeren psychoanalytischen Szene.

Ende der 70er, Anfang der 80er Jahre, angestossen durch eigenständige Entwicklungen im Bereich der Körpertherapie (Lowen, Boadella etc.), wurde das Thema innerhalb der Psychoanalyse wiederum akut. Warum sollte, so fragte Moser in seiner recht provozierenden Art, Körpertherapie aus der Psychoanalyse ausgeschlossen werden? Dies bedeute eine grobe Vernachlässigung wichtiger Anliegen von Patienten. Sein Buchtitel »Der Psychoanalytiker als sprechende Attrappe« bildete so einen ersten Auftakt. Das Für und Wider innerhalb der Psychoanalyse-Szene wurde zum Teil mit kämpferischem Elan ausgetragen, zum Teil wurden Elemente der Körpertherapie im Laufe der Zeit stillschweigend von manchen Psychoanalytikern in den Kanon ihrer Techniken hineingenommen.

Die Argumente gegen den Einbezug körpertherapeutischer Methoden gingen in folgende Richtung: Es gäbe ein Berührungstabu in der Psychoanalyse, das – wenn durchbrochen – die Wünsche der Patienten nur allzu leicht in heftige erotische Übertragungswünsche führe; körpertherapeutische Techniken würden das Agieren bestärken und zu einer Verminderung der Reflexionsmöglichkeiten beitragen; Regression würde in unzulässiger Weise verstärkt; Psychoanalyse sei eo ipso eine Körpertherapie, weil der Trieb nicht ohne einen Körper zu denken sei und ähnliches.

Auf Seite der Befürworter der körpertherapeutischen Techniken wurde vorgebracht, dass früh gestörte oder traumatisierte Patienten sehr frühe (praeverbale) Erfahrungen nicht verbalisieren könnten, dass diese Erfahrungen aber sozusagen als ›Erinnerungen‹ im Körper gespeichert seien und nur durch körperliche Erfahrungen wieder hervorgeholt werden können. Aber auch unabhängig von traumatischen Erlebnissen ist zu bedenken, dass wiederholte seelische Erlebnisse als Körperhaltung Ausdruck finden. Auf diese körperlichen Prozesse einzuwirken, sie zu verändern, sei ein legitimes Mittel der Psychoanalyse – ein Argument, das ja schon von der ersten Generation Körpertherapeuten gebracht wurde.

Unabhängig von solchen Betrachtungen im Bereich der Psychoanalyse hat in den 60er Jahren des letzten Jahrhunderts der Rogerianische österreichisch-amerikanische Therapeut Gendlin eine therapeutische Technik kreiert, die er »Focusing« nannte und die sich sehr stark an körperliches Erleben wendet. Eine Kurzdefinition dieser Technik (die Gendlin später als eine eigenständige Therapierichtung ausweiten wollte, was aber nie ganz gelang), die er selbst gegeben hat, lautet: »Was ist Focusing? Meine einfachste und kürzeste Antwort lautet: Focusing nenne ich die Zeit, in der man mit etwas ist, das man körperlich spürt, ohne schon zu wissen, was es ist.« (Gendlin 1989, S. 15)

Focusing ist eine Methode, durch die versucht wird, körperliche Sensationen, Fühlen und Denken zusammenzuschließen. Dahinter steht der alte Gedanke, dass unsere Biografie auch eine Körperbiografie ist, dass wir alle unsere Erfahrungen irgendwann auch als körperliche Empfindungen wahrgenommen haben, ohne uns im Einzelnen davon Rechenschaft geben zu können. Focusing aber ist die Technik, die uns den Zusammenhang bewusst macht.

In einem tiefen Entspannungszustand wird auf eine Situation – problematisch oder nicht – fokussiert, das heißt jedes Problem, jede Situation, jede Beziehungssituation kann zum Ausgangspunkt werden. Man richtet dabei seine Aufmerksamkeit auf die Körpermitte (manchmal kann es auch eine andere Stelle des Körpers sein) und versucht, für das dort entstandene Gefühl irgendeinen Namen zu finden. Dieser Name soll die Qualität des Körpergefühls decken, also z. B. »eng«, »stockend«, »luftig« etc.

In einer Abfolge von Schritten wird nun die Wahrnehmung dieses Körpergefühls verfeinert: Es werden Veränderungen wahrgenommen, Bilder, Sätze, andere Assoziationen gefunden; immer wieder wird der Körper befragt, ob man seine Gefühle richtig ›verstanden‹ habe, wie gut Wort, Bild und Gefühl (für die ganz bestimmte Situation, auf die man fokussiert) übereinstimmen.

Dieser Prozess ist nicht schnell zu durchlaufen, sondern wird immer wieder rückgekoppelt, nochmals überprüft, an den Therapeuten eventuell weitergegeben, von ihm ermuntert, auch befragt. Man kehrt zum besprochenen Thema (Problem, Situation) zurück, indem man zu beschreiben versucht, was die empfundenen Körpergefühle mit dem Thema, auf das man fokussiert, zu tun haben können, ob darin vielleicht auch Lösungen liegen können, wie ein Körperempfinden aussähe, das dieses Problem nicht kennt etc. Dies alles zu erlernen braucht es sicher einige Zeit, man muss es aber nicht unbedingt als eine lange Ausbildung konzipieren.

Von Gendlin wurde diese Technik nicht in einen psychoanalytischen Rahmen hineingedacht, sondern in einen, der die Humanistische Psychologie im Hintergrund weiß. Dort ist ja das Erzielen authentischer Empfindungen, die Übereinstimmung von Erfahrung und Verbalisierung ins Zentrum des therapeutischen Geschehens gerückt. »Erfahrung« betrifft natürlich auch »Körpererfahrung«, allerdings hat Rogers selbst dies zwar mitgedacht, aber nicht extra als Technik angewandt. An diesem Punkt hat Gendlin eingesetzt. Spricht etwas dagegen, es auch in Therapien zu verwenden, die auf dem Boden psychoanalytischer Theorien entstanden sind? Unserer Meinung nach nicht.

Das Berührungstabu, das für die Psychoanalyse sehr wichtig ist, wird (selbst wenn man es als sehr bedeutsam ansieht) durch Focusing-Techniken nicht tangiert. Das Geschehen wird vor allem durch den Patienten selbst gesteuert und nicht durch Berührungen des Therapeuten. Sehr gut kann man sich auch in einer noch so strengen lege artis durchgeführten Psychoanalyse vorstellen, dass Körperempfindungen thematisiert werden, ja eigentlich sollte keine Analyse ohne die Verbalisierung von Körperempfindungen auskommen. Das Neuartige am Focusing bestünde dann nur in der Systematisierung des Vorgehens, wodurch es aus der Assoziationskette herausgehoben, eben »fokussiert« würde.

Für tiefenpsychologisch vorgehende Therapeuten sieht die Situation noch einfacher aus. Das ›Steuern‹ des therapeutischen Prozesses gehört dort zum regelhaften Vorgehen und bedarf keiner Rechtfertigung. Das ist also nichts, das die Theorie der Technik tiefenpsychologisch vorgehender Therapeuten verändert.

Körperempfindungen als die »andere Seite« des Seelischen ins Blickfeld zu rücken scheint hier sehr angemessen. Es geht ja in der psychoanalytischen

Theorie gerade dort, wo triebpsychologische Gesichtspunkte im Mittelpunkt stehen, sehr zentral um die Körperbedingtheit des Seelischen. Aber auch die Neurobiologie sowie die Gehirnforschung hat unseren Blick wiederum auf körperliches Geschehen als Grundlage des Psychischen gelenkt. Natürlich ist die Frage nicht geklärt, ob es wirklich hilfreich und möglich ist, Körpererinnerungen ›abzurufen‹. Viele Berichte von körperorientierten Therapeuten sprechen zwar für diese Annahme, aber im Bereich der Psychotherapie kann man bei manchen Patienten bekanntlich sogar Engel zur Heilung anrufen oder die Geister der Ahnen oder frühere Leben – es gelingt Besserung auch auf diesem Weg. Erfahrungsberichte sind daher keine Beweise. Trotzdem: Viele Berichte weisen in dieselbe Richtung.

Mit Sicherheit aber kann man davon ausgehen, dass bei manchen Patienten die reine Verbalisierung von Erfahrungen mit ihren Nuancen oft schwierig ist, dass manche mit ihren Körperempfindungen unter Umständen mehr anfangen können als mit Worten, ohne dass sie den Körper zu Rate ziehen. Die Indikation also ist nicht sehr klar auszuweisen, man ahnt mehr als dass man es beweisen kann, dass Methoden, bei denen auf den Körper zentriert wird, fruchtbar sein können. Am ehesten kann man davon ausgehen, dass es Menschen gibt, bei denen das Empfinden für Körpervorgänge sehr gut ausgeprägt ist und die daher auch zu diesen körperlichen Vorgängen, die ja sehr subtile Introspektion verlangen, wichtige Assoziationen finden.

Bewältigung einer Angst

Gabriele kommt in die 44. Sitzung einer tiefenpsychologisch fundierten Psychotherapie mit verweintem Gesicht. Sie habe schon wieder große Angst, so dass sie nichts essen könne, mit ganz schwerem Herzen aufwache und sich ganz enorm vor dem kommenden Wochenende fürchte. Gabriele weiß sehr genau, wovor sie sich fürchtet. Wie schon öfter vorher ist es eine durchaus banale Situation, die sich aber bei Gabriele immer gleich zu katastrophaler Wichtigkeit aufbauscht. Gabriele hat sich verpflichtet, am Samstag ihren 8-jährigen Sohn und die zwei Söhne einer Freundin zu einem weit entfernt liegenden Fußballspiel zu fahren. Die drei kleinen Fußball-Fans haben dieses für sie ganz besonders wichtige Spiel schon lange ersehnt. Eigentlich sollte die

Mutter der beiden anderen Kinder fahren, diese ist aber verhindert und hat Gabriele gebeten. Gabriele – wie so oft – konnte nicht »nein« sagen; sie fürchtet das Autofahren in unbekannte Gegenden, verliert sehr schnell die Orientierung und weiß jetzt schon, dass sie angesichts der Verantwortung für die drei Kinder völlig kopflos sein wird. Gabriele ist, wie man denken kann, eine sehr ängstliche Frau, hat aber ihr Alltagsleben ziemlich vernünftig durchgeplant, so dass meist alles klappt. Autofahren ist ein wunder Punkt. Als sie dann noch dazu erfuhr, dass es sich um einen relativ komplizierten Weg mit unübersichtlichen Auf- und Abfahrten bei der Autobahn handelt, geriet sie in Panik. »Ich weiß nicht, was daran so schlimm ist – wenn ich es genau überlege, dann ist es doch nicht so schrecklich, wenn ich mich nicht gleich zurechtfinde. Ich kann ja sehr viel früher wegfahren ..., aber der Druck geht nicht weg.«

Wir fokussieren auf den »Druck«, der sich zwischen Herz und Magen befindet. Ich frage sie nach der Eigenart dieses Drucks: Welche Qualität hat er, welche Eigenschaft? Wie fühlt sich der Druck an? Welche Worte passen dazu?

Gabrieles Einfälle: »Wie ein kleines Tier. Er bewegt sich. Er wandert jetzt in den Darmtrakt, kribbelig. Steigt hinauf zum Hals. Er könnte dunkelgrün sein, so ein wenig schleimig – brr ... wie Algen oder Wasserlinsen ... wenn ich ihn fassen will, löst er sich auf, ich kriege ihn nicht ... nein, jetzt ist es doch ein kleines Tier, ein Gecko, ein grüner Gecko ... flink, entwischt immer wieder.« Ich frage, was am besten passt, und Gabriele entscheidet sich für den Gecko.

Was könnte das für einen Sinn machen für das Problem? Gabriele meint, dass die Verwandlung vom schleimigen Etwas in einen kompakten Gecko etwas Beruhigendes hat. Geckos mag sie, die seien auch Glücksbringer. Wenn sie sich jetzt wieder auf ihr Inneres konzentriert, bleibt ein lebendiges Etwas in ihr, das nicht sehr bedrohlich ist. »Ich glaube, ich werde vor solchen Situationen immer ein wenig Angst haben, es wird immer kribbeln – aber jetzt gerade scheint mir, dass dieses Kribbeln gar nicht so bedrohlich sein muss. Es muss mir keine Panik machen. Es ist ein harmloses Tier.« Gabriele ging an diesem Tag beruhigt nach Haus. Der »Gecko« blieb längere Zeit ein wichtiges Symbol für alle ihre Alltagsängste.

Das alles ist sicherlich nur ein kleiner Schritt zur Bewusstmachung von Problemen und zu ihrer möglichen Kontrolle. Die Einübung in solch differenzierte

Körperwahrnehmungen aber kann das Gefühl des Nicht-ausgeliefert-seins vermutlich im Laufe der Zeit verstärken. Zusammen mit anderen therapeutischen Techniken (Hinführung auf größere Problembereiche, eventuell genetische Deutungen u. ä.) ist es ein gutes Hilfsmittel, ein Problem von allen Seiten anzugehen.

Natürlich könnte man sich bei solchen therapeutischen Situationen auch ganz andere Interventionen vorstellen – sogar verhaltenstherapeutische (Visualisierung der Autofahrt), aber ebenso gut können diese Angstanfälle natürlich auch verbal bearbeitet und immer wieder von neuem besprochen werden. Auch beim Fokussieren, wie bei allen Methoden, die das Verbale überschreiten, gilt aber, dass man durch einen Methodenwechsel unter Umständen Widerstände ›umgehen‹ kann, die später einmal durchaus zu integrieren sind.

Immer wieder möchten wir betonen, dass es sich beim Methodenwechsel vom Verbalen in eine handlungs- oder erlebnisorientierte Methode nicht darum dreht, dass das kognitive Verständnis zugunsten eines ›reinen‹ Erlebnisses (sofern es so etwas gibt) aufgegeben wird. Tiefenpsychologisches Vorgehen ist immer auch dem Verständnis, der Einsicht, der Kontinuität des Gesamtgeschehens sowie der Biografie verhaftet. Es kann aber aus ›verfahrenen‹ Situationen herausführen, es kann die gerade heutzutage oft klischeehafte Vorstellung von Patienten, was Therapie bedeutet (»Reden über …«) ändern und in andere Erfahrungsdimensionen führen. Ein Problembereich kann dadurch, wenn nicht vertieft, so doch verbreitert werden. Das Fokussieren gibt dem Patienten unter Umständen wiederum andere Möglichkeiten zur Erwerbung von Autonomie in die Hand und verschafft auf diese Weise ein Gefühl von ganzheitlichem Erleben. Natürlich ist auch ein Fokussieren auf bestimmte Beziehungsdimensionen zwischen Patient und Therapeut möglich, wodurch sich auch neue Aspekte in Bezug auf die Übertragung ergeben können.

Awareness

Awareness-Übungen, nicht nur aus der Gestalttherapie, sondern auch aus verschiedenen Meditationspraktiken (hier: Einübung in Achtsamkeit) bekannt, dienen vor allem der Sensibilisierung für innere Vorgänge – rein körperlicher aber auch seelischer Art. Manchmal kann es auch wichtig werden, Patienten auf die Außenwelt hin zu sensibilisieren. Unsere persönliche Geschichte und die damit verbundenen Affekte haben einen Niederschlag in unserem Körper und unserem Körpererleben gefunden, so dass es plausibel ist, diese Erfahrungen über die Körperwahrnehmung aktivieren zu können. Die Konzentration auf Körperempfindungen setzt deshalb häufig Erinnerungen frei, die mit konflikthaften oder auch traumatischen Erfahrungen in Verbindung stehen.

Im Begriff der Achtsamkeit berühren sich Psychoanalyse und Buddhismus. Psychoanalyse ist einerseits eine Forschungsmethode und damit verbunden eine Theorie über die Entstehung und Heilung psychischer Krankheit, aber auch eine Methode zu heilen, d. h. Leid zu beseitigen.

Der Buddhismus ist in seinem tiefsten Verständnis ebenfalls ein Weg, das Leiden zu beseitigen und zwar im doppelten Sinne. Er handelt zum einen davon, wie der Mensch sich selbst vom Leiden befreien kann, aber er lehrt auch eine Haltung, durch die kein Leiden mehr erzeugt wird.

Der Heilungsweg im Prozess der analytischen Behandlung löst im Idealfall ebenso das eigene Leid, schafft damit aber auch Voraussetzungen dafür, weniger Leid für andere zu erzeugen, was leicht nachvollziehbar ist, wenn wir an Suchterkrankungen oder Persönlichkeitsstörungen denken.

Übung und Entfaltung immerwährender Achtsamkeit ist der buddhistische Weg der Selbsterkenntnis. Achtsamkeit (*sati*) ist das Zentrum der buddhistischen Praxis. Ziel ist, sich dessen bewusst zu sein, was in unserem Denken, Sprechen und Handeln geschieht, zu beobachten, was in unserem Körper, unseren Gefühlen, unseren Wahrnehmungen vor sich geht und auf diesem Wege unsere Wünsche und Vorstellungen, unser Bewusstsein mit seinen Ideen, Gedanken, Konzepten, Theorien, Ideologien kennen zu lernen.

Im Buddhismus ist die Entwicklung der Achtsamkeit ein lebenslanger Übungsweg und das, was wir im Folgenden als Achtsamkeitsübung im Rahmen von Psychotherapie beschreiben, hat nur bedingt mit einer buddhistischen Meditationspraxis zu tun, dennoch existieren beschriebene Parallelen. Solche Übungen können über die therapeutische Situation hinaus Anregung für die Entwicklung einer entsprechenden Haltung im Alltag sein.

Die Anleitungen dazu sind einfach: Man bittet den Patienten, ruhig in sich hinein zu horchen und zu berichten, was er dabei erlebt. Eventuell kann man Hilfestellung geben: »Wo fühlen Sie etwas? Welche Art von Gefühl, Empfindung ist das? Verändert es sich? Bleiben Sie eine Weile dabei und verfolgen Sie es« etc. Dabei können Szenen aus der Vergangenheit auftauchen, Bilder vom Körperinneren, aber auch einfach nur Gefühle von Kribbeln oder Zerren.

Es kann dem Patienten überlassen werden, diese Empfindungen zu beschreiben, vielleicht sogar Schlussfolgerungen daraus zu ziehen. Bei meditationsgeübten Personen gelingt es leichter als bei anderen, die dazu erforderliche Konzentration anzuleiten. Bei manchen Patienten löst schon die Aufforderung, sich zu konzentrieren, Unbehagen aus. Dies ist natürlich ein sehr gutes Einstiegsmotiv in ein Gespräch genau darüber.

Es kann sehr wichtig sein, Patienten durch solche kleinen Übungen damit vertraut zu machen, dass sie selbst ihre Körperempfindungen auch ›herstellen‹, dass also eine Verspannung sich nicht ohne Zutun des Patienten einstellt, ein inneres Zittern und Kribbeln ebenfalls viel zu tun hat mit Gefühlen und daraus entstehenden Verspannungen. Die Wahrnehmung der Verbundenheit von einfachen Körperempfindungen mit komplexen Gefühlen, ja: Einstellungen und Lebensszenarien, wird auf diese Weise gefördert. Gerade unangenehme Körperempfindungen und begleitende Gefühle, die über manche Menschen oft einfach ›hereinbrechen‹ (Spannungskopfschmerz, Rückenschmerzen, Magendrücken) und manchmal im Sinne von Krankheiten gedeutet werden, können in dieser aufmerksamen Form als ein Ausdruck einer gesamtseelischen Situation gesehen werden und verlieren dabei ein Stück ihrer Bedrohlichkeit. Die Verbindung zum Focusing liegt auf der Hand. Awareness-Übungen sind aber meist in kürzere Sequenzen aufgeteilt, man geht weniger stark themenzentriert vor.

Auftauchen einer Schlüsselerfahrung

Frau M. ist eine attraktive Frau von 40 Jahren, die wegen depressiver Episoden im Zusammenhang mit Beziehungsproblemen in die Therapie gekommen war. Zudem litt sie unter zeitweilig auftretenden Atembeschwerden, die von Angstzuständen begleitet waren. Sie hatte das Gefühl, nicht mehr richtig atmen zu können und geriet in solchen Situationen immer mehr in Panik. Irgendwie schienen diese Beschwerden mit Beziehungsproblemen in Zusammenhang zu stehen, ohne dass aber Genaueres klar war.

Als wieder einmal die Atemschwierigkeiten Thema waren, schlug ihr der Therapeut vor, sich doch einmal auf ihren Atem zu konzentrieren. Sie sollte ihn einfach wahrnehmen und nichts weiter tun. Die Patientin schloss die Augen und konzentrierte sich auf ihren Atem. Normalerweise wirkt die Konzentration auf die Atmung, die ja Teil meditativer Techniken ist, beruhigend. Hier trat aber etwas ganz anderes ein. Der Patientin schien mit jedem Atemzug das Atmen schwerer zu fallen, sie stockte beim Atmen, so als müsse sie beim Einatmen einen schweren Widerstand überwinden.

P: »Ich glaube, ich kann nicht weiter.«

T: »Bleiben Sie dabei, solange es geht, achten Sie darauf, was passiert in Ihrem Körper.«

Die Patientin kämpfte mit sich und dem Atem, auf ihrem Gesicht schien sich Angst breit zu machen. Doch plötzlich kippte der Gesichtsausdruck der Angst.

P: »Ich muss plötzlich an meine Schwester denken. Sie war die Älteste, hat mich oft gequält, wenn meine Mutter nicht zu Hause war.«

Die Patientin hielt die Augen weiter geschlossen, ihre Aufmerksamkeit war auf die auftauchenden Erinnerungen gerichtet.

P: »Sie hat mich immer in eine Decke eingewickelt. Ich hatte das völlig vergessen. Ich hatte immer panische Angst zu ersticken. Ich hatte das Gefühl, sie lässt mich hier nicht mehr raus und ich ersticke.«

T: »Wie alt sind Sie in dieser Szene?«

P: »5, vielleicht 6 Jahre.«

Für die Patientin war diese Kindheitserinnerung neu. Von dieser Erfahrung ausgehend konnte schließlich die Idealisierung der ältesten Schwester, die der Abwehr der Geschwisterrivalität und ihres Hasses auf die Schwester gedient hatte, aufgehoben werden. Es war der Ausgangspunkt für die Entwicklung eines besseren Zugangs zu ihren Aggressionen, für die sie auch im Laufe der Zeit in ihrer Paarbeziehung eine adäquate Ausdrucksweise finden konnte.

Körperempfindung und Selbsterleben

Verschiedene Techniken sind natürlich auch miteinander kombinierbar, wie das folgende Beispiel zeigt. Hier geht die Awarenessübung in einen Rollentausch über.

Heiner, ein 30-jähriger, lang aufgeschossener Mann ist wegen Drogenproblemen in Behandlung. Seit einigen Stunden ist er mit seinen beruflichen Misserfolgen beschäftigt. Er kriege nichts hin, was immer er auch anfange. Er hat irgendwie das Gefühl, dass etwas Böses in ihm ist, bzw. dass er selbst böse ist.

In den Therapiestunden klagt er jetzt häufiger über Enge im Brustkorb. Es fühle sich an, als ob eine eiserne Klammer seine Brust umspanne und zusammendrücke. Die Therapeutin lenkt seine Aufmerksamkeit auf diese Körperempfindung.

T: »Achten Sie auf Ihren Atem und darauf, wie sich diese Enge bemerkbar macht.«

P: »Ja, das ist wie eine eiserne Klammer, die den ganzen Brustkorb zusammendrückt.«

T: »Sie haben Angst, da könnte etwas zerbrechen?«

P: »Ja, so wie ein Ei – fühle mich irgendwie an wie ein zerbrechliches Ei.«

Sein Blick bleibt auf einigen Utensilien auf dem Tisch hängen, unter denen auch ein Porzellanei ist.

P: »So wie dieses Porzellanei, so fühle ich mich – so zerbrechlich.«

Die Therapeutin reicht ihm das Ei und sagt:

T: »Tauschen Sie doch einmal mit diesem Ei die Rolle, seien Sie dieses Ei, sprechen Sie als dieses Ei.«

P (nachdenkend und nachdenklich, das Ei in der Hand haltend): »Ich bin zerbrechlich. Ich kann leicht kaputt gehen.«

Pause und dann, seine Stimme verändert sich:

P: »Geht bitte vorsichtig mit mir um, ich gehe leicht kaputt, ich fühl' mich unter Druck, das ist schwer auszuhalten.«

T: »Hier auch? Hier fühlen Sie sich auch unter Druck?«

P: »Ja, hier auch.«

In den Stunden darauf war es möglich, Zugang zu Erinnerungen, zu Szenen zu bekommen, die er als Kind mit seinem alkoholisierten und tobsüchtigen Vater erlebt hatte, wenn er geschlagen wurde und sich anhören musste, dass er ein Nichtsnutz und ein böses Kind sei. In solchen Augenblicken hatte er immer den Atem angehalten. Er wusste, wenn er zu weinen und zu schluchzen anfinge, würde der Vater nur noch wütender werden, und er versuchte sich mit dem Anhalten des Atems zu schützen. Das aber führte zu einer Verkrampfung des Zwerchfells und dies verursachte das Gefühl, einen Eisenring um seine Brust zu haben.

Über das Körpererleben des Patienten konnte dann auch das allmählich aktuelle Beziehungserleben im Rahmen der Übertragung zur Sprache kommen. Der Patient hatte Angst, die Therapeutin könnte ebenso wie der Vater die ganze Schlechtigkeit und Unfähigkeit in ihm entdecken und ihn für unwert finden, mit ihr weiterzuarbeiten.

Es ist darauf zu achten, dass freigesetzte Erinnerungen im Falle eines Traumas auch destabilisierend wirken können, in der Regel haben sie aber eine heilsame Wirkung. Wie alle Interventionen in der Psychotherapie bedürfen sie einer gewissen Erfahrung und Einübung unter Supervision, bevor man sie anwendet.

Aufhebung einer Spaltung

Herbert, ein Hobby-Leistungssportler (Marathon, Baseball, Schwimmen), der über wechselnde Schmerzzustände klagte (Rücken, Schultern, Knie), war schon sehr oft medizinisch untersucht worden. Man hatte ihm immer wieder empfohlen, nicht allzu viel Sport zu betreiben, vage von ›Überlastung‹ gesprochen und ab und zu auch Schmerzmittel verschrieben. Wirklich stichhaltige Befunde gab es nicht. Da die Schmerzen in keinem Zusammenhang mit dem Betreiben von viel oder wenig Sport standen, riet ein Arzt dem sehr Zögernden zu einer Psychotherapie.

Angeregt zur Konzentration auf sein Köperinneres sah er den Therapeuten ratlos an. »Da ist nichts«, erklärte er. Darauf hingewiesen, dass er doch sicher seinen Atem spüre, meinte er: »Ja, und? – Da kann ich doch nichts machen ... also wenn ich laufe, natürlich, da habe ich eine Technik ...« Auch Hinweise auf einzelne Körperteile wie »Was spüren Sie denn gerade im Magen, in den Schultern...?« u. ä. m. erbrachten nichts. Er blieb erstaunlicherweise längere Zeit dabei, dass er sein Inneres nicht empfinde. »Ihr Körper – das sind Sie«, sagte der Therapeut, »und das ist *nichts*?« Es wurde auch Herbert sehr bald klar, dass er seinen Körper (vermutlich tun dies viele Sportler?) als eine Maschine betrachtete, die man zwar antreiben und mit guten Techniken ausstatten kann, die aber keine ›Seele‹ hat. Der Therapeut benutzte im Laufe der Therapie genau diesen Begriff. »Was sagt denn die Seele ihres Körpers?« – Ein Satz, den Herbert nach und nach begreifen lernte, weil es ihm selbst auffiel, dass er sich zu seinem Körper in einer nur-funktionalen Art verhalten hatte. Der Therapeut ging immer wieder zu den Awareness-Übungen zurück und bat Herbert, sich einfach dem »Nichts« zu überlassen. Nach und nach wurde aus diesem Nichts natürlich ein »Etwas« und Herbert lernte recht genau, körperliche Empfindungen zu differenzieren.

Welche Indikation es für solche Übungen gibt, ist unklar. Man kann sich allerdings vorstellen, dass längere Konzentration bei sehr Ich-schwachen Personen zu Unruhe-und Angstzuständen führt, weshalb man die Einführung in solche Übungen sicher vorsichtig gestalten muss. Der Therapeut könnte sonst als übermächtig erlebt werden, als einer, der auch in das Innere eingreift. Bei allen Übungen, die den Körper einbeziehen, sollte daher das Berührungstabu unbedingt beachtet werden. Eingebettet in eine gute Beziehung sollte es aber nicht zu schwierig sein, solche destabilisierenden Zustände zu erkennen, eventuell eine Übung abzubrechen oder die Ängste aufzulösen und zu besprechen.

Auch diese Awareness-Übungen dienen, wie viele der damit verwandten Interventionen dem Ziel, möglichst viele Kanäle der Information zu benutzen, um sich kennen zu lernen. Es sei, sagt Lore Hartmann-Kottek in ihrem Lehrbuch, eine Methode, die für viele steht, »die ganz leise den Weg weisen über den Kontakt mit dem körperlichen Sein bei sich in der Mitte anzukommen« (Hartmann-Kottek 2004, S. 239).

Experiment

Eine stark handlungsorientierte Technik stellt das sogenannte Experiment dar – ein in der Gestalttherapie gebräuchlicher Begriff, der ein wenig unglücklich gewählt wurde. Er soll beibehalten werden, weil er sich in dieser Form ›eingebürgert‹ hat. Es handelt sich um eine sehr kleine Sequenz von angeleiteten Handlungen, die sich in natürlicher Form aus dem Gespräch ergeben können, unter Umständen verbunden mit den sogenannten Übertreibungen.

Ein als schwierig oder problematisch dargestellter Sachverhalt (sei es in Beziehungen, sei es körperlich-sinnlicher Art) wird vom Therapeuten aufgegriffen und zuerst einmal verbal widergespiegelt. Dann wird der Patient aufgefordert, eine problematische Situation ›durchzuspielen‹, das heißt also: sehr bewusst und langsam (das ist besonders wichtig) darzustellen und darauf zu achten, was sich dabei innerlich abspielt. Dies soll aber kein Rollenspiel sein; dieses spielt sich auf viel komplexerer Ebene ab. So kann z. B. die Aussage: »Ich kann meiner Mutter nicht widersprechen« aufgegriffen werden, indem in quasi-experimenteller Form nur der Satz ausgesprochen werden soll: »Mama, da bin ich nicht Deiner Meinung«. Dieser Satz – und nichts sonst – soll nun innerlich aufmerksam begleitet werden. Dazu braucht es zuerst einige Anleitung (siehe Awareness) durch Fragen wie: »Wie empfinden Sie diesen Satz? Wo spüren Sie ihn? Welchen Namen könnte das dabei entstehende Gefühl haben? Breitet es sich aus? Wo?« Der Satz kann nun variiert werden (»Experiment«): Entweder er wird inhaltlich verändert, z. B. verstärkt zu »Das ist ganz und gar nicht meine Meinung« oder »Da liegst Du aber total falsch« oder in der Lautstärke. Das kann vom Flüstern bis zum Schreien gehen. Der Patient wird immer wieder angehalten, sich zu vergewissern, ob der Satz in dieser Form oder in dieser Lautstärke für ihn ›passt‹ und durch welche Gefühle ihm dies signalisiert wird.

Es müssen nicht immer Beziehungssituationen sein, die auf diese Weise besser erlebbar gemacht werden. Auch bestimmte Körperhaltungen oder Bewegungen, die dem Therapeuten auffallen, können dargestellt und variiert werden. Das kann ein immer wieder auftauchender scheuer Seitenblick bei Vermeidung direkten Blickkontakts sein, eine nervöse Handbewegung oder ein fortwährendes Wechseln der Sitzposition. Manche dieser Bewegungen sind natürlich dem Patienten noch nie wirklich bewusst geworden, an manchen leidet er (»Ich verhaspele mich dann immer«, »Ich drehe dann immer ganz nervös an meinen Fingern« etc.). Auch diese können langsam und/oder übertreibend dargestellt und die dabei begleitenden Empfindungen sollen dabei in aller Ruhe verbalisiert werden.

Dies ist natürlich nur eine etwas betonte Fortsetzung von Prozessen, die wohl in jeder Therapie angestoßen werden können: das Aufmerksam-machen auf Begleitempfindungen, Begleitgefühlen, körpernahen Sensationen in konfliktreichen Lebenslagen. Auch ein Psychoanalytiker würde unter Umständen darauf hinweisen, dass nun die Stimme des Patienten sich verändert habe oder dass er plötzlich ganz regungslos auf der Couch liege. Durch die erlebnisnahe Aktivierung solcher Empfindungen und Zustände sowie durch ihre Variation wird das Erleben noch verfeinert, Patienten werden sensibilisiert und können bestimmte ›leise‹ Gefühle und Körpersensationen als Signal verwenden lernen. Besonders wichtig kann dies bei Menschen sein, die dazu neigen, Körperempfindungen falsch zu interpretieren oder außer Acht zu lassen und im Zusammenhang mit solchen Fehlinterpretationen vermutlich leicht psychosomatische Störungen entwickeln.

Differenzierung der Innensicht

Ute, eine labile und unstete Frau in den Mittdreißigern hat schon öfter berichtet, dass sie Beziehungen manchmal ohne Grund schleifen lässt, sich auch um gute Freunde nicht mehr kümmert, weil ihr plötzlich alles langweilig wird. Auch hier in der Therapie (die zu dieser Zeit etwa ein Jahr lang dauert) wäre es anfangs »sehr viel interessanter« zugegangen, jetzt hätte sie oft das Gefühl, es werde langweilig. Die Therapeutin lässt sie einen Satz wählen, der dieses Gefühl adäquat ausdrückt. Sie sagt: »Leider ist mir die Therapie langweilig geworden«. Sie soll den Tonfall ausprobieren, in dem dieser Satz gesprochen werden soll, damit er das wirklich Wichtige betont. Ihre Betonung liegt auf »leider«, das sie mit einem leichten Seufzer ausspricht. Andere Betonungen (z. B. Betonung auf dem Wort »Therapie« oder »langweilig«) lehnt sie ab. Die Therapeutin bittet sie, in sich hineinzuhorchen und dabei das »leider« immer wieder leise zu sprechen. Sie meint, dass sie innerlich zu zittern beginne. Aufmerksame Beobachtung, unterstützt von Fragen der Therapeutin (»Wo liegt das Zittern? Verändert es sich? Welche Gefühle kommen auf Sie zu?« etc.), zeigen der Patientin auf, dass sie das Zittern nur sehr kurz aushalten kann. Sie ist plötzlich bei einem ganz anderen Thema, das sich bildhaft einstellt, nämlich bei einer Erinnerung an eine aufregende Segelpartie mit einer Freundesgruppe, bei der sie in die Nähe eines Kenterns geriet.

In einer längeren Sequenz besprechen Therapeutin und Patientin, wie schnell sie gewisse Frustrationen, die sich in Kontakten ergeben, überspielt, indem sie sich »aufregenden« Dingen hingibt und solche sucht. Die Patientin hat ihren Drang nach immer Neuem bisher eher unter dem Gesichtspunkt von Wissbegierde gesehen. Jetzt kommt eine andere ›Rahmung‹ dazu: das Abwehren gewisser notwendiger Bemühungen um das Stetige, das Durcharbeiten von Gewohntem u. ä. m. Die sehr gescheite Frau wird nun ›fündig‹ in vielerlei Gebieten: beruflich, in Beziehungen, im Einrichten der Wohnung, beim Kleiderkauf etc. und sie entdeckt, dass sie ihre Therapie vor allem unter dem Gesichtspunkt des Erfahrens von »Neuem« betrachtet hat.

Körpererinnerung

Eine Studentin, 27, wirkt nervös und unkonzentriert und macht auf die Therapeutin den Eindruck, als befände sie sich oft irgendwo ›anders‹. Auffallend ist, dass sie dauernd ihre Füße bewegt: mal nach außen dreht, mal nach innen, sie beugt und streckt sie auch fast unmerklich. Die Therapeutin macht die Patientin darauf aufmerksam. Diese erklärt, das sei nur so eine »Gewohnheit«. Die Therapeutin bittet sie nun, alle diese sehr zaghaften Bewegungen langsam und überbetont auszuführen und darauf zu achten, welche inneren Zustände sich dabei einstellen. Die Patientin tut dies recht aufmerksam und hält plötzlich abrupt inne. »Das ist wie die Ballettschule«, erklärt sie. Auf Befragen der Therapeutin erzählt sie, dass sie plötzlich das gleiche unangenehme Gefühl gehabt habe wie damals, als sie zwischen 5 und 8 Jahren auf dringenden Wunsch ihres Vaters hin die Ballettschule besucht habe. Sie sei nie gerne hingegangen, der Geruch nach Wachs, nach Schweiß, die schnarrende Stimme der Lehrerin: Das alles sei widerwärtig gewesen. Am schlimmsten aber seien die dauernden Ermahnungen der Lehrerin gewesen, weil sie sich so »plump« bewegt habe. Immer wieder habe sie auch daheim bestimmte Positionen geübt, aber nie zur Zufriedenheit der Lehrerin. Sie habe sich wie ein »Trampeltier« gefühlt. Dieses Gefühl »als ob in mir irgendein Elefant verborgen ist, innen ist alles schwer« wird nun zum Ausgangspunkt immer wieder neuer Überlegungen. Die Therapeutin »erbt« die falschen Erwartungen des Vaters und gerät außerdem in die Rolle der verhassten Lehrerin, die nie zufrieden ist. Dass dies nur die »Spitze des Eisbergs« ist, lässt sich vermuten. Es werden aber viele unangenehme Situationen dadurch bearbeitbar und aufklärbar.

Um mit den Techniken des »Experiments« und der »Übertreibung« arbeiten zu können, bedarf es einer sehr wachen Gegenübertragung. Bei wenig fantasievollen Therapeuten kann die Technik zu einer Routine-Angelegenheit entarten, womit sie natürlich als etwas »Erwartbares« unwirksam und lächerlich wird. Es bedarf einer recht genauen Analyse der Gegenübertragung des Therapeuten, damit er auch die oft in Worten und Gesten versteckten Übertragungselemente verstehen lernt. So hat bei Ute die Therapeutin schon seit längerem das Gefühl gehabt, dass die Patientin sich nicht mehr in derselben Weise einlässt wie zu Beginn der Therapie. Sie hatte jedoch wenig Handhabe, um dieses Gefühl zu verifizieren.

Die Patientin im zweiten Fallbeispiel vermittelte der Therapeutin wiederum das Gefühl, sie sei immer wieder mit anderem als mit der Therapie beschäftigt. Natürlich lässt sich immer auch irgendein anderer Weg denken, um solche Situationen erlebbar zu machen, gerade bei zeitgebundenen Therapien aber kann die Aktivierung durch den Therapeuten eine neue Rahmung des Erlebten hervorrufen, die auch wiederum neue Handlungsmöglichkeiten nach sich zieht.

Wann und wie solche Techniken indiziert sind, lässt sich bestimmt nur intuitiv ermessen. Uns scheint, dass sie sich nicht am Beginn einer Therapie, vor allem nicht bei Menschen, die therapeutisch unerfahren sind, eignet. Man sollte schon einiges Vertrauen in den Therapeuten haben, damit man solche, die Kommunikation in ungewöhnlicher Weise übersteigenden Techniken, auch vertrauensvoll ausprobieren kann.

Sprachspiele

Die Gestalttherapie ist auch Laien dadurch bekannt geworden, dass sie sprachliche Äußerungen der Patienten nahezu wortwörtlich aufgreift. In gestalttherapeutischen Prozessen ebenso wie im Beratungssetting werden Wendungen, Floskeln, stereotype Sprachformeln aufgegriffen und dem Patienten mittels Wiederholung durch den Therapeuten gespiegelt. Sprachliche Äußerungen – so die Annahme – verweisen auf inneres kommunikatives Handeln und zeigen somit typische Kontaktmuster zur Umwelt und zu den inneren Instanzen auf. Somit dient die sprachliche Ausdrucksweise der Patienten der prozessualen Diagnostik. Immer wieder leitet uns der Duktus der Sprache in die innere Konfliktwelt, weist den Weg zu den Strukturmängeln.

Psychodynamisch sind dabei interessant:

- Einschränkungen und Relativierungen (ziemlich, eigentlich, ein wenig, bloß)
- vage und unkonkrete Ausdrucksweise (vielleicht, ich weiß auch nicht, aber,
- Widersprüchlichkeiten (ja, aber …, allerdings, natürlich)
- Verallgemeinerungen (weiß doch jeder, dass alle, immer, grundsätzlich)
- Verschleierung der Verantwortlichkeit (man sollte, man, wir alle).

Die Behandlungstechnik der Tiefenpsychologie sieht diese Sprachspiele sicherlich ebenfalls vor, ohne dass diese explizit gelehrt und/oder konzeptualisiert würden. Ein nebenbei gesagtes »eigentlich« kann aufgegriffen werden und leitet die Patienten an, sich mit dem »Uneigentlichen« auseinander zu setzen. Das Eigentliche und das Uneigentliche verweisen nur allzu oft auf den Grundkonflikt der Autonomie. Der eigene Wunsch steht im Konflikt zum Festhalten an der Bindung zur Familie. »Eigentlich ginge ich gern für zwei Semester nach Boston, aber wer kümmert sich dann um die Kleinen (gemeint sind die kaum jüngeren Geschwister, die von der parentifizierten Patientin anstelle der alkoholkranken Mutter versorgt werden). Sprachliche Einschränkungen können eine beeinträchtigte Autonomieentwicklung anzeigen, Anzeichen von Unsicherheit in der Darstellung der eigenen Person oder auch ein Sich-Drücken vor Verantwortung. Die Ungeübtheit in selbstverantwortetem Handeln wird in den sprachlichen Wendungen sichtbar, sie zeigen die Bedeutsamkeit der Gebundenheit ebenso wie die Lust an der Selbstbestimmung. Durch einfache Wiederholung dieses »eigentlich« gerät in diesem Fall der Grundkonflikt der Autonomie nahezu wie von selbst ins Erleben. Die schlichte Umformulierung: »Ich gehe für zwei Semester nach Boston« evoziert Trennungsschuld, Trennungsängste und ermöglicht ein vertieftes Arbeiten an der Konfliktdynamik.

Halbe, unvollständige Sätze können aufgegriffen werden mit der Aufforderung, den verschluckten, zensierten zweiten Halbsatz auszusprechen. Dies führt unmittelbar in die Dynamik eines Konflikts. Die Triebebene, die

Wunschwelt oder das Motivationssystem (je nach theoretischer Orientierung) werden in der Regel von der Überich-Instanz im zweiten Halbsatz zum Schweigen gebracht: »Ich wünschte …, also irgendwie stört sie mich dauernd, …, nicht, dass ich …«, was heißen könnte: »Ich wünschte, sie wäre tot.«

Sprachliche Figuren, Satzfetzen, die fallengelassen und nicht ernst genommen werden, nehmen aufmerksame Therapeuten auf. Mit dieser Fokussierung wird dafür gesorgt, dass Bewusstseinsinhalte, die nicht wahr gehabt werden wollen, in eine breitere Erlebensdimension geraten. Andeutungen und vage Formulierungen werden in klare Aussagen übersetzt und ermöglichen ein Prägnantwerden der Inhalte. Sie fächern stets die dahinterliegende Konflikt- oder Strukturdynamik auf.

P: »Es könnte sein, dass mir die kleinen Geschwister langsam zur Last werden.«

T: »Versuchen Sie mal den Satz: »Meine jüngeren Geschwister sind mir eine Last.«

Augenblicklich ist die Patientin mit aggressiver Bestrafung durch das Überich bedroht. Die Versagensangst, das Leben in Boston könne dann doch nicht bedürfnisgerecht gestaltet werden, taucht im weiteren Prozess auf. Der Patientin wird klar, wie wichtig es ihr doch auch ist, so bedeutsam für die Geschwister zu sein. Wer will schon in Boston mit ihr zu tun haben? Das Aufgreifen und Gegenüberstellen der widersprüchlichen Aussagen: »Einerseits will ich endlich mal tun und lassen können, was ich will. Andererseits, wer bin ich ohne die Verantwortung für die Geschwister?«, konfrontiert die Patientin mit dem zentralen Konflikt zwischen Sicherheit im lästigen Gebundensein und der Angst vor Selbstbestimmung im Risiko Auslandsaufenthalt.

Ziel eines jeden psychotherapeutischen Prozesses (gleich welcher Schule) ist das Gewahrwerden eigener Gefühle und Gedanken. Die Spiegelung z. B. von Floskeln ist somit ein Hilfsmittel, die Patienten zur Klarifizierung des »Eigenen« zu führen. Eine ich-nahe Umformulierung von Allgemeinplätzen fördert die Verantwortungsübernahme der Patienten. Die Konfrontation mit Verallgemeinerungen macht es unmöglich, sich hinter Konventionen, Normen, Regeln und Mehrheiten zu verstecken. Die eigene Position ist gefragt, und sicherlich tauchen Ängste auf, wenn man sich aus der Masse herauswagt. Die Technik der Sprachspiele erlaubt eine unmittelbare Bearbeitung.

Die Aussage, »das weiß man doch, dass jede Frau gerne Mutter sein will«, wird in einen ich-nahen Satz verwandelt und kann dadurch wiederum leichter befragt werden. »Ich möchte gerne Mutter werden« – daran lässt sich sehr viel besser die Frage anknüpfen, welche speziellen Motive es sein könnten, die zur Mutterschaft drängen.

Zum Wachstumsprozess der Patienten im psychotherapeutischen Prozess gehört es, eigene Zuständigkeit zu erkennen und anzuerkennen. Verantwortungsübernahme für das eigene Fühlen und Denken führt heraus aus der Opferdefinition. Der kausale Modus (Körner 1985), mit dem die meisten Patienten starten (»ich bin so ängstlich, weil meine Mutter mich nie alleine entscheiden ließ«), wird dadurch irritiert, denn das Sprachspiel betont vor allem den Modus der Intentionalität (»Durch meine Angst gewinne ich Hilfsangebote«), der später – folgen wir Körner – hin zu ganzheitlichem Verstehen der Person und ihres sozialen Kontextes führt. Das Vermeiden sprachlicher Prägnanz steht in unmittelbarem Zusammenhang mit der Vermeidung von selbstverantwortlicher Lebensführung (»Ich würde gerne wieder töpfern, aber vielleicht habe ich dann doch zu wenig Zeit, mich um Mutter zu kümmern.«).

Der Weg heraus aus typischen Verallgemeinerungen:

P: »Keiner liebt mich.«

T: »Wer liebt Sie nicht?« »Wer sollte Sie lieben?«

macht es möglich, am konkreten interaktiven Geschehen zu arbeiten. Generalisierungen ermöglichen das Verharren in einer bestimmten Weltsicht und Erlebensweise. Differenzierungen machen Verhaltensoptionen deutlich, aber sie ängstigen auch, da sie den Schutz durch Verallgemeinerung beiseite räumen und nahezu eine Aufforderung zu verändertem Tun beinhalten, die je nach Schweregrad der Störung zu schwierig ist.

Durch sprachliche Experimente (klassisch: »man« durch »ich« ersetzen) wird oft eine andere Erlebnistiefe erreicht. Die Patienten stehen quasi nackt mit ihrem Wollen, Wünschen und Begehren da. Diese Interventionsform ist sicherlich ich-stärkend, wenn sie wohl dosiert wird. Das Maß der Verantwortungsübernahme, das Maß dessen, wie weit jemand schon in der Lage ist, sich selbst als Autor seines Lebens wahrzunehmen, muss integrierbar bleiben. Therapeuten dürfen in der tiefenpsychologisch fundierten Psychotherapie nicht zum Antreiber werden, Verhaltensänderungen einfordern, die noch nicht gereift sind. Im Schonraum der psychotherapeutischen Praxis ist es jedoch immer möglich, mit der Sprache und ihren erlebnisaktivierenden Varianten zu spielen:

P: »Vielleicht werde ich mal versuchen, ein Wochenende weg zu fahren.«

T: »Ich werde am Wochenende wegfahren.«

Diese konkretisierende Intervention gleicht einem imaginativen Probehandeln, ohne zur Handlung zu drängen. Analoges gilt für die Umformulierung von Fragen zu Aussagen:

P: »Habe ich richtig gehandelt?«

T: »Ich habe richtig gehandelt!«

Die Indikation für die Verwendung solcher Sprachspiele liegt also – bei strukturell relativ gut integrierten Patienten dann vor, wenn allzu viele Über-Ich-Aspekte die Entfaltung der eigenen Person hemmen. Patienten sind nicht überrascht, wenn ihr Sprachstil, ihre spezifischen sprachlichen Wendungen in den Fokus der therapeutischen Arbeit geraten. Patienten, die sich für ein verbales Verfahren entschieden haben, rechnen damit. Sprachspielinterventionen wirken Ich-stärkend.

Anders als in der klassischen Gestalttherapie sollte man nicht in die Handlung drängen und damit – böse ausgedrückt – zum Agieren innerer Konfliktkonstellationen auffordern. Imaginatives Probehandeln initiiert durch Sprachstile reicht vollkommen aus. Die Verhaltensänderungen werden die Patienten dann vornehmen, wenn sie so weit sind. Es kann zur Abwehr des Erlebens führen, wenn man zu früh zur Handlung drängt. Psychodynamisch orientierte Therapeuten sind keine Verhaltenscoaches, die ihren Patienten »peak-experiences« bereiten sollten.

Zu beachten ist allerdings immer wieder, dass die Eigenarten des Sprachstils nicht in automatisiert-analysierender Form zur Beachtung gebracht werden sollten. Der Sprachstil ist Teil der eigenen Person. Attacken auf ihn können bei strukturschwachen Personen als Angriff auf die gesamte Person erlebt werden. Man wird daher vorsichtig damit umgehen müssen und nicht jedes »man« oder »vielleicht« sofort auf den Prüfstand stellen, denn dies rückt die Therapeuten in die Position strenger Lehrer und steht damit im Widerspruch zur eigentlichen Intention des Therapieprozesses (das strenge Über-Ich mildern).

Wie bei jeder therapeutischen Intervention gilt bei den Sprachspielen in besonderer Weise die Forderung, man möge taktvoll vorgehen, so dass die Besinnung auf die je eigenen Sprachgewohnheiten zu einer neuen Quelle von Erkenntnissen für Patienten und Therapeuten werden kann.

Wunderfrage

Die »Wunderfrage« ist eine Technik der Kurzzeittherapie, bei der es darum geht, aus dem Problemzustand herauszukommen und einen Zielzustand zu erleben. Durch diesen Zielzustand können mögliche Lösungen erarbeitet werden. Nach Steve de Shazer sollte die Wunderfrage nur einmal am Anfang der Therapie gestellt werden, um dem Klienten danach die Möglichkeit zu geben, selbst an der Lösung zu arbeiten. Erfahrungsgemäß eignet sich diese Art des Fragens auch für länger dauernde Therapien und kann auch im Lauf der Therapie erneut gestellt werden.

Die Wunderfrage sollte wie folgt gestellt werden: »Ich möchte Ihnen jetzt eine ungewöhnliche Frage stellen. Stellen Sie sich vor, Sie gehen nach Hause und legen sich wie immer zu Bett. Und während Sie heute Nacht schlafen und es ganz ruhig ist, geschieht ein Wunder. Das Wunder besteht darin, dass das Problem, das Sie hierher geführt hat, gelöst ist. Allerdings wissen Sie nicht, dass das Wunder geschehen ist, weil Sie ja schlafen. Wenn Sie also morgen früh aufwachen, was wird dann anders sein, das Ihnen sagt, dass ein Wunder geschehen ist und das Problem, das Sie hierher geführt hat, gelöst ist?«

Dies ist zweifelsohne eine erlebnisaktivierende Intervention. Sie versetzt die Patienten recht plötzlich in einen ganz neuen emotional/kognitiven Bezugsrahmen. Merkmal vieler Störungen ist ein begleitendes, negativ gefärbtes, sich ständig wiederholendes zirkuläres Denken (»Wenn ich so niedergeschlagen bin, kann ich keine neuen Beziehungen eingehen – wenn ich keine neuen Beziehungen eingehe, fühle ich mich bedrückt«). Dieser Denkstil schließt eine Selbstdefinition einer gesunden Erlebens- und Verhaltensweise üblicherweise aus, da der symptombestimmte Bezugsrahmen nicht verlassen werden kann. Die Wunderfrage ermöglicht eine emotional positiv gefärbte Vorstellung von sich selbst und den sozialen Bezügen.

In einigen Anregungen zur Gestaltung des tiefenpsychologischen oder psychoanalytischen Erstgesprächs ist die Wunderfrage direkt oder indirekt bereits enthalten. Sie prüft die Möglichkeiten der Patienten, einen symptomfreien (oder symptomreduzierten) Selbstentwurf zu imaginieren, was wir als prognostisch wichtiges Merkmal einstufen. Gleichzeitig ermöglicht die Wunderfrage im tiefenpsychologischen Kontext einen für die Diagnostik und auch für die Patienten direkten Einblick in die Konfliktdynamik.

Die Wunderfrage zeigt schnell die Bedeutung und den Sinn des Symptoms. Dies kann rasch an den Ausdruckscharakter der Störung führen und gibt nahezu unmittelbar Hinweise auf den sekundären Krankheitsgewinn. So lässt sich die Wunderfrage psychodynamisch als ›Zaubermittel‹ zur Bewusstmachung von Un- und Vorbewusstem beschreiben. Probedeutungen, die im tiefenpsychologischen Erstgespräch ihren festen Platz haben, lassen sich mühelos an die Antworten der Patienten anschließen. Die Patienten werden auf diese Weise bereits vor Beginn der Behandlung zur Selbstdeutung motiviert. Die Patienten werden angeregt, zu ermitteln, woher ihre Beschwerden stammen.

Kontraindikationen im Sinne eines zu hohen Risikos der Intervention in Hinblick auf den Einsatz der Wunderfrage sind uns nicht bekannt. Sicherlich kommt es vor, dass Patienten mit schweren strukturellen Störungen nicht in der Lage sind, so weit von ihrer momentanen Beschwerdelage zu abstrahieren. Die Schwierigkeit, in diese Zukunftsprojektion zu gehen, ist jedoch von diagnostischer Aussagekraft. Die Wunderfrage suggeriert Lösbarkeit des innerpsychischen Konflikts und kann somit den Patienten ein wenig der verloren gegangenen Selbstverfügung zurückgeben.

Bewusstmachung der Konfliktdynamik

Eine 43-jährige Patientin, die von ihrem Mann in die Praxis gebracht wird, leidet unter starken Angstzuständen: Schwindel, Angst vor Krankheiten, Panikattacken, Angst vor dem Autofahren und immer wieder wechselnden Angstzuständen in Alltagssituationen. Sie kann das Haus nicht ohne Begleitung ihres Mannes oder Sohnes verlassen, wenn keiner der beiden verfügbar ist, muss die alte Muter sie begleiten. Sie arbeitet im familieneigenen Betrieb, in den auch die Mutter – die nur unweit vom Haus der Patientin wohnt – einbezogen ist.

2–3mal am Tag wird telefonisch die Mutter kontaktiert. Als Kind und Jugendliche hatte die Patientin immer für die ›gute Laune‹ der Mutter, die stets überlastet war, sorgen müssen. Als der Vater frühzeitig starb, fühlte sie sich verantwortlich für die Mutter und den Betrieb. Sie hatte gerade den Auszug aus der elterlichen Wohnung hinter sich, mochte dann aber die Mutter nicht allein lassen und zog wieder zurück. Die Bindung zur Mutter wurde also nicht altersadäquat gelöst, eine hohe Ambivalenzspannung blieb bestehen. Die Symptomatik entwickelte sich langsam, nach der Geburt des Sohnes wurde sie stärker und blieb bis zum Therapiebeginn lebensbestimmend. Als das Kind klein war, konnte sie nur dann angstfrei ausgehen, wenn sie den Kinderwagen vor sich herschob. Ihre Ehe empfand die Patientin als schal, eigentlich habe sie einen anderen Mann geliebt, der Ehemann sei eine Art »Notlösung« gewesen, aber jetzt sähe sie, wie hilfreich er sei und daher empfinde sie Dankbarkeit.

Als die Wunderfrage gestellt wurde, reagierte sie mit Verblüffung: »Aber dann sind ja alle anderen nicht mehr da!« Sie begann zu hyperventilieren und musste von der Therapeutin beruhigt werden. Später gab sie an, dass sich ihre »beiden Männer« sicher nicht mehr um sie kümmern würden – sie sei dann noch mehr auf die Mutter angewiesen.

Die Wunderfrage brachte also recht schnell wesentliche Konfliktfelder an die Oberfläche, die gleichzeitig die Elemente der Therapieplanung sein mögen:

- Die Autonomieentwicklung ist gestört (Pseudo-Autonomie der Mutter gegenüber, wenn nur die psychische Erkrankung den Kontakt aushaltbar gestalten kann). Sie wird lernen müssen, ihren Autonomie-Abhängigkeitskonflikt aktiv und direkt ohne Umweg über die Somatisierung und Unterwerfungsgesten der Mutter gegenüber anzugehen.
- Die Patientin hatte im familiären Kontext wohl kaum taugliche Modelle, um Beziehungs- und Liebesfähigkeit aufzubauen. Ihre kindlichen passiven Geborgenheits- und Versorgungswünsche werden dadurch in die Ansprüche an eine Liebesbeziehung verschoben, in der sie zurzeit gut versorgt wird. Die Form symbiotischer Beziehungsgestaltung führt nach und nach zu einer Überfrachtung der Bindung und zeigt ihren Mangel an »Liebeswert«.
- Die Ehe der Patientin wird vermutlich nur noch durch die Symptomatik aufrechterhalten. Sie ist unzufrieden mit ihrem Mann, der sie langweilt und den die recht selbstbewusste, durchaus jenseits der Symptomatik als

vital zu bezeichnende Patientin bei Erlangen einer normalen Bewegungsfreiheit verlassen könnte.

- Sie hat durch ihre Symptomatik die Möglichkeit, das häusliche Geschehen massiv zu dominieren, woran ihr gelegen ist. Die Patientin wird lernen müssen, sich direkter und nicht über den Umweg subaggressiven Agierens auszudrücken. Sie verleugnet über weite Strecken ihre Aggressivität. Insbesondere für das Ehepaar wird eine schwierige Zeit anstehen, die zur Gefährdung der Bindung führen könnte.
- Sie neigt zu Somatisierung, wenn sie an psychische Konfliktfelder herangeführt wird.
- Ihr Selbstbild muss korrigiert werden und eine Integration abgespaltener aggressiver Impulse stattfinden.
- Sohn und Ehemann werden wie zwei identische Objekte beschrieben. Entscheidend wird die Ziehung der Generationengrenze zum Sohn sein. Er darf nicht weiter ihr Hauptvertrauter und Koalitionspartner gegen den Ehemann sein.

Natürlich kann man sich auch ganz andere Möglichkeiten vorstellen, an diese Konflikte zu kommen – zum Beispiel durch eine Analyse der Übertragung, bei der sich sicher ähnliche Tendenzen von Klammern und Hilflosigkeit ergeben könnten. Eines schließt das andere natürlich nicht aus. Die »Wunderfrage« löste gerade bei dieser recht sensiblen und am eigenen Seelenleben interessierten Patientin allerdings großes Erstaunen aus und trieb den therapeutischen Prozess in produktiver Weise an.

Hausaufgaben

In der Verhaltenstherapie ist es von Anfang an nicht ungewöhnlich gewesen, den Patienten »Hausaufgaben« zu geben. Das heißt: Techniken zur »Gegenkonditionierung«, bestimmte neue Gedankenverbindungen oder Selbstkontrolltechniken sollten daheim immer wieder geübt werden, um – so oft die offizielle Sprachregelung – Konditionierungen zu festigen, neue Assoziationen zu schaffen und Lernergebnisse zu sichern. Die Sprachregelungen sind nun andere geworden, seit man nicht mehr von engen Lernparadigmata ausgeht, aber die Vorstellung, auch zwischen den Therapiesitzungen könne Neues systematisch gelernt und geübt werden, sind – zu Recht – geblieben. Selbstverständlich muss man gerade bei den sogenannten Hausaufgaben sehr genau überlegen, in welcher Phase der Therapie sie gegeben werden können und wie sie dadurch auf die Übertragung Einfluss nehmen.

Natürlich sind auch Einsichtstherapeuten immer schon davon ausgegangen, dass zwischen den Stunden einiges passiert: dass Deutungen und Klärungen, Hinweise auf biografische Details nachwirken und neue Gedanken und Erlebnisse herbeirufen. Der Unterschied liegt darin, dass dies

- nicht systematisch als eine fest umschriebene Aufgabe an die Patienten herangetragen wird und dass dies
- nicht im Sinne einer bestimmten Technik geschieht.

Allenfalls weisen manche tiefenpsychologisch orientierte Therapeuten darauf hin, dass man Träume aufschreiben, eventuell ›weiterträumen‹ könne.

Welche Form der Hausaufgabe können wir uns in der tiefenpsychologisch fundierten Psychotherapie vorstellen?

Wenn es sich als günstig erweist, hauptsächlich mit verbalen Mitteln zu arbeiten, dann kann dies einfach nur bedeuten, dass der Therapeut Hinweise darauf gibt, dass ein Patient an diesem Punkt selbst während der Woche »weiterdenken« solle. Man sollte aber solche Hinweise nicht vage formulieren, sondern sehr konkret, etwa:

- »Bei einigen Ihrer wichtigen Partnerschaften haben wir ein ähnliches Verhaltensmuster gesehen, wie Ihre Mutter es vorgelebt hat. Machen Sie sich doch daheim ein paar Notizen, um systematisch andere wichtige Beziehungen durchzugehen: Ist dieses Muster auch bei anderen Personen in Ihrem Leben aufgetaucht? Was war ähnlich, was war anders?«
- »Wir haben nun schon öfter gesehen, dass Sie immer am Beginn einer neuen Sache ›Feuer und Flamme‹ sind und sich dann schnell langweilen. Vielleicht könnten Sie sich daheim überlegen – und auch aufschreiben – wo sich dieses Erleben noch findet.«
- »Ihr Traum hat sehr viele Facetten, wir haben noch längst nicht alle überlegt und besprochen. Vielleicht können Sie daran während der Woche weiterarbeiten? Schreiben Sie doch einmal auf, was Ihnen zu den Traumbildern, die wir hier noch gar nicht besprochen haben, einfällt?«

- »Stellen Sie doch eine Bilanz auf: Was bringt mir diese Freundschaft, was bleibt sie mir schuldig, inwiefern schadet sie mir? Schreiben Sie sich das auf, damit Sie in diesem Wirrwarr von Gefühlen Anhaltspunkte bekommen.«

Aber auch andere Techniken könnten verwendet werden, um zwischen den Therapiesitzungen weiterarbeiten zu können. Innere Bilder können weiterverfolgt werden – etwa im Sinne des ›Weiterträumens‹ von nächtlichen Träumen; die erlebenszentrierte Technik des katathymen Bildererlebens kann, sofern Patienten gelernt haben, mit dieser Technik umzugehen, auch daheim verwendet werden. Unter Umständen kann ein Therapeut darauf hinweisen, welche Vorgaben möglich sind. Voraussetzung dazu ist natürlich eine gute Kenntnis des jeweiligen Patienten, damit es nicht zu unkontrollierbaren Gefühlsausbrüchen daheim kommt. Viele Patienten, mit denen sehr oft »gebildert« wird, tun dies sogar von selbst auch zu Hause. Ebenso kann eine Arbeit mit zwei Stühlen, mit dessen Hilfe insbesondere ambivalente Einstellungen, wie sie in Entscheidungssituationen vorkommen, hilfreich sein und zu Hause angewendet werden. Gilt es z. B. sich zwischen zwei Stellenangeboten zu entscheiden, so repräsentieren die Stühle jeweils eine Entscheidungsmöglichkeit. Der Patient setzt sich zunächst auf einen der Stühle und spricht laut, im Sinne eine Selbstgesprächs aus, wie er sich nun fühlt und was ihm sonst noch in den Sinn kommt, nachdem er sich für diese Stelle (die der Stuhl repräsentiert) entschieden hat. Er hört sich quasi selbst zu, wenn er über Vor- und Nachteile resümiert. Dann wechselt er den Stuhl und fühlt sich in die Situation nach einer Entscheidung für diese Stelle ein. Die Erfahrung zeigt, dass die Konturen für die jeweiligen Optionen schnell deutlicher werden und eine Entscheidung erleichtern.

Therapeuten dieser Richtung haben schon viele Erfahrungen damit gesammelt und wenden es im Sinne von ›Hausaufgaben‹ auch häufiger an. Techniken zur Strukturierung der Arbeit bieten sich in besonderer Weise als ›Hausaufgabe‹ an, müssen allerdings auch in besonders aufmerksamer Form in Bezug auf das Übertragungsgeschehen verfolgt werden, weil sich dabei unglückselige Lehrer-Schüler-Konstellationen wiederholen können.

Eine spezifische Übertragungsqualität beim Erstellen von Hausaufgaben wird sich bei Patienten ergeben, die jeder gestellten Aufgabe gegenüber Widerstand entwickeln, was unterschiedliche Gründe haben kann. Therapeuten werden in solchen Fällen schnell zur Respektsperson, die man fürchtet, verachtet oder einfach umgeht, indem man sie anlügt. Das Gegenteil kann selbstverständlich auch eintreten: Man delegiert die Arbeit der Strukturierung an den anderen, wird ein Stück weit regressiver als vielleicht nötig. Eine wichtige therapeutische Arbeit ist die Abklärung dieser Aspekte.

Hilfs-Ich-Funktion von Hausaufgaben

Ulrike klagte immer wieder über ihr schlechtes Arbeitsverhalten. Sie sollte eine wichtige Examensarbeit endlich abgeben, der Termin wurde zum letzten Mal verlängert. Sie hatte die üblichen Probleme des »Aufschiebens, Sich-Ablenkens, der Verzögerung durch weitere unnötige Literaturrecherchen u. ä. m. Wenn sie ›in Laune‹ war, ging das Schreiben flott vor sich und war für sie sehr befriedigend.

Nun hatte Ulrike große Sorgen, weil die Ferien herankamen und ich für einige Wochen im Ausland sein würde. Bisher war es eine gewisse Erleichterung gewesen, meinen Zuspruch und meine Aufmerksamkeit zu haben. Die Fortschritte in Bezug auf ihre Arbeitsstörungen waren zwar nicht besonders groß, aber die Therapie hatte doch den Effekt, dass die Arbeit nicht ganz zum Erliegen kam. Verschiedene Ursachen für ihre Arbeitsstörungen hatten wir immer wieder zu ergründen versucht: den Neid sowie Verachtung der Mutter (einer »Gesellschaftsdame«) auf die kluge Tochter und die daraus entstehenden Schuldgefühle, die Vorstellung verurteilender Professoren (was ziemlich illusionär war, die Patientin war sehr angesehen an der Universität), das mangelnde Selbstwertgefühl etc. Nun aber drohte – ohne meine Hilfe – ein Desaster, wie die Patientin meinte. Ich hatte schon einige Male erlebt, dass in bestimmten schwierigen Situationen diese Patientin nahe an eine psychotische Dekompensation geriet und hatte daher ebenfalls Angst, sie könne während meiner Ferien in einen ihrer Aufregungszustände geraten. Ich gab ihr daher nicht nur meine Ferien-Telefon-Nummer, sondern auch sehr genaue Anweisungen für ihre ›Hausaufgaben‹.

Die Patientin kam ursprünglich mit Ängsten, hypochondrischen Befürchtungen der unterschiedlichsten Art und Schwierigkeiten in ihrer Partnerbeziehung, wobei sie ›anfallsweise‹ unter heftiger Eifersucht völlig belangloser Vorfälle wegen litt. Die Arbeitsstörung war nur ein Problem unter vielen anderen.

Psychodynamisch ließ sich die Arbeitsstörung als der Versuch, die sehr ambivalent besetzte Mutter zu ›versöhnen‹, erklären. Indem sie versagte, erklärte sie die Mutter zur ›Siegerin‹ im Wettstreit um die bessere Lebensmöglichkeit. Die Mutter war einerseits – da sehr wohlhabend – eine Art Vorbild in Bezug auf gesellschaftlichen Einfluss und Schönheit (sie galt in der ›Society‹ als eine sehr wichtige und stilbildende Person), andererseits aber verachtete sie diese Mutter auch ihrer mangelnden Bildung und ihres langweiligen gesellschaftlichen Lebens wegen. Die Mutter ihrerseits fand das Studium der Patientin als wenig wichtig und hätte gerne eine Gesellschaftsdame aus ihr gemacht. Ich selbst war sehr bald in die Rolle einer ›besseren‹ Mutter eingetreten, die Patientin erbat häufig meinen Rat (den ich ihr auch immer wieder einmal gewährte, wenn ihr Zustand sehr schlecht war), rebellierte dann aber auch, wenn ich – ihrer Meinung nach – sie »auf den Kurs ihrer Mutter« bringen wollte. Immer fürchtete sie, die Therapie könne sie an die gehassten gesellschaftlichen Normen ›anpassen‹. Zum Zeitpunkt meiner Ferien war sie sehr unglücklich und fürchtete, während meiner Abwesenheit jede Kontrolle zu verlieren.

Mit dem Erteilen der Hausaufgabe wurde, wie ich meine, mein Status als ambivalent besetzte Mutter für einige Zeit stabil zur ›guten Mutter‹ – weil damit endgültig klar war, dass ich sie als Berufsfrau ernst nahm und ihren Erfolg als wünschenswert ansah.

Die Instruktion erfolgte ganz im Sinne der Verhaltenstherapie. Sie müsse jeden Tag zwei Stunden in ihrem Kalender anstreichen, in denen es nicht die geringste Ablenkung geben dürfe (da die Patientin Kinder hatte, mussten diese »zwei Stunden« etwas flexibel gehandhabt werden – allerdings hatte sie einen sehr hilfreichen Ehemann); während dieser zwei Stunden müsse sie in ihrem Arbeitszimmer bleiben. Sollte es eine unvorhergesehene Störung geben, dann müsse die verlorengegangene Zeit ›nachgeholt‹ werden. Jeder Tag, an dem sie dies eingehalten habe, werde mit einem roten Punkt belohnt. Die Zeit sei einzuhalten – egal ob ihr nach Arbeit ›zumute‹ sei oder nicht. Sollte es zwei Tage hintereinander nicht klappen, dann müsse sie mich anrufen.

Dieses Arrangement klappte erstaunlich gut. Als ich aus den Ferien zurückkam, war die Arbeit so gut wie fertig. Die Patientin erzählte, dass sie eine sehr angenehme Routine entwickelt habe, dass sowohl ihr Mann als auch die Kinder die Arbeitszeit respektiert hätten und dass sie oft auch »Überstunden« gemacht habe.

Bei weiteren Arbeiten, während die Therapie weiterging, klappte diese Technik nicht mehr: Ich deutete dies so, dass die Patientin meine Abwesenheit gut ertragen konnte, weil ich ihr in Form der Hausaufgabe ein »Übergangsobjekt« gegeben hatte, an dem sie sich orientieren konnte. Als ich wieder leibhaftig anwesend war, ging die Wirkung dieses Übergangobjekts verloren. Immerhin brachte ihr die nunmehr fertig gestellte Arbeit den Abschluss des Studiums und eine neue Stelle, sowie sehr viel Lob von Seiten ihrer Professoren. All dies trug dazu bei, dass die weitere Lebensgestaltung sich sehr positiv entwickelte – Dekompensationserscheinungen tauchten nie mehr auf.

Natürlich muss man, wenn man Hausaufgaben gibt, gewärtig sein, dass die Beziehungskonstellation sich in einer ganz bestimmten Weise verändern kann. Erinnerungen an die Schulzeit (geliebt oder gehasst), an strenge überprüfende Eltern und andere Erziehungspersonen, wie auch die Hilfestellungen, die man von Erziehungsinstanzen erhalten hat, können auftauchen. Es ist wichtig, sich der Gefühle und Erinnerungen, die sich bei solchen Gelegenheiten einstellen, zu vergewissern, notfalls zu bearbeiten. Unserer Erfahrung nach wird die Situation sehr oft positiv besetzt, gerade weil hilfreiche Eltern gefehlt haben.

Widerstände tauchen in diesem Zusammenhang immer wieder einmal auf: Man ›vergisst‹ die Aufgabe, anscheinend unüberwindbare Hindernisse türmen sich auf, man hat bei bestem Willen die Zeit nicht gefunden u. a. m. Hier kann man den Widerstand sozusagen gleich ›vor Ort‹ analysieren, er ist so deutlich sichtbar, dass man ihn in statu nascendi packen und unter Mithilfe des Patienten überlegen kann, was eigentlich ›dahinter steckt‹.

Wie in den obigen Beispielen angezeigt, können es inhaltlich recht unterschiedliche Situationen sein, in denen man zum Mittel der Hausaufgabe greift. Patienten mit einem geringen bis mäßigen Strukturniveau profitieren oft in besonderer Weise davon. Die Hausaufgabe dient der Stärkung des Ichs und der Therapeut übernimmt dabei Hilfs-Ich-Funktionen. Dies betrifft oft ganz konkrete Vorstellungen (Protokoll schreiben, bestimmte Orte aufsuchen etc.), die den Patienten einen Weg durch das Wirrwarr immer wieder entstehender innerer Konfusionen weisen.

Wichtig ist – und dies unterscheidet eine solche Therapie von vielen kognitiv-behavioristischen Therapien – dass die Tür zum Verständnis dessen, was gerade zwischen Patient und Therapeut passiert, nicht geschlossen wird und der Therapeut darauf achtet, dass die beim Patienten entstehende Erleichterung oder Anstrengung und Leistungsunwillen thematisierbar bleiben.

Nicht nur mäßig strukturierte Patienten können aber von Hausaufgaben profitieren. Sicherlich wird man sie bei gut strukturierten eher selten einsetzen – aber es kann immer wieder Situationen geben, wo der Hinweis, worauf man ›achten‹ solle (mit oder ohne Protokoll) die Einsichtsmöglichkeiten verschärft, Situationen als besonders ›wichtig‹ erscheinen lassen und so Akzente gesetzt werden, die auch gut strukturierten Patienten Wegweiser sein können. Wie im obigen Beispiel gezeigt, kann es auch eine Ausnahmesituation sein, in der eine Hausaufgabe als Übergangsobjekt hilfreich ist. Bei der oben geschilderten Patientin wurde zum Beispiel nie vorher oder nachher zu diesem Mittel gegriffen.

Jeder Therapeut wird ›spüren‹, wann es angezeigt ist, mit einer Hausaufgabe zu arbeiten. Schon das Wort allein erregt bei manchen Unwillen. Allerdings ist auch die sehr starke Abwehr solcher Zumutungen unter Umständen wichtig für den therapeutischen Prozess und kann aufschlussreich sein.

Auswirkungen auf die Ausbildung

Was könnten die genannten Vorschläge zur Modifizierung der Vorgehensweisen in der tiefenpsychologisch fundierten Psychotherapie für die Ausbildung bedeuten? Wir sind der Meinung, dass einige gesetzliche Bestimmungen der Ausbildungsordnung in die richtige Richtung weisen, dass man aber darüber hinaus denken kann. Verhaltenstherapie als sozial- und berufsrechtlich anerkanntes Verfahren muss im Kanon der Ausbildungsinhalte sowieso vorkommen, ebenso wie die Gesprächspsychotherapie als berufsrechtlich anerkannte Therapierichtung. Diese Bestimmungen zeigen auf, dass der Gesetzgeber eine Richtung anpeilt, die meist als »integrativ« bezeichnet wird.

Wir möchten allerdings unter dieser Kennzeichnung nicht verstehen, dass damit die theoretischen psychoanalytischen Grundlagen der Psychotherapie verlassen werden. Wenngleich sicher, wie bei jeder Wissenschaft, auch die Psychoanalyse sich entwickelt hat, unterschiedliche Theorieströmungen zu erkennen sind und auch die technischen Vorgehensweisen divergieren, so gibt es doch einige Kernstücke der Psychoanalyse, die wir gerne bewahren wollen. Wir denken – und damit unterscheiden wir uns sicher von einigen psychoanalytischen Kollegen – dass durch eine Erweiterung des Technikrepertoires diese Kernstücke der Psychoanalyse nicht aufgegeben werden müssen.

Natürlich betrachten wir die tiefenpsychologisch fundierte Psychotherapie als eine Therapie, in der – wenn möglich – Einsicht in bisher nicht bewusste Prozesse des Seelischen sehr wichtig sind, um Veränderungen zu erzielen. Die Beachtung der Übertragung, fallkonform auch die vorsichtige Deutung (vor allem bezogen auf das Gegenwartsunbewusste) geben einem tiefenpsychologisch fundierten Psychotherapeuten ebenso wichtige Werkzeuge in die Hand wie jedem Psychoanalytiker. Auch die Handhabung der Gegenübertragung ist von großer Bedeutung – wenngleich auch hier die Vorschläge innerhalb der Psychoanalyse selbst in ganz besonders krasser Weise differieren. Ähnlich sieht es mit der Analyse von Abwehr und Widerstand aus. Dass die unbewusste Konfliktstruktur des Menschen die Grundlage des psychoanalytischen Denkens bildet (woraus sich auch die Krankheitslehre, sowie die Entwicklungslehre zu einem Großteil ergibt), ist ebenfalls für jeden tiefenpsychologisch fundierten Psychotherapeuten klar. Dementsprechend werden sich auch die theoretischen Teile der Ausbildung nicht anders darstellen als in jedem modernen Curriculum der Psychoanalyse. Das heißt auch: eine Darstellung der Psychoanalyse, die schulische Differenzen und Kritik aus anderen Wissenschaftsbereichen aufzeigt.

Was die praktische Seite dieser Ausbildung allerdings betrifft, so meinen wir, dass man noch andere Kenntnisse aus verschiedenen Therapierichtungen unbedingt einbauen sollte als nur die vom Gesetzgeber geforderten. Wichtig ist dabei, dass man auch bei den Supervisoren solche Kenntnisse voraussetzen kann. Es bieten sich vor allem technisch-praktische Kenntnisse aus therapeutischen Schulen an, die sich theoretisch aus der Psychoanalyse heraus entwickelt haben, sich selbst als psychoanalyse-verwandt ansehen, deren Vertreter oftmals übrigens auch eine psychoanalytische Ausbildung durchlaufen haben. Es sind dies vor allem die Gestalttherapie, das Psychodrama, die kathathym-imaginative Psychotherapie, die Individualtherapie (Adler) und die Analytische Therapie nach C. G. Jung. Selbstverständlich sind auch Kenntnisse aus der Systemischen Therapie erforderlich, wenn man in der Psychotherapie nicht nur intrapsychische, sondern auch interpersonelle Prozesse in größerem Zusammenhang beachten will. Vorsichtige Beachtung körperlicher Prozesse (auf psychoanalytischer Basis) kann ebenfalls bedacht werden.

Einwände gegen ein solch riesiges Konvolut an Kenntnissen liegen auf der Hand: Wer sollte wohl solch ein immenses Pensum innerhalb von drei oder fünf Jahren bewältigen können? Natürlich ist dies nicht möglich und auch nicht nötig. Keine Ausbildung produziert allerdings einen ›fertigen‹ Therapeuten. Es wird in jeder Ausbildung nur mehr oder weniger sinnvoll ein ›Anstoß‹ zum Weiterdenken oder Ausprobieren gegeben. Dies ist klugerweise seit einigen Jahren auch von den Psychotherapeutenkammern festgelegt worden, indem man es jedem Therapeuten zur Pflicht gemacht hat, sich kontinuierlich fortzubilden.

Wenn in einem Curriculum zur Ausbildung eines Psychotherapeuten in vielen dieser genannten Verfahren einige Grundkenntnisse erworben werden, dann steht es jedem Psychotherapeuten frei, sich auf dem Wege der Fortbildung in dieser oder jener Richtung mehr und tiefergehende Kenntnisse anzueignen. Nicht jede Richtung wird jedem Therapeuten ›liegen‹. Techniken wie das psychodramatische Rollenspiel erfordern sehr viel Fantasie, Lebhaftigkeit und eine gewisse Ungeniertheit im Sich-zeigen. Dies ist für manchen Therapeuten vielleicht ein Zuviel an Darstellung der eigenen Person. Vielleicht ›liegen‹ ihm eher Achtsamkeitsübungen, Vorschläge in Richtung von »Hausaufgaben« oder Anleitungen zu symbolischen Darstellungen von inneren Bewegungen.

Dass hier aber nicht sofort innere Schranken aufgebaut werden, weil irgendwelche Verfahren »nicht psychoanalytisch genug« sind: das sollte eine Ausbildung zum tiefenpsychologisch fundierten Psychotherapeuten wohl erreichen. Bisher sind in der Supervision häufig Psychoanalytiker tätig, die leider noch immer in der tiefenpsychologisch fundierten Psychotherapie – getreu ihrer Ausbildung – ein irgendwie zweitklassiges Verfahren sehen, wirklich die ›Stiefschwester‹ der Psychoanalyse. Das ergibt für Ausbildungskandidaten natürlich eine Atmosphäre, die sich ungünstig auswirkt auf ihr Selbstverständnis als tiefenpsychologisch fundierte Psychotherapeuten. Wenngleich wir nicht der Meinung sind, dass die Identität eines Psychotherapeuten unbedingt als »Schulenzugehörigkeit« definiert werden sollte (so wie eben Thomä es auch für den Psychoanalytiker nicht als erforderlich ansieht, eine psychoanalytische »Identität« zu entwickeln), so sollte jeder Psychotherapeut von der Wertigkeit seiner Therapierichtung überzeugt sein, um sinnvoll tätig sein zu können. Bekommt er aber qua Ausbildung – und dabei ist die Supervision ein besonders wichtiges Feld – das Gefühl vermittelt, es ›fehle‹ ihm etwas Wesentliches, um ›wirklich‹ gut arbeiten zu können, dann wird es um dieses Gefühl der eigenen Wertigkeit schlecht bestellt sein.

Merkwürdigerweise ist im Psychotherapeutengesetz die Befähigung zur Supervisorentätigkeit nur sehr vage bestimmt. Unserer Meinung nach sollte hier, gerade was die Supervisorentätigkeit als tiefenpsychologisch fundierte Psychotherapeuten anbetrifft, in der Ausbildungsordnung einiges geändert werden. Wir wollen uns hier nicht als Hilfe der Gesetzgeber aufspielen: aber dass in unserer auf Integration der Therapieschulen drängenden Zeit eine größere Öffnung auf unterschiedliche Strömungen hin erforderlich ist, erscheint uns klar. Ebenso erscheint es uns aber nötig, dass Supervisoren diese Öffnung mittragen und nicht stecken bleiben in einer nur von der klassischen Psychoanalyse abgeleiteten Technik, die letztlich den Kandidaten das Gefühl geben, sie seien nur ›zweitrangig‹ und müssten, um ›höhere Weihen‹ zu erlangen, doch noch eine psychoanalytische Ausbildung machen.

Die Besonderheit von tiefenpsychologisch fundierten Psychotherapeuten kann gerade darin liegen, dass sie in ihren Interventionen flexibel sind, dass sie patienten- und störungsadäquat handeln und nicht angewiesen sind auf nur im verbalen Medium angesiedelte Behandlungstechniken.

Die Klientel der Psychotherapeuten sieht bekanntlich heutzutage anders aus als zu Freuds Zeiten. Was damals bei einer gebildeten, sprachlich elaborierten Patientenschicht sehr oft gut aufgenommen wurde – die sprachlich vermittelte Einsicht in unbewusste Prozesse – ist heute für viele Menschen nicht mehr ohne weiteres akzeptabel. Dazu kommt noch, dass sich im Laufe der Popularisierung vieler psychoanalytischer Konzepte manche Einsichten qua Deutung nicht mehr als so neu und spektakulär erweisen wie in früheren Zeiten. Manches ist erwartbar und wird schon aus diesem Grunde leichter abgewehrt. Techniken, die sich klarer an das unmittelbare Erleben wenden, können in manchen Fällen emotional erregender sein als verbal Vermitteltes.

Die Angst mancher Psychoanalytiker bzw. Tiefenpsychologen, hier würde nun in unreflektierter Manier alles mögliche an Techniken und Theorien durcheinandergemischt, scheint uns überflüssig, wenn gewährleistet wird, dass es in der Ausbildung zum tiefenpsychologisch fundierten Psychotherapeuten eine kritische Vermittlung psychoanalytischer Theorie gibt.

Beispiele aus der Praxis

Magdalena, ein Fall von Anorexia nervosa

Magdalena war 24 Jahre alt, als sie in die Praxis kam. Sie war schon einmal vor sechs Jahren in einer Klinik wegen Anorexia nervosa fast ein Jahr lang behandelt worden. Sie hatte sich nur auf intensives Drängen ihres Freundes und auf Druck ihres Hausarztes in psychotherapeutische Behandlung begeben, denn sie war mit ihrem Äußeren eigentlich sehr zufrieden, ja sogar der Meinung, ein paar Kilo weniger könnten nicht schaden.

Vor mir stand eine überschlanke, fast kachektische Frau, der das Frausein kaum anzusehen war, da ihre Kleidung eine Geschlechtszuordnung schwer möglich machte. Die Informationen im Gespräch waren eher oberflächlich, ihr Hauptinteresse galt dem Essen. Sie berichtete von Essattacken und den Schwierigkeiten diese zu kontrollieren und wirkte dabei einerseits verbindlich und freundlich, andererseits aber auch verschlossen, so dass die Informationen sparsam und emotionsarm blieben. Sie schien mir nur das Nötigste mitteilen zu wollen.

Ihr Vater war ein hochrangiger Jurist und ihre Mutter als Lehrerin tätig. Sie hatte einen fünf Jahre jüngeren Bruder, der in der Schule immer erfolgreich gewesen war und nun nach dem Abitur sein Studium in den USA aufgenommen hatte. Bei den Berichten über den Vater fiel die starke Tendenz zur Idealisierung auf. Der Vater verfüge über ein enormes Wissen, man könne ihn fragen was man wolle. Es entstand der Eindruck, dass alle in der Familie auf den Vater ausgerichtet waren. Wenn er bei Tisch erzählte, hörten alle zu. Kommentare waren auf ihn abgestimmt. Sein Gerechtigkeitssinn sei beeindruckend ebenso seine Fähigkeit, den Tagesablauf zu strukturieren. Was sie vor allen Dingen bewunderte, war die Art und Weise, wie er sich fit hielt. Er ernähre sich gesund, lief jeden Morgen 10 km und schien ihr über die Maßen diszipliniert. Die Mutter hatte in ihren Schilderungen eine eher dienende Rolle und kam in den spontanen Beschreibungen der Patientin kaum vor.

Als Abwehrmechanismen imponierten Affektisolierung und Verleugnung mit einer deutlichen Tendenz zur Regression.

Die anorektische Symptomatik hatte begonnen, als Magdalena 16 Jahre alt war. Sie hielt damals strenge Diät, weil eine Schulfreundin mit einer Diät begonnen hatte. Als die Schulfreundin diese beendete, machte Magdalena weiter. Sie fing an, nur noch ausgewählte Lebensmittel zu essen und schließlich war das Spektrum der Nahrungsmittel auf Milchprodukte zusammengeschrumpft, wobei Milch selbst strengstens verboten war. Mir ging durch den Sinn, dass die symbolische Nähe zum Mütterlichen wohl zu groß gewesen wäre. Allmählich entwickelte sie Rituale, die ganz genau eingehalten werden mussten. Zum Beispiel war ihr aktives Erbrechen ritualisiert. Es durfte nur an einem bestimmten Ort ausgeführt werden und hatte eine bestimmte Abfolge. Am Ende stand eine Reinigung des ganzen Körpers mittels Duschgängen bis zu einer halben Stunde. In gewissen Abständen fand eine anale Reinigung mittels eines Klistiers bzw. mit Abführmitteln statt.

Ihre Sexualität lebte sie in gelegentlicher Masturbation. In den begleitenden Fantasien tauchten schemenhaft Männer ohne Gesicht auf. Wenn diese Gestalten konkreter wurden, schienen sie sie an ihren Vater zu erinnern. Diese Masturbationsfantasien waren in den letzten Jahren seltener geworden. Es gab eine einzige Schwärmerei mit 15 Jahren ohne gelebte Sexualität.

Die erste Phase der Behandlung war bestimmt von Beschreibungen über ihre anorektischen Praktiken bzw. über ihre Rituale. Mir schien, als würde ich getestet, ob ich sie, wie sie es zu Hause ständig erlebte, auch verurteilen und kritisieren würde. Es entwickelte sich eine negative Übertragungsbeziehung. Ich hatte häufig den Eindruck, dass sie sich mir als jemand, der eigentlich abzulehnen und wegzuschicken sei, präsentierte. Ich spürte die deutliche Tendenz, aktiver einzugreifen, Hinweise zu geben, sie mit ihrem selbstschädigenden Verhalten zu konfrontieren. Gleichzeitig war mir klar, gerade das nicht tun zu dürfen. Sie spürte wohl, dass ich mich zurücknahm. Als sie merkte, dass mein Interesse an ihr aber nicht zu erlahmen schien, verstärkte sie ihre destruktiven Bemühungen. Ihre Schilderungen wurden immer abstruser und bekamen etwas Sadistisches.

Mein Gegenübertragungserleben war immer mehr von Zweifeln, teilweise Verzweiflung bestimmt, ihr nicht helfen zu können. Auf der einen Seite war mir klar, dass ein unbewusstes Ziel ihrer Inszenierung war, weggeschickt zu werden. Bedrohliche Verschmelzungswünsche wären auf diese Weise kontrolliert. Vorsichtige Deutungen von mir wurden abgewehrt und schienen sie nur wütend zu machen. Sie wollte um jeden Preis die Distanz aufrechterhalten, gleichzeitig war aber auch ihre große Angst für mich fühlbar, von mir abgelehnt werden zu können.

Ich entschied mich deshalb für eine andere Intervention. Ich sagte ihr in einer Stunde, dass ich ihr gern einmal zeigen würde, wie ich die augenblickliche Beziehungssituation zwischen uns erlebe. Nach kurzem Zögern stimmte sie zu. Ich stellte zwei Stühle etwa im Abstand meines Sessels dem ihren gegenüber und erklärte:

T: »Diese beiden Stühle sollen je eines meiner Ohren verkörpern. Die hören jeweils etwas ganz Unterschiedliches, und das was sie hören, ist so verschieden, dass es unvereinbar scheint und in mir unvereinbare Gefühle auslöst. Es fällt mir schwer, mit diesen Gefühlen umzugehen, deshalb würde ich Ihnen das gern einmal zeigen.«

Ich nahm auf einem der beiden Stühle Platz.

T: »Auf diesem Stuhl höre ich Sie schlimme Dinge sagen. Ich höre, wie Sie sich misshandeln und quälen, wie Sie andere quälen, auch mich quälen, wie Sie sich erniedrigen. Das alles löst in mir die Tendenz aus, Sie zu stoppen, Sie zurechtzuweisen, ja manchmal auch wegzuschicken.«

Magdalena wirkte zunehmend aufmerksamer und konzentrierter, nachdem ich angefangen hatte zu sprechen. Ich setzte mich auf den anderen Stuhl.

T: »Hier höre und fühle ich etwas völlig anderes. Hier höre ich Sie sagen, dass das Schlimmste für unsere Situation sein würde, wenn ich Sie wegschicken, wenn ich Sie ablehnen würde. Von hier aus sehe ich, wie sehr Sie kämpfen und wie schwer dieser Kampf für Sie ist. Ich denke aus dieser Sicht, wie viele andere Dinge Sie erzählen könnten, über die wir bislang noch nicht gesprochen haben, und es kommt mir manchmal so vor, als würde Sie so etwas wie ein Schamgefühl davon abhalten. Ich bin z. B. beeindruckt, wie detailliert Sie über Ihre Rituale erzählen können und überzeugt, dass Sie über andere Bereiche Ihres Alltags- und Ihres Innenlebens ebenso differenziert berichten könnten.«

Ich setzte mich wieder auf meinen Sessel und schaute sie an. Ihr Gesichtsausdruck spiegelte so etwas wie eine erstaunte Nachdenklichkeit. Sie schien angerührt. Zwischen uns spannte sich ein Schweigen auf, das sich deutlich von anderen Schweigephasen unterschied. Ich fühlte mich erinnert an Winnicotts (1989) »potential space«. Dies ist ein Raum, ein Möglichkeitsraum, in dem Spiel und Kreativität sich entfalten können. Er ist besonders dadurch gekennzeichnet, dass die mütterliche Person, in diesem Fall der Therapeut, diesen Raum nicht strukturiert, nicht organisiert. Dabei ist die Anwesenheit der Person, die dadurch gewissermaßen einen liebevollen Rahmen herstellt, von großer Bedeutung. In diesem Raum werden dann neue Erfahrungen möglich, die für die Selbstentwicklung und in diesem Zusammenhang für die Autonomieentwicklung Bedeutung haben.

Von meiner Seite war dieses Schweigen bestimmt durch die Gewissheit, diesen Raum nicht durch Deutungen strukturieren zu dürfen. Die Patientin ihrerseits hatte noch nicht genügend Vertrauen, um diesen Raum spielerisch für sich nutzen zu können. Winnicott schreibt, dass der entscheidende Augenblick der sei, »in dem das Kind in Verwunderung gerät« (Winnicott 1971, 1989). Eben diesen Eindruck hatte ich, so als würde die Patientin zum ersten Mal einen solchen Raum zwischen uns wahrnehmen.

In der Folgezeit wurde die Ambivalenz fühlbarer, die ihrer Beziehungsinszenierung zugrunde lag. Sie zeigte mir ihre »hässlichsten Seiten« und wollte wie in einem Test erleben, ob ich sie nicht endlich ablehnen würde, so wie sie sich selbst ablehnungswürdig erlebte. Die äußere Beziehungswelt wäre dann mit der inneren in Übereinstimmung, ihre innere ›Wahrheit‹ wäre in der Beziehung zu mir Wirklichkeit geworden. Gleichzeitig gab es vermutlich eine tiefe Sehnsucht nach Verschmelzung, die als Gefahr erlebt wurde und abgewehrt werden musste.

Die Spaltung in der Beziehungsgestaltung wurde in der Zukunft durch idealisierende bzw. entwertende Tendenzen bei jeweils unterschiedlichen Personen deutlich. Ich fühlte mich idealisiert, war eher die ›gute Mutter‹, gegenüber dem behandelnden Hausarzt hingegen entwickelte sie nun ablehnende, ja feindselige Gefühle.

Das Dilemma in unserer Beziehung aber blieb. Deutungsversuche blieben wirkungslos. Sie lösten zumeist Wut aus, manchmal aber Angst oder Panik. Also nahm ich mich zurück. Das aber war auch ›falsch‹. Sie fühlte sich kritisiert, hatte den Eindruck, ich würde ihr etwas verheimlichen, was mit Ablehnung, Kritik und Zurückweisung zu tun habe. Ich war hilflos, wusste nicht, was ich tun sollte. Ich verzichtete auf Deutungen und erinnerte mich wieder an Winnicotts »potential space«. Ich verstand allmählich, dass die Patientin mich in diesem Raum als Objekt gebrauchen wollte und meine strukturierenden Interventionen die Gestaltung des Möglichkeitsraumes störten. Den Vorgang, mich als Objekt zu gebrauchen, verstand ich stärker im Dienste der Ich-Bildung und nicht als Ausdruck einer Triebbeziehung. Ich verstand auch, dass ich mich mit deutenden Aktivitäten aus meiner Hilflosigkeit und Ohnmacht, die auch als konkordante Gegenübertragung zu verstehen war, befreien wollte. Ich prüfte, ob ein Wechsel der Interventionen ein Versuch sein würde, im Sinne eines Gegenübertragungsagierens aus dieser Hilflosigkeit auszubrechen. Ich war mir nicht sicher und überließ diese Entscheidung der Wirkung dieser Intervention.

Ich schlug der Patientin vor, sich den Raum zwischen uns als einen Beziehungsraum vorzustellen, in dem immer wechselnd alle Gefühle, Gedanken und Impulse einen Platz haben können. Sie könnte mit Symbolen deutlich machen, was zum Beispiel gerade jetzt für sie spürbar ist. Da sich in der Praxis eine Vielzahl von Symbolen in den Regalen und Ecken befinden, hatte sie eine große Auswahl. Sie griff meinen Vorschlag sofort auf, schaute sich um und stand dann auf, um einige Tücher zu nehmen, die vorrangig rötlich gefärbt waren. Sie legte die Tücher wie eine Grenzlinie zwischen uns, ließ aber Zwischenräume, so dass das Bild einer durchbrochenen Mauer entstand.

P: »Wie eine Grenze zwischen uns, aber irgendwie auch durchlässig.«

T (eine Zeitlang schweigend, dann fragend): »Gibt es noch etwas, was Sie in diesem Zwischen-Raum fühlen?«

P (dachte nach und legte dann kleine bunte Kugeln in die Zwischenräume der Mauer.): »Vertrauen, ich glaube Vertrauen ist das, was zwischen diesen Löchern durchgeht.«

T: »Sind da Türen oder Tore in diesen Zwischenräumen? Kann man die verschließen?«

P: »Ja, das sind so Brücken, wie heißen die noch an den Burgen – Zugbrücken, die kann man von hier aus (sie meinte ihre Seite) rauf und runter ziehen. Im Augenblick sind sie runter.«

Über die Gestaltung des »Zwischen-Raums« mit verschiedenen Symbolen bot sich die Möglichkeit, einzelne Aspekte gemeinsam zu untersuchen. Das Wichtigste schien aber ein spielerisches Moment zu sein. Die Patientin konnte mit den Symbolen spielen. Sie wählte aus, sie veränderte, sie interpretierte in erster Linie allein. Das alles schien ihr eine große Sicherheit zu geben und zunehmend verschwand zwischen uns das Gefühl von Festgefahren-Sein. Ich war immer noch zurückhaltend, obwohl die Symbole teilweise eine so deutliche Sprache sprachen, dass ich versucht war, sie meinerseits zu benennen und die Bedeutung zu vertiefen. Ich war mir nicht sicher, inwieweit das Offensichtliche auch auf Seiten von Magdalena bewusstseinsfähig war. Es schien aber auch ein anderer Aspekt wichtig. Für sie schien es von Bedeutung, vor mir »ein Geheimnis« zu haben und vor Deutungen, die entblätternd gewirkt hätten, geschützt zu sein. So waren auch die anfängliche Mauer und die Zugbrücken zu verstehen gewesen. In diesem Schutzraum konnte sie sich autonom erleben. Sie konnte sich in diesem Raum einem kritisierenden, penetrierenden Zugriff entziehen (möglicherweise dem der Mutter?). In diesem Raum konnte sie das eigene Selbst entdecken, erkunden und entfalten.

Ab etwa der 35. Stunde wandte sie sich stärker ihren Außenbeziehungen zu. Sie hatte das immer wieder getan, aber eine hinreichende Entwicklung einer vertrauensvollen Beziehung, bzw. die Bearbeitung der negativen Übertragungsanteile schien die Voraussetzung dafür, dass sie sich stärker den Außenbeziehungen zuwenden konnte. Sie hatte einen Freund, der Maschinenbau studierte. Das spürbar stärker werdende Selbstgefühl von Magdalena schien für ihn eine Gefahr. Ich hatte den Einddruck, als könne er nur eine schuldbeladene und damit wenig bedrohliche Partnerin ertragen, die durch ihre Symptomatik schon als »die Kranke« im gemeinsamen System attribuiert war. Dasselbe galt für ihre Familie. Auch hier schien niemand von ihren Veränderungen begeistert. Allerdings wurden die auftauchenden Konflikte nicht offen gehandhabt. Es waren kleine Bemerkungen, die bei Magdalena zumeist ein Körpergefühl, eine Spannung auslösten, ohne dass das Konflikthafte klar zu fassen und benennbar gewesen wäre.

In einer Stunde erzählte sie von einer solchen Situation. Magdalena war bei den Eltern zu Besuch. Mutter und Tochter waren allein in der Küche und die Mutter hatte der Tochter ungefragt etwas zu essen gemacht. Widerwillig hatte sie sich zu Tisch gesetzt, einige Bissen gegessen und dann den Teller von sich geschoben. Die Mutter hatte dann vor sich hin gemurmelt, dass das also der Erfolg ihrer Therapie wäre. An dieser Stelle verstummte Magdalena und schwieg.

T: »Was spüren sie jetzt?«

P: »Nichts.«

T: »Nichts? Gar nichts?«

Nach einer Weile …

P: »Doch, so ein Gefühl im Magen.«

T: »Bleiben Sie dabei, konzentrieren Sie sich auf Ihren Magen, auf dieses Gefühl – achten Sie nur auf dieses Gefühl. Sie sollen nichts machen – nur wahrnehmen. Wenn Sie wollen, können Sie es mir mitteilen.

Magdalena schwieg, schloß vorübergehend die Augen, öffnete sie wieder und meinte schließlich:

P: »Da verändert sich was, ich spüre das jetzt mehr im Hals, so wie ein Kloß – nein, mehr wie ein Kotzgefühl – ich glaube, ich könnte kotzen. *Es* muss raus, ich möchte *Es* auskotzen, ich will es nicht haben, es soll raus.«

T: »Gehen Sie weiter, achten Sie darauf, was passiert.«

Magdalena beugt sich nach vorne, und ich bin nicht sicher, ob sie gleich wirklich erbricht. Sie produziert würgende Laute, ohne aber wirklich zu erbrechen.

P: »So, jetzt ist *Es* raus.«

T: »Bleiben Sie in Ihren inneren Bildern, schauen Sie *Es* an. Was sehen Sie, was ist das?«

P (mit Erregung in der Stimme): »Was ich sehe, ist ein großer Haufen Scheiße. Ich bin froh, dass es raus ist. Was hat sie alles in mich reingestopft, was gab es da immer für Kämpfe.«

Bis dahin hatte Magdalena die Augen geschlossen. Sie öffnete sie jetzt, schaute mich an und sagte:

P: »Es gab immer diese Kämpfe zwischen ihr und mir.«

Sie erinnerte Szenen bei Tisch als Kind. Ihre Mutter hatte sie einerseits jammernd und voller Sorgen erlebt, was Druck und Schuldgefühle in ihr ausgelöst hatte. Andererseits konnte die Mutter auch kalt und fordernd streng sein. Sie bestand dann darauf, dass Magdalena das aß, was sie für richtig und gesund hielt. Jetzt spürte sie eine Kraft, sich widersetzen zu können. Sie fühlte stärker die Möglichkeit, sich unterscheiden zu dürfen von der Mutter. Dieses Sich-unterscheiden war aber mit der Angst gekoppelt, die Beziehung könnte zerbrechen. Je stärker das Bedürfnis, sich zu unterscheiden ins Bewusstsein rückte und zum Thema wurde, desto stärker traten auch die Wünsche nach Zuwendung und Zärtlichkeit in den Vordergrund. Im Konflikt mit ihrem Freund erlebte sie schmerzlich, wie sehr die Fähigkeit, sich abgrenzen zu können, mit Liebesentzug verbunden war. Der Freund versuchte, sie in die alte Rolle durch Zuwendungsentzug zurückzudrängen. Das wirkte so einschüchternd, dass ihre allmählich wachsende Autonomie immer wieder erschüttert wurde und sie einem zunehmenden Regressionsdruck ausgeliefert war. Erst die Arbeit mit einem Rollentausch brachte eine Dynamik in Gang, die ihren Handlungsspielraum vergrößerte.

Sie berichtete eines Tages von einem solchen Konflikt mit dem Freund. Sie war voller Zweifel über ihr eigenes Verhalten und voller Schuldgefühle. Sie wollte mit einer Freundin ins Wochenende fahren ohne ihren Freund, der daraufhin die Beziehung in Frage gestellt hatte. Ich schlug ihr vor, den Freund ›hierher zu holen‹ und ihn auf einem leeren Stuhl Platz nehmen zu lassen. Ich sagte, dass ich gern diese Szene, die ja typisch für ähnliche Auseinandersetzungen in letzter Zeit war, mit ihr ansehen würde. Vielleicht könnten wir gemeinsam etwas Wichtiges entdecken. Wie auf einer Bühne standen vor uns zwei Stühle. Auf einem Stuhl imaginierte sie ihren Freund, den sie in seinem Aussehen und seiner Haltung so beschrieben hatte, dass ein deutliches Bild vor unserem geistigen Auge entstanden war. Ich bat sie einen Ausgangspunkt für einen Dialog zu wählen, in dem die konfliktrelevanten Elemente enthalten waren. Sie stand auf, setzte sich auf ihren Stuhl und begann zu sprechen.

P: »Kathrin hat mich gefragt, ob ich mit ihr aufs Land fahre. Ich habe gesagt, ich fahre mit.«

Ihre Stimme klang etwas bemüht bestimmt, und ein Hauch von Trotz war in der Art, wie sie sprach, zu spüren. Mit einer Handbewegung deutete ich an, dass sie auf dem anderen Stuhl als ihr Freund Platz nehmen sollte.

T: »Bevor Sie als Ihr Freund zu sprechen beginnen, achten Sie bitte auf Ihre Körperhaltung und setzen Sie sich so hin, wie Sie meinen, dass Ihr Freund sitzen würde in dieser Situation.«

Sie veränderte daraufhin ihre Körperhaltung. Sie saß jetzt aufrechter, leicht vornübergebeugt, die Hände auf die Knie gestützt.

P: »Dann kannst Du gleich dableiben.«

T: »Fahren Sie einfach fort und tauschen Sie jeweils den Platz.«

P (in eigener Rolle): »Was soll das denn jetzt?«

P (in der Rolle des Freundes): »Ich finde, Du solltest das mit mir abstimmen. Du vereinbarst das einfach so, heute ist Donnerstag, morgen fährst Du dann los. So eine Entscheidung, einfach so, ohne auch nur ein Wort mit mir zu sprechen. Es gab auch Pläne für unser Wochenende.«

P (in eigener Rolle): »Was für Pläne, davon weiß ich nichts. Hättest mir mal was sagen sollen von deinen Plänen …«

Ihre Stimme hatte angefangen, etwas kleinlauter zu klingen, und ihre Position schien zu wackeln. Wieder in der Rolle des Freundes bat ich sie, kurz innezuhalten, gewissermaßen den Dialog einzufrieren und als ihr Freund ein Selbstgespräch zu führen. Sie sollte alles aussprechen, was ihr als Freund jetzt in den Sinn käme.

P (als Freund, etwas überlegend): »Ne, so geht das nicht. Da wird einfach entschieden. Das wird ja immer schöner.«

Es folgten weitere Sätze, die Ärger und Empörung ausdrückten, bis zu einem Punkt, wo Magdalena schwieg. Sie blickte zu mir und meinte nach einer Schweigepause:

P (immer noch in der Rolle des Freundes): »Jetzt spüre ich hier was anderes. Eben noch hatte ich Wut, jetzt ist so was da wie Angst. Ich glaube, ich spüre Angst, dass Magdalena sich von mir entfernen könnte.«

T: »Sagen Sie das der Magdalena!«

P: »Aber das hat er nicht gesagt.«

T: »Spielt keine Rolle, was Sie jetzt fühlen, ist wichtig.«

P: »Magdalena, wenn Du da so am Wochenende mit anderen zusammen bist und ich hier allein zu Hause sitze, ich hab' da Angst; Angst, Dich verlieren zu können.«

P (in der eigenen Rolle; sie scheint berührt): »Das hast Du noch nie gesagt. (Pause) Ich entferne mich nicht, innerlich meine ich – ich fahre mit meiner Freundin. Für mich ist das wichtig, auch mal mit ihr zusammen Zeit zu haben, mich mal auszuquatschen. Die anderen spielen für mich keine Rolle.«

An dieser Stelle bat ich sie, aus der kleinen Szene herauszugehen und wieder auf ihrem Sessel Platz zu nehmen.

T: »Wie fühlen Sie sich jetzt?«

P: »Gut, sogar sehr gut. Gerade zum Schluss habe ich mich ganz anders gefühlt, irgendwie stärker, sicherer. Ich glaube, es hat etwas damit zu tun, dass ich seine Angst gehört, gespürt habe. Ich konnte vorher nur seinen Ärger spüren. Der hat für mich einen großen Druck gemacht. Ich hab' dann wieder so ein Kotzgefühl gekriegt und mich angefangen klein zu fühlen.«

Die Szene schien die Wirkung einer mutativen Deutung zu haben. Sie hatte sich in den Auseinandersetzungen immer schlecht gefühlt und sich auch für schlecht gehalten. Jetzt spürte sie, dass die Auseinandersetzung vom Problem des Gegenübers wesentlich mitbestimmt war. Ihr Freund konnte etwas nicht aushalten, deshalb machte er Druck. Ihr Druckgefühl war nicht Ausdruck ihrer Schlechtigkeit, sondern Folge des Problems, das ihr Freund mit dieser Situation hatte.

In der Folgezeit beschäftigte uns das Thema des sich »Unterscheiden-dürfens« und die damit verbundenen Verlustängste, und es wurde klarer, wie sehr die Verlustängste mit Sehnsucht nach Zärtlichkeit und Zuwendung verbunden waren.

Die Beziehung zu ihrem Freund zerbrach schließlich nach einigen Monaten. Die Veränderung der Patientin wirkte wie eine Aufforderung, sich ebenfalls zu verändern. Dies war ihm offenbar nicht möglich, und die Trennung war die Folge. Hervorzuheben ist, dass die Patientin jetzt die Trennung riskieren konnte, auch wenn viele Ängste wieder aufbrachen und sie wieder an Gewicht verlor.

In dieser Krisensituation erhöhten wir die Frequenz auf zwei Stunden pro Woche. Es schien, als würde in den Stunden nichts Wesentliches geschehen. Sie erzählte aus ihrem Alltag, schwieg oft lange, und meine Interventionen waren sparsam. Im Nachhinein sagte sie, in dieser Zeit habe sie sich nach den Stunden oft wie gesättigt gefühlt und sie sei ruhiger in ihren Alltag gegangen. Vielleicht hat hier ein Nachholen von basaler mütterlicher Zuwendung stattgefunden. Das würde auch meine Tendenz zu sparsamen Interventionen erklären. Das Halten war wichtiger als das Handeln.

Nach 100 Stunden wurde die Therapie beendet. Das Essverhalten bewegte sich im Normbereich, ebenso ihr Gewicht. Sie hatte ihr Studium beendet, war jedoch noch ohne Beziehung. Es schien uns nach 100 Stunden, als seien wir gemeinsam einen Entwicklungsweg gegangen, den sie nun bis auf weiteres allein fortsetzen konnte.

Bettina, Leistungs- und Autoritätsängste

Bettina, eine 35-jährige verheiratete Betriebswirtin, die in einem sehr bedeutenden Unternehmen in der Werbeabteilung arbeitete, kam wegen multipler Ängste, Schlafstörungen und wechselnder psychosomatischer Symptome (Herzbeschwerden, Spannungskopfschmerz, Mattigkeit) in die Therapie. Als ihr größtes Problem aber bezeichnete sie ihre Angst vor dem Abteilungsleiter ihrer Firma, der, wie sie berichtete, sehr tüchtig war und »fast ein Genie«. Zwar gab es nur selten irgendwelche Unstimmigkeiten zwischen ihr und dem »Chef«, aber bei allem was sie tat oder entschied, war sie seines Urteils gewärtig und hatte Angst, ihm zu missfallen. Diese Angst steigerte sich jeden Mittwoch, wenn die ganze Abteilung Dienstbesprechung hatte. Es wurden dann neue Ideen besprochen, die Durchführung von Vorhaben kritisch beäugt, auch gab es oftmals neue Umfragewerte, die jedes Mal bezeugen konnten, ob die Werbeaufgaben gut erledigt worden waren. Der Chef sparte dann nicht mit Kritik, man wusste aber eigentlich, dass er es nie so sehr ernst meinte, wenn er etwa sagte: »Frau S., Sie hätten vielleicht eher Lehrerin werden sollen, da haben Sie fast das ganze Jahr Ferien« oder »Unsere Besprechungen sind zum Zuhören gedacht, nicht zum Ausschlafen«. u. ä. m. Die anderen Mitarbeiter (etwa 15 Leute insgesamt) lachten darüber, aber sie selbst nahm alles sehr ernst und hatte Herzklopfen und Schwindelanfälle, wenn sie über ein eigenes Projekt berichten sollte. Einige Male hatte sie sich dabei auch schon so sehr verheddert, dass der Chef ungeduldig geworden war. »Kommen Sie doch endlich zur Sache«, war sein Kommentar gewesen; sie hatte aber nicht das Gefühl, dass er sie für unfähig hielt, jedenfalls waren ihre Ideen oft gut angekommen.

Bettina hatte sich über den zweiten Bildungsweg hochgearbeitet und hatte offenbar einen guten Stand in ihrer Firma, verdiente auch gut und war stolz auf das Erreichte.

Die Patientin, eine attraktive, lebendige und liebenswürdige Frau, war mir sofort sympathisch. Ich fand ihre Darstellung einleuchtend. Dass hinter ihren Symptomen vermutlich lebensgeschichtlich bedeutsame Probleme stehen könnten, war ihr klar, aber »eigentlich weiß ich das nur im Kopf, denn mein Leben ist doch alles in allem immer gut verlaufen«.

Der Anstoß zur Therapie ist von ihrem Mann gekommen (aber sie selbst wollte dies auch), als sie die geringschätzige Bemerkung eines Mitarbeiters auf sich bezogen hatte und danach drei Tage mit rasenden Kopfschmerzen im Bett geblieben war. Sie hatte sich damals ein Herz gefasst und den Mitarbeiter gefragt, was er gemeint habe, es stellte sich übrigens als ein Missverständnis heraus.

Bettina war die ältere von zwei Geschwistern (Bruder –3), ihre Eltern waren, wie sie sagte, »kleine Leute«, aber »sehr lieb«. Die Mutter hatte eine Lehre als Verkäuferin gemacht und half öfter im Lebensmittelladen der ländlichen Gemeinde aus. Der Vater arbeitete bei der Post, er hatte als Briefträger angefangen und war dann zum Schalterdienst in einem größeren Postamt der Kreisstadt aufgestiegen, nachdem er einige Prüfungen bestanden hatte. Der Bruder war Sanitäter.

Die Patientin war durch gute Schulleistungen immer schon aufgefallen, aber der Besuch des Gymnasiums war der Mutter (und diese hatte offenbar das Sagen) als überflüssig erschienen. Realschule sei genug, hatte sie entschieden; als die Patientin dann aber ein Fachabitur machte und später die Universität besuchte, war sie doch ganz zufrieden gewesen und betonte nun oft, sie sei stolz auf die Tochter. Bettina war allerdings in dieser Hinsicht misstrauisch, weil die Mutter zwar immer voll Bewunderung die Leistungen des Schwiegersohnes als Arzt betonte, auch die Ausbildung des Bruders als irgendwie gleichwertig dem Arztberuf darstellte, aber Bettinas Arbeit als nicht so wichtig ansah. So hatte sie schon öfter abwertend bemängelt, dass Bettina »zu ehrgeizig« sei, dass sie ihren »schwer arbeitenden Mann« vernachlässige und zu wenig im Haushalt tue u. ä. m. Bettina betonte aber, dass dies »eben die altmodische Art der Mutter« sei. Dass der Bruder, der im Ort geblieben war, von den Eltern viel Hilfe bekam und bevorzugt wurde, äußerte sie aber mit einiger Bitterkeit.

Den Vater beschreibt die Patientin als einen sehr freundlichen und harmoniebedürftigen Mann. Sie sei eigentlich der »Liebling« des Vaters, wie sie meine, aber er habe es eben schwer, sich gegen die Mutter durchzusetzen. Dies sei besonders beim Problem des Schulwechsels zutage getreten, da habe der Vater ihr kaum geholfen, obwohl klar gewesen sei, dass er sie gerne auf dem Gymnasium gesehen hätte.

Die Entwicklung der Patientin in sozialer Hinsicht verlief offensichtlich gut; sie hatte Freundinnen und Freunde, war zwei mal längere Zeit mit einem jungen Mann »gegangen«, mit 18 Jahren erster Geschlechtsverkehr; als sie 29 war, lernte sie ihren jetzigen Mann kennen. Es war nicht die »Liebe auf den ersten Blick«, aber ihr Mann warb sehr intensiv um sie, und jetzt denkt sie, dass es »keinen Besseren« geben könnte. Ihr Mann ist sehr »lieb« und verständnisvoll, unterstützt alle ihre beruflichen Bemühungen und liebt Häuslichkeit und gutes Essen (Dies sei ihm auch anzumerken, sagt sie etwas spöttisch). Manchmal möchte sie ein etwas »aufregenderes« Leben, aber eigentlich hat sie mit ihrer Arbeit genug zu tun, so dass sie daheim auch Ruhe braucht. Sie haben einige sehr gute Freunde, werden eingeladen und laden selbst ein.

Wenn sie ihre Angstanfälle hat – das kann sich am Dienstagabend vor der Dienstbesprechung zur Panik steigern – oder wenn immer wieder auch kleine Dinge sie in Aufregung versetzen (wie: eine längere Autofahrt oder der Besuch der Schwiegereltern), dann ist er sehr verständnisvoll. Er beruhigt sie immer wieder, hat schon lange gesagt, sie möge eine Therapie machen, weil alle ihre Symptome ohne somatische Grundlage sind.

An ihrer jetzigen Arbeitsstelle ist sie seit acht Jahren, sie kann sich schwer vorstellen, dass sie ihre Arbeit wechselt, ihr Gehalt ist überdurchschnittlich hoch und die Arbeitskollegen im Großen und Ganzen nett, wenngleich es auch solche gibt, mit denen das Verhältnis eher kühl ist. Sie versuche aber, mit allen gut auszukommen. Es gäbe aber solche, deren Arbeit sie nicht so sehr schätzt, hat auch oft das Gefühl, dass man ihr zu viel auflaste und sie ausnütze. Eine Mitarbeiterin ist offenbar die Geliebte des Chefs.

Wir beschließen eine tiefenpsychologisch fundierte Psychotherapie mit einer Sitzung pro Woche. Zwar könnte ich mir auch eine Psychoanalyse vorstellen, aber die Patientin möchte dies auf keinen Fall, es gibt auch äußere Gründe, die dagegen sprechen (lange Anfahrt, ihre Kasse zahlt wenig u. ä. m.). Innerhalb der ersten Stunden werden ihre Beziehungen recht gleichförmig beschrieben. Die wichtigsten Personen ihres Lebens sind »sehr lieb« oder »freundlich«. Dies gilt auch für den gefürchteten Chef. Sie liebt Harmonie, wie sie sagt, fügt allerdings brav hinzu: »Vielleicht manchmal zu sehr – ich kann mich schlecht wehren – das müsste ich in der Therapie lernen«. Auch die Sexualität mit dem Ehemann wird in dieser beschönigenden Weise beschrieben. »Wir sind oft sehr glücklich miteinander«; »Na ja, dass es nicht immer gleich schön ist, weiß man ja« etc. Genauer daraufhin befragt meint sie, dass sie Sex »nicht immer genießen« kann. Aber es sei eben auch schön, so nahe zusammen zu sein.

Ich werde mehr und mehr hineingezogen in eine etwas süßlich anmutende Welt, in der es möglichst wenig Unangenehmes und Böses gibt. Das Vertrauen der Patientin in mich scheint sehr groß, einige Male während der zwei Anamnesestunden sowie in den Probesitzungen sagt sie, wie glücklich sie sei, mich gefunden zu haben. Ich fühle mich zuerst eingelullt und zufrieden, irgendwann merke ich, dass ich die Mundwinkel – ebenso wie die Patientin – zu einem leichten Dauerlächeln verzogen habe, als würde ich wohlwollend mit einem kleinen Kind sprechen. Dadurch fühle ich mich unangenehm berührt, als würde ich etwas vortäuschen.

Psychodynamische Überlegungen

Vermutlich handelt es sich um ein ödipal getöntes Problem: Die Patientin ›darf‹ nicht erfolgreich sein, um die Mutter nicht zu überflügeln. Der schwache Vater enttäuscht die Patientin, Neid und Konkurrenzgefühle der Mutter erzeugen Schuldgefühle in ihr. Zwar kann sie sich in gewisser Weise doch mit den Wünschen des Vaters nach Karriere (die er in bescheidenem Umfang selbst ja auch gemacht hat) identifizieren, aber nie ohne schlechtes Gewissen der Mutter gegenüber, deren Neid durch dauernde Besuche abgewehrt werden muss. Möglicherweise muss durch diese Besuche auch der Vater ›geschützt‹ werden. Projektiv aufgeladen empfindet die Patientin daher sowohl den ›Vater‹ im Betrieb als auch dessen Geliebte (›Mutter‹) als Personen, die ihre Karriere verhindern bzw. nicht fördern wollen. Der Betrieb, der ihr den Aufstieg ermöglicht, wird gleichzeitig so erlebt, als könnte ihr alles wieder genommen werden. In ihrer Fantasie entwickelt die Patientin Wut und Aggression gegen die ›Betriebseltern‹, was zu paranoiden Gefühlen des Vernichtet-werdens führt. Angst und Psychosomatik sind auf diesem Hintergrund zu verstehen, Selbstwertkonflikte deuten auf die unterschiedlichen Positionen zwischen Vater und Mutter hin.

Die ersten fünf Sitzungen

Die Patientin schildert sehr genau, wie ihr die Situation mit ihrem Chef während der Besprechung erscheint. Am meisten fürchtet sie seine kleinen ironischen Bemerkungen und weiß darauf nie etwas zu antworten – allerdings gelten diese sehr selten ihr persönlich. Andere Mitarbeiter werden sehr viel öfter das Opfer solcher Bemerkungen – aber die meisten lachen nur oder finden sogar eine witzige Antwort. Alles in allem aber geht es bei diesen Besprechungen sehr sachlich zu – der Chef finde eben immer sofort die wichtigen Punkte heraus und gebe klare Anweisungen, die dann auch fast immer von Erfolg begleitet sind. Sie selbst arbeitet oft an der »Schnittstelle« zwischen der Werbeabteilung und einer kleinen Gruppe von Mitarbeitern, die sich mit den Rechtsproblemen des Umweltschutzes befasst. Die Besprechungen mit diesen drei Personen (ein Mann, zwei Frauen) sind ihr ebenfalls unangenehm, weil es das Gerücht gibt, dass eine der Frauen mit dem Chef ein Verhältnis hat. Immer wenn sie mit ihr zu tun hat, denkt sie daran, dass diese etwas über sie beim Chef sagen könnte. Sie meint auch zu spüren, dass diese Frau ihr nicht gewogen sei. Manchmal aber hat sie ein gegenteiliges Gefühl – dann hofft sie, dass sie dem Chef berichtet, wie gut sie arbeiten könne.

Ihre sonstigen Ängste betreffen allerlei Alltagssituationen, wechseln aber sehr stark. So kann an einem Tag schon die Aussicht, im Kaufhaus einiges besorgen zu müssen, Angst auslösen, an anderen Tagen macht ihr das gar nichts aus. Ebenso geht es mit längeren Autofahrten, da sie zwei Mal im Monat ihre zwei Stunden entfernt wohnenden Eltern besucht und oft alleine dorthin fahren muss, weil ihr Mann Dienst hat.

In der fünften Stunde bitte ich die Patientin, im Rollentausch mit ihrem Chef zu sprechen. Wir benutzen dazu einen zweiten Stuhl, die Patientin soll als »Chef« die Besprechung einleiten. Dann soll sie als ihr eigenes Ich die Gefühle, die sich schon während dieser ersten Minuten ansammeln, schildern. (Ich versuche, dadurch besser in die innere Welt der Patientin einzusteigen. Natürlich hätte man dies auch fragend und klärend erreichen können. Ich erspüre jedoch im Verhalten der Patientin so viel ängstliches Harmoniebedürfnis, dass ich fürchte, allzu sehr in die Rolle der lächelnd nickenden Mitspielerin zu geraten und nicht an schambesetzte oder wütende Gefühle, die ich vermute, heranzukommen. Das Rollenspiel soll uns beiden einen tieferen Einblick geben in das Beziehungserleben der Patientin, vielleicht sogar eine erste Distanzierung ermöglichen, indem die Patientin sich sozusagen »von außen« sehen kann.)

Sie sagt zuerst nur: »Aufregung«. Ich bitte sie, noch andere Worte zu finden, indem sie sich auf ihr Inneres konzentriert. Es fällt ihr nichts ein. Nun bitte ich sie, den Chef auf dem anderen Stuhl selbst anzusprechen und ihm ihre Gefühle und Gedanken mitzuteilen. Sie sagt etwa: »Ich bewundere Sie ja ... wenn ich nur wüsste, was Sie von mir halten ... oft komme ich mir so dumm vor ... ich verstehe oft ihre ironischen Bemerkungen zuerst gar nicht, erst später fällt mir eine Antwort ein ... vielleicht bin ich hier ja auch gar nicht am richtigen Platz.« Ich lasse sie nun auf dem Stuhl des Chefs Platz nehmen und fordere sie auf, sich selbst – vor dem Chef sitzend – zu betrachten. Was er wohl über sie denke? Sie meint, dass er ihre Unsicherheit wohl bemerke. Was er über sie sagen würde? Nach langem Nachdenken sagt sie: »Die muss sich erst noch bewähren!«

Im Anschluss daran erzählt sie eine Episode, die ihr lange Zeit zu schaffen gemacht hat. Sie hatte sich angeboten, bei einem schwierigen Projekt mitzuarbeiten, der Chef hatte ihr Angebot überlegt, dann aber doch einen anderen Mitarbeiter gefragt. Sie war sich damals ziemlich dumm vorgekommen, hatte gemeint, dass ihre Arbeit dem Chef nichts bedeute und war ziemlich depressiv und noch ängstlicher geworden. In schlaflosen Nächten habe sie sich aber auch in eine Wut hineingesteigert und habe plötzlich »mit Sicherheit« gewusst, dass die Geliebte des Chefs dahinter stecke. Das sei aber wohl Spinnerei von ihr gewesen. Damals habe sie jeden Tag Herzstechen gehabt. Sie habe erstmals an Kündigung gedacht.

Erst als sie ein wenig später eine andere wichtige Aufgabe übertragen bekommen hatte, beruhigte sie sich. Sie erzählt dies mit sehr viel Engagement, beweist mir mit vielen Details, dass die ihr übertragene Aufgabe sich schließlich als noch wichtiger herausgestellt habe und dass sie vor allem in Zusammenarbeit mit der angeblichen Freundin des Chefs zwar Hemmungen gehabt habe, aber dann doch sehr gut zurechtgekommen sei. Ich frage sie direkt, ob sie vielleicht in den Chef verliebt sei und deshalb ihre Hemmungen so groß sind. Dies überlegt sie ernsthaft und meint dann, dass sie dies eigentlich nicht für möglich halte, da er ihr körperlich so gar nicht gefalle, er sei kleiner als sie selbst, habe eine unreine Haut und entspräche so gar nicht ihren Vorstellungen von einem attraktiven Mann. Da sie meine Frage nicht heftig verneint hat, sondern ernsthaft in Betracht zieht, habe ich das Gefühl, dass hier wirklich keine besonderen erotischen Wünsche vorliegen. (Die Patientin ist meinen Wünschen gleich nachgekommen, indem sie in das Rollenspiel »einsteigt«. Dadurch ist zwar – was ihre Erzählung auch andeutet – einiges der alten Wut in ihr aufgestiegen, ein wenig Distanzierung vielleicht auch gelungen, aber die Tatsache, dass sie meine Anregung so freundlich-bereitwillig aufnimmt, ist vermutlich ihrer Übertragung auf mich als mögliche Konkurrentin geschuldet. Dies wurde aber erst zu einem späteren Zeitpunkt reflektiert.)

5.–20. Stunde

Folgende Themen werden – neben den jeweils aktuellen Ängsten – besprochen: die Beziehung zu den Eltern, die Beziehung zum Bruder und dessen Frau, die Beziehungen am Arbeitsplatz. Erst in einer letzten Phase der Therapie wird die Beziehung zum Ehemann zum Thema.

Die Beziehung zu den Eltern: Hier entwickelt sich ein Panorama, das nicht recht zu ihren ersten beschönigenden Angaben passt. Die wichtigste Person scheint die Mutter zu sein. Als nach einigen Gesprächen aber diese Mutter immer wieder nur als »lieb«, »vielleicht nicht immer ganz verständig, aber das kann man auch nicht verlangen« geschildert wird, versuche ich auf andere Weise an das Erleben der Patientin heranzukommen (14. Stunde). Ich gebe ihr meine Sammlung Kunstpostkarten und bitte sie, eine herauszusuchen (s. S. 159), die für ihre Mutter passen könnte, »so wie Sie Ihre Mutter erleben«. Sie braucht sehr lange für diese Aufgabe und findet schließlich zwei Karten – dies seien die zwei Seiten ihrer Mutter. Eine Karte stellt einen bunten Blumengarten dar, auf der anderen Karte sieht man ein Paar, das beziehungslos nebeneinander auf einem geblümten altmodischen Sofa sitzt, gemalt im Stil von E. Hopper.

(Ich wechsle also hier auf die Ebene der Symbole. Auf dieser Ebene können, weil symbolisch verkleidet, wie das auch im Traum der Fall ist, abgewehrte Inhalte zum Ausdruck kommen. In diesem Fall geht es um Verleugnung, Idealisierung und Reaktionsbildung. Die Aggressionen gegenüber der Mutter können hier sichtbar werden auf der Symbolebene und wie ein Traumgeschehen weiter bearbeitet werden.)

Ihre Erklärungen: Die Mutter mache alles für die Familie, sie richte die Wohnung immer schön her, wenn sie heimkomme, sei alles für sie vorbereitet – eben mit Blumen, aber auch mit Lieblingsspeisen, und die Mutter freue sich und hätte immer eine ganz warme Stimme, wenn sie ankommt. Die Erklärung für das andere Bild: Oft gibt es im Laufe der Besuche bei der Mutter irgendwelche Unstimmigkeiten, das kann etwas ganz Unerhebliches sein, etwa eine Kritik der Mutter an ihrer Frisur (sie trägt die Haare sehr kurz und die Mutter würde ihre alte Jungmädchenfrisur bevorzugen) oder eine Bemerkung, dass sich gerade ein neuer Arzt im Ort etabliert habe, aber »Ihr seid ja so versessen auf die dumme Großstadt, vor allem Du mit Deinem Ehrgeiz in dieser Firma« und vor allem das ewige Gejammere über ihre Kinderlosigkeit u. ä. m. Die Patientin fühlt sich oft gemaßregelt, »dann verläuft ein Tag oder vielleicht auch nur der Abend so gestelzt und wie unter Fremden«. Sie wehrt sich aber meist nur schwach, es fällt ihr dann nichts mehr ein. Der Vater hielte sich da immer raus oder versuche auf eher unbeholfene Art die Spannung zu übergehen, indem er einen Schnaps anböte oder hilflose Gesprächsangebote mache. Am nächsten Tag sei dann alles wieder gut, aber solche Besuche seien alles in allem dann eben doch unangenehm.

Im Laufe der Besprechung kommt auch die Rolle des Vaters klarer heraus. In der 16. Stunde bitte ich sie, ihre Wünsche an den Vater klarer zu artikulieren, indem sie ihn direkt ansprechen soll. Sie sagt nur einen Satz: »Sei kein solches Weichei« – und dann fängt sie zu weinen an. Sie berichtet, dass sie ihren Vater als kleines Kind sehr geliebt habe, aber jetzt könne sie keinen Respekt mehr empfinden, er wolle ihr zwar gegen die übergriffige Mutter helfen, habe aber Angst vor ihr, weil sie sehr »bissig« sein könne und der Vater immer Harmonie wolle. Hier wird ihr klar, dass auch ihr eigenes Harmoniebestreben eher »feig« sei, dass sie auch mit ihrem Mann nie Konflikte wolle. Dass der gefürchtete Chef etwas mit ihrer Angst vor der Mutter zu tun hat, wird ebenfalls angedeutet.

Ich bespreche mit ihr, inwieweit sie auch Situationen in der Therapie als »Übergriffe« erleben könnte. Sie verneint dies, aber als ich auf Rollenspiele zu sprechen komme, meint sie, das sei ihr gleich am Anfang »schon komisch« vorgekommen. Ob sie sich vorstellen könne, sich zu wehren? Sie zögert: »Damals nicht, aber jetzt vielleicht schon …« Was Sie damals gedacht habe? »Dass ich eben nicht so viel weiß wie Sie, und Sie werden schon das Richtige für mich tun«. Ich sage, ein wenig lächelnd: »Da trauen Sie mir vielleicht manchmal ein wenig zu viel zu!«, worauf sie verstehend nickt.

Die Beziehung zum Bruder und dessen Frau scheint sehr offen durch Neid und Eifersucht gekennzeichnet. Der Bruder hätte ohne weiteres das Gymnasium besuchen dürfen, aber der sei »zu doof«; er wohne ganz in der Nähe der Eltern, er bekäme auch dauernd Geld oder teure Geschenke, weil seine Frau

»nur Hausfrau« sei, allerdings eben die zwei Kinder betreue. »Die macht seit neun Jahren Babyjahr« sagt sie dazu etwas maliziös, »aber wenn man solch großzügige Schwiegereltern hat …«

Die Situation am Arbeitsplatz nimmt den anderen großen Teil der Therapie ein. Die Ängste vor dem Chef, vor Kritik der Mitarbeiter stehen immer wieder im Zentrum. Manchmal hat sie das Gefühl, die Ängste seien weniger geworden, dann wieder kommt sie ganz aufgeregt in die Sitzung, um über eine seltsame Bemerkung zu berichten – alles in allem habe ich das Gefühl, dass sie in dieser Beziehung wenig Fortschritte macht, während andere Ängste nie mehr auftauchen und auch die psychosomatischen Symptome selten erwähnt werden.

Ich habe nur mehr selten das Gefühl, dass ich mit einem Kind rede, die Arbeit ist ernsthaft und bezogen auf ihre Probleme. Allerdings achte ich sehr auf ihre ›willfährigen‹ Seiten in der Therapie und spreche sie auch darauf an, wenn es mir nötig erscheint.

20.–30. Stunde

Es gibt einige Stunden, in denen Angst und Ärger über die Mutter sehr stark sind. Sie berichtet voll Bitterkeit, wie ihre Mutter den Gymnasialbesuch verhindert habe; sie sei selbst zum Gymnasium gegangen und habe sich angemeldet, aber als die Mutter davon gehört habe, sei sie »ausgerastet«. Dass die Mutter ihr diese Chance nicht »gegönnt« habe, weil sie selbst nicht viel habe lernen dürfen, formuliert sie ohne meine Mithilfe. Als die Rolle des Vaters dabei – er hatte ihr nur immer wieder geraten, eben dann einmal später Abitur nachzumachen, wenn sie das dann wirklich wolle – zur Sprache kommt, fängt sie wieder zu weinen an. Sie könne ihm das nicht verzeihen, wenn sie daran denke, steige solch ein Hass und gleichzeitig Mitleid mit ihm in ihr hoch, dann denke sie daran, wie schwer ihre Mutter es in solchen Fällen der ganzen Familie mache. Es gäbe bei solchen Streitigkeiten eine furchtbare Atmosphäre über Tage hinweg, sie sei dann immer völlig aufgelöst gewesen. Der Vater habe mehr averbal als verbal zwar klar gemacht, dass er nicht unbedingt auf Seiten der Mutter stehe, aber er habe eben nicht geholfen.

Warum sie eigentlich mindestens zweimal pro Monat eine zweistündige Autofahrt auf sich nehme, um die Eltern zu besuchen? Die Patientin wird bei dieser Frage sehr unsicher. Anders könne sie sich das gar nicht vorstellen …

das sei sowieso für ihre Eltern schon »viel zu wenig« – die beklagten sich dauernd, dass man »voneinander nichts hätte«. Außerdem denke sie, dass man das eigentlich schon von seinen Kindern »verlangen« könne. Ob sie das gerne mache? Ich frage sie diesmal vorsichtig, ob sie vielleicht wieder mit den Kunstpostkarten ihren Gefühlen auf die Spur kommen wolle. Sie scheint davon sehr angetan, »das mache ich viel lieber als ein Rollenspiel« (29. Stunde).

Ich gebe diesmal den Satz vor: »Wenn ich an die Besuche daheim denke …« Nach längerem Suchen wählt die Patientin eine Karte, in der aus der Perspektive von oben ein vierstöckiges Treppenhaus gemalt ist, das sich nach unten hin verjüngt; man wird von diesem Blick förmlich in die Tiefe gerissen und ist doch von den seltsamen Farben (grelles Rot und Gelb) irgendwie fasziniert. Die Patientin erklärt diese Karte – mit vielen Stockungen und Zögern, so als müsste sie sich selbst erst überzeugen und sei verwundert über das, was dabei herauskommt: »Das ist gefährlich, da runterzuschauen. Man stürzt leicht ab – aber eigentlich ist es doch nur ein ganz gewöhnliches Treppenhaus mit einem Geländer. Ich weiß nicht, warum mir das »Abstürzen« dabei sofort einfällt. Ich finde den Gedanken gruselig und faszinierend. Ich möchte ganz normal die Treppe rauf- oder runtergehen. Die Gefahren sucht man sich ja selbst aus, wenn man sich zum Beispiel zu weit vorbeugen würde. Allerdings glaube ich, das der Maler es extra so gemacht hat, dass man dabei auf solche Gedanken kommt.« Was dies alles mit den Besuchen daheim zu tun habe?, frage ich sie. »Dass die für mich oft solch ein Stress sind, muss ja nicht sein. Meine Beklemmung könnte ich auch abschütteln, ich kann mich ja schließlich auch wehren. Ich kann also die Treppe auch normal rauf- und runtergehen. Und übrigens: Wer sagt, dass ich so oft da hinaufgehen muss? Das ewige Klagen meiner Mutter, dass wir so weit entfernt wohnen und mein Mann sich nicht in ihrem Ort niederlässt – warum kriege ich dann immer ein schlechtes Gewissen? Das ist das Gefühl: Ich stürze ab.«

Sie ist in dieser Sitzung sehr nachdenklich und fragt, ob sie die Karte mitnehmen dürfe? Ich erlaube dies natürlich und bitte sie, alles was ihr daheim noch einfällt, womöglich zu notieren oder sich zumindest zu merken. In die nächste Stunde kommt sie mit einem Merkzettel, auf dem sie noch einige Gedanken zum Bild bzw. auch zu ihrer Situation daheim notiert hat. Es tauchen noch viele Gefühle von Bitterkeit auf, nicht nur in Bezug auf die Schulsituation, sondern auch in Bezug auf andere »Vorteile«, um die ihre Mutter sie wohl beneidet hat. Dies bezog sich auf ihr Äußeres (sie meint, ihre Mutter sei nicht sehr attraktiv gewesen), auf Freunde, auf Komplimente u. ä. Ihre Mutter hätte immer gemeint, sie sei viel zu eitel, würde sich über sie erheben wollen und habe daher mit abwertenden Bemerkungen nicht gespart. Beim Bruder aber sei alles recht gewesen. Sie verstehe selbst nicht ganz, wieso sie noch immer ein schlechtes Gewissen habe, weil sie nicht daheim lebe. Wir können herausarbeiten, dass sie vielleicht auch ihren Vater schützen müsse – worauf sie meint, bezogen auf das Bild, auch ihr Vater könne ja abstürzen. Plötzlich sagt sie ganz erschüttert: »Meine Mutter ist ein gefährlicher Schlund« – diesmal sehr fest und abwägend.

31.–50. Stunde

Der dritte Teil der Therapie gilt vor allem der Zusammenschau von Situationen im Elternhaus und in ihrer Firma. Wie sehr sie sich in der »Firma« ein gutes Elternhaus erträumt hat. »Aber das stimmt hinten und vorne nicht«. Sie sieht den Chef und dessen Freundin auf vertrackte Weise als »Elternpaar«, allerdings ist der Chef eher mit ihrer Mutter identifiziert, seine Freundin wird als dessen »Helferin« gesehen, die nie etwas sagt. Ob diese ihr gegenüber positiv oder negativ eingestellt ist, weiß sie nicht. Manchmal hofft sie, dass diese dem Chef etwas Positives sagen könne. Wir streichen immer wieder heraus, wie sehr sie berufliche und familiäre Situationen durcheinander bringt – so gibt es auch Fantasien, dass die Freundin ihr Erfolge »nicht gönnt«. Es wird auch klar, dass sie sich mit diesem Verwirrspiel selbst die Erfolge »nicht gönnt«, weil sie ihr von der Mutter immer abgewertet wurden.

In den letzten 10 Stunden rückt der bisher selten erwähnte Ehemann in den Mittelpunkt. Sie habe ihm gegenüber, »obwohl er so lieb« sei, oft Vorbehalte. Er sei allzu weich, sein Äußeres sei ihr nicht immer angenehm, da könne sie sich nicht so gut »fallen lassen«, wie sie das bei einem ihrer früheren Freunde gekonnt habe. Eigentlich aber würde sie gerne mit ihm ein Kind haben wollen, bisher hätten sie beide dies aber aufgeschoben, weil ihre beiden Berufe so sehr im Vordergrund gestanden hätten. Dies sei ein ungelöstes Problem. Dass sie ihn erotisch nicht immer so sehr anziehend fände, sei aber nicht so wichtig, seine menschlichen Qualitäten seien entscheidender. Dass er ein wenig dem »weichen« Vater ähnle, fiele ihr durch unsere Gespräche erst auf, aber im Leben könne man eben nicht alles verlangen etc.

Was sie von ihm fordern würde, wenn das ginge, frage ich. Sie benutzt von selbst einen leeren Stuhl und spricht ihn eher lachend an. »Dass Du abnimmst! Du bist so mollig wie mein Vater. Das gefällt mir nicht! Dass Du mir aktiv gegen die Mutter hilfst und nicht nur passiv, indem Du abwiegelst! Dass Du mir verbietest, zwei Mal im Monat nach Hause zu fahren!« Sie ist selbst über ihre Klarheit erstaunt. Ich frage sie, ob sie das wirklich »umsetzen« könnte, und sie meint, das könne sie sich vorstellen. Aber ob er wirklich darauf eingehen kann? – »Das weiß ich nicht. Aber er soll es wissen.«

In den letzten Stunden berichtet sie darüber, dass ihr die Besprechungen mit dem Chef nur mehr selten Angst einjagen, manchmal fällt ihr auf seinen sarkastischen Ton hin sogar eine Antwort ein. Letzthin hatte sie dabei die Lacher der Kollegen auf ihrer Seite, was sie sehr erfreut habe, weil übrigens auch der Chef mitgelacht habe. Sie denke jetzt immer ganz bewusst: »Er ist nicht meine Mutter«, das helfe ihr. Im Übrigen könne sie sich auch vorstellen, irgendwann die Arbeitsstelle zu wechseln, dies sei nicht ihre Familie. Der Mutter gegenüber hat sie jetzt eine gewisse Distanz, sie fahre tatsächlich seltener hin und schneide der Mutter die Vorwürfe ab. »Aber da muss ich noch einiges lernen«, meint sie selbstkritisch. Und: »Den Vater werde ich sicher nicht ändern – er ist und bleibt ein Weichei, aber ein sehr liebes«.

Wie das mit der Kinderfrage weitergehe, frage ich sie. »Mal sehen – vorstellen kann ich es mir schon«. (Anderthalb Jahre später bekomme ich eine Geburtsanzeige.)

Boris, Schuld und Angst

Boris, ein 35 Jahre alter Grundschullehrer, kam wegen, wie er sich ausdrückte, »allgemeiner Lebensangst« und vielen anderen kleinen und größeren Ängsten. Diese waren wirklich sehr zahlreich: Er fürchtete sich dauernd vor Blamagen in der Schule (dass der Direktor ihn bei irgendwelchen Fehlern beim Unterrichten ›erwischen‹ könnte, dass Kollegen ihn anschwärzen könnten wegen des Lärms in seiner Klasse oder bei der Pausenaufsicht etc.). Viele dieser Ängste waren paranoid getönt, manches hatte einen realen Hintergrund, manches schien aus der Luft gegriffen. So hatte er – es war zu einer Zeit, als die Jugendgangs gerade begonnen hatten, auch in Schulen zu randalieren – enorme Angst, irgendwann »zusammengeschlagen« zu werden. Dann fürchtete er plötzlich, man werde ihn der sexuellen Belästigung zeihen, weil er unüberlegterweise eine schon etwas weiter entwickelte 12-jährige Schülerin, die ihm eine Frage stellte, im geschlossenen Klassenraum beraten hatte. Ängste, er werde mit seinem Geld nicht auskommen, quälten ihn immer wieder. »Über meinem Kopf fühle ich immer ein Damoklesschwert«, formulierte er.

Boris ist der Sohn von Bauern, in einem sehr kleinen Dorf bildungsfern aufgewachsen und dank seiner guten Intelligenz schnell vom Lehrer als studierfähig erkannt. Seine Eltern erschienen ihm zum Zeitpunkt der Therapie als einfältig, allzu eng und borniert. Es ließ sich aber erkennen, dass sie dem Sohn nie Steine in den Weg gelegt hatten und stolz auf ihn waren. Er rieb sich innerlich vor allem am Vater, den er seiner sehr christlich-konservativen Orientierung wegen verachtete und der ihm immer wieder einmal die Wichtigkeit eines christlich orientierten Lebens klarmachen wollte. Darauf hatte der Patient als Student mit Eintritt in eine der kommunistischen Splittergruppen reagiert – eine Entscheidung, die längst rückgängig gemacht worden war, die ihn aber ebenfalls viele Ängste kostete. Immer wieder dachte er, man werde ihm »draufkommen« und daher aus dem Schuldienst ausschließen.

Boris konnte sich nicht erinnern, je ohne besondere Ängste gewesen zu sein. Zwar war er ein mutiger Sportler gewesen, der gewagte Schi-Abfahrten und Bergtouren absolvierte, aber im Alltag hatte er besonders in der höheren Schule dauernd gegen irgendwelche Beklemmungen zu kämpfen: Er kam sich bäurisch-dumm vor, argwöhnte den Hochmut von Arzt- und Rechtsanwaltssöhnen und erwarb sich, wie er meinte, deren Gunst nur durch seine guten Leistungen und sehr viel Hilfe, die er den weniger guten Schülern zukommen ließ. An der Universität fühlte er sich zwar besser, hatte dort auch gute Freunde, aber der Hinweis, er möge doch das höhere Lehramt machen, ließ wieder seine Angst aufflackern. »Da gehöre ich nicht hin«. Er säße jetzt durchaus am richtigen Platz, sagte er. Der Unterricht selbst machte ihm wenig Probleme, er hatte Kinder gern, schien ein guter Lehrer zu sein und empfand das auch so.

Boris lebte mit einer Frau und deren zwei Kindern zusammen. Er selbst hatte aus einer kurzen und frühzeitig geschlossenen Ehe eine kleine Tochter, die bei der Mutter lebte, die er aber sehr oft sah, zärtlich liebte und betreute. Die Kinder seiner Lebensgefährtin standen ihm nicht so nahe, aber er bemühte sich, auch für sie ein guter Vater zu sein.

Es brauchte nur kurze Zeit, um zu sehen, dass Boris sich dauernd ausnützen ließ: Die sehr wenig gebildete und undifferenzierte Gefährtin nahm bedenkenlos sein Geld, arbeitete wenig, forderte für ihre Kinder Anschaffungen, die das eher bescheidene Familieneinkommen sehr belasteten und versuchte sich – auf seine Kosten – immer wieder in verschiedenen Ausbildungen, die sie aber bald wieder abbrach. Darauf angesprochen reagierte der Patient sehr abwehrend mit vielen moralischen Argumenten: In einer Partnerschaft müsse man eben einander helfen etc. Ich konnte allerdings schlecht sehen, in welcher Hinsicht diese Frau ihm in irgendeiner Weise helfen würde.

Es gab öfter Streit, meist um Sexualität: Die Gefährtin verweigere sich ihm, halte ihn hin etc. Im Übrigen hatte er zwar sehr drängende sexuelle Wünsche, war aber oft im entscheidenden Moment impotent, weil seine Freundin dauernd irgendwelche besonderen Ansprüche stellte, sich nicht genügend als Frau »gewürdigt« fühlte und ihm vorwarf, er benutze sie nur als »Sexualobjekt«. Es war für mich schwer, diese offensichtlich aus einer militanten Frauengruppe übernommenen Floskeln ohne Häme anzuhören, er hatte aber einen ersten Therapieversuch abgebrochen, als ihn der Therapeut allzu deutlich auf die Dummheit der Freundin angesprochen hatte, weshalb ich mich zurückhielt. Offenbar war dieses partnerschaftliche sadomasochistische Verhältnis wichtig für die Aufrechterhaltung seines inneren Gleichgewichts.

Es konnte nach der Anamnese angenommen werden, dass ein schwerer Schuldkonflikt durch masochistische Verhaltensweisen abgewehrt wurde, dass diffuse Bestrafungsängste auf immer wieder neue Lebenssituationen verschoben wurden. Der Kern der Schuld-und Bestrafungsängste lag vermutlich in der Beziehung zum Vater, wobei es sich um ödipale Schuldgefühle handeln konnte.

Obwohl Boris offensichtlich sehr gewillt war, therapeutisch zu arbeiten und seine Therapiestunden (1mal/Woche, später 2mal/Woche) gewissenhaft einhielt und auch schnell Vertrauen gefasst hatte, wollte sich nach anfänglichen euphorischen Beteuerungen, dass er sich sehr entlastet fühle, die Ängste ihn nicht mehr so sehr quälten und ähnliches, ein wirklich produktiver therapeutischer Prozess nicht einstellen.

Alte Ängste wurden durch neue ersetzt, die Stunden wurde in bald recht redundanter Weise durch Klagen über die Partnerin und deren Kinder angefüllt (wobei der Gedanke an Trennung mit großer Angst zurückgewiesen wurde),

Erinnerungen an die Kindheit blieben sehr zwiespältig. Einerseits beschwor er das Bild einer zwar einfachen, aber heilen Welt in wunderbarer Landschaft herauf, andererseits aber war diese Welt auch recht wortkarg, eng und irgendwie unheilschwanger. Letzteres blieb aber sehr vage. Der Vater wurde stereotyp als »bornierter überfrommer Katholik mit enger Moral« angesehen, die Mutter blieb blass als »Erfüllungsgehilfin« des Vaters, allerdings schien sie viel eher gewillt, allzu strenge Forderungen des Vaters abzumildern. So wurde ein überlanges Abendgebet (ein Rosenkranz), den der Vater ihn und seinen Bruder anhielt täglich abends zu beten, von ihr »gekürzt«, wenn der Vater, was öfter vorkam, am Abend noch Pflichten in der Gemeindeverwaltung hatte. Wenn er mit seiner Freundin – einer protestantisch erzogenen Frau – nach Hause kam, verbat die Mutter dem Vater abwertende Bemerkungen über den Protestantismus. Dies tat sie aber, wie Boris meinte, nicht sehr direkt, sondern immer nur in halblauten Sätzen wie »Der Herrgott schaut ins Herz und nicht auf die Kirche, in die einer geht«, »Es hat halt jeder eine andere Art«. Alles in allem verliefen die seltenen Besuche daheim eher unerfreulich. Er wollte keinen Streit mit den Eltern, seine Freundin forderte von ihm »mehr Männlichkeit« und war nach solchen Besuchen sexuell spröder denn je, und die Eltern waren offensichtlich auch nicht zufrieden.

Der Bruder (-3), selten erwähnt, spielte keine große Rolle. Er war zum Erben des kleinen Anwesens bestimmt, aber da die Wirtschaft nicht viel abwarf, hatte er sich im Zweig der Milchwirtschaft fortgebildet und war in diesem Tätigkeitsfeld Gemeindeangestellter. Er schien weniger begabt als Boris, auch intellektuell nicht besonders interessiert.

Der Direktor seiner Schule war ein Mann, vor dessen Kritik er oft besondere Angst hatte. Zwar schien es nicht unwahrscheinlich, dass er diesem Mann gegenüber Gefühle, die ursprünglich dem Vater gegolten hatten, erlebte, aber ich hatte nicht den Eindruck, dass hier eine diesbezügliche Deutung besonders hilfreich wäre. Ich fragte ihn deshalb, ob er sich vorstellen könne, sich einmal in den Direktor hineinzuversetzen. Wir könnten auf diese Weise vielleicht eine klarere Vorstellung davon erhalten, was dieser Mann über ihn, Boris, dachte. Natürlich seien das alles nur Vermutungen, aber gerade seine Vermutungen bestimmten vermutlich stark sein Erleben dem Direktor gegenüber.

Ich stellte einen Stuhl in den Raum und bat ihn, dort als sein Direktor Platz zu nehmen. Er solle alles aussprechen, was ihm als dieser in den Sinne käme, wenn er über Boris als seinen Untergebenen nachdächte, dabei solle er auch auf seine Körperhaltung achten, ob sie der es Direktors entspräche. Auf dem Stuhl als der Direktor sitzend, fiel ihm diese Aufgabe offensichtlich nicht schwer. Er (Boris) sei nicht dumm, aber er sei kein richtiger Mann, er sei ein Weichei, er wolle alles immer 100%ig machen und dann bliebe es doch nur bei einer ganz normalen Leistung, man wisse nicht, woran man bei ihm sei, möglicherweise dächte er ganz anders als man meine, er sei oft egoistisch und auf seinen Vorteil bedacht, aber nur, wenn man es nicht merke, nach außen hin täte er eigentlich immer sehr freundlich etc.

Ich stellte einen zweiten Stuhl dem des Direktors gegenüber und bat ihn darauf Platz zu nehmen und nun auf diese Überlegungen zu reagieren. Auch hier als er selbst sollte er alles aussprechen, was ihm als Reaktion auf die Äußerungen des Direktors in den Sinn käme. Jetzt wusste er wenig zu sagen. Nur: Das sei alles übertrieben. Er sei nicht heimtückisch, er habe nur immer Angst.

Ich stellte zu den beiden Stühlen einen dritten Stuhl und meinte, in mir sei der Eindruck entstanden, als sei sein Vater in dieser Szene irgendwie auch anwesend. Boris nickte. Ich bot ihm an, auch mit diesem die Rolle zu tauschen und als sein Vater auszusprechen, was diesem zu seinem Sohn in den Sinn käme. Auf dem Stuhl des Vaters sitzend schien Boris schneller in dessen Rolle zu finden. Er sagte als Vater, dass Boris sehr verschlossen sei, er sei wohl durch das Studium hochmütig und verhetzt geworden, man wisse bei ihm nie, was er eigentlich wolle, schon als Jugendlicher sei er immer irgendwie hintenherum gewesen.

Ich fragte ihn, was an diesen beiden Beurteilungen ähnlich sein könnte. Dass bei beiden Personen das Unsichere in der Beurteilung seiner Person überwiege, erkannte Boris sofort. Uns beschäftigte in der Folge die Frage, wie er wohl diese Unsicherheit hervorrufe? Darüber war sich Boris sehr unklar, aber die nächsten Stunden verliefen sehr viel produktiver, indem er sich mit der Tatsache auseinandersetzte, dass er wahrscheinlich bei vielen Leuten dieses Gefühl der Unsicherheit, sogar des Sich-betrogen-fühlens hervorrufe. Dass all dies mit seiner Angst zusammenhinge, erschien einsichtig – aber warum entstanden diese Ängste immer wieder?

Boris ging immer wieder einmal in seine Kindheit zurück, erinnerte sich an Gewissensqualen wegen der Selbstbefriedigung, wegen unfrommer Gedanken und Taten und zeigte sich sehr aufgebracht über seine Eltern, die ihn diesen Qualen – vereint mit dem Pfarrer, wie er dachte – ausgesetzt hatten. Normalerweise waren im elterlichen Haus Prügelstrafen nicht üblich – aber an einen Vorfall erinnerte er sich deutlich, und dieser Vorfall hatte ihm auch lange zu schaffen gemacht. Er hatte sich – etwa 12-jährig – im Zimmer einer Hausangestellten unter dem Bett versteckt, als sie schlafen gehen wollte. Er hatte dies aus einem ihm selbst nicht ganz klaren Wunsch getan, sie unbekleidet zu sehen. Die junge Frau entdeckte ihn und rief den Vater. Offenbar war das Strafgericht sehr hart ausgefallen, wobei ihn nicht nur die Prügel gedemütigt hatten, sondern vor allem die hoch moralischen und entrüsteten Ermahnungen und düsteren Prognosen. Er hatte das Gefühl, möglicherweise einer jener zukünftigen Sexualattentäter zu sein, ein Mensch ohne jeden moralischen Rückhalt etc. Auch hier hatte die Mutter ihm nicht richtig geholfen, nur das allzu wütende Schreien des Vaters ängstlich gedämpft und ihn hinterher getröstet, indem sie ihm ein Stück Kuchen gegeben hatte. Er erinnerte sich noch gut an seine Gefühle dabei: Eigentlich habe er den Impuls gehabt, den Kuchen wegzuwerfen, aber dann war ihm dieser Trost doch wiederum als angenehm erschienen in seinem Jammer und seiner Wut gegen den Vater.

Die unproduktive Phase seiner Therapie schien durch diese Erzählungen vorerst gestoppt, viele Ängste traten in den Hintergrund. Zu einer Stunde (es war die 30.) erschien er aber wieder fast panisch. Was war geschehen? Er war einige Zeit vor Sitzungsbeginn schon vor meinem Haus gewesen, und hatte eine nahe gelegene Parkanlage aufgesucht, um dort noch etwas spazieren zu gehen. Da niemand in der Nähe schien, hatte er seinem Drang zu urinieren nachgegeben. Zu spät hatte er gesehen, dass eine Passantin sich ihm näherte. Als sie ihn sah, machte sie kehrt. Dies veranlasste ihn zu wilden und fast paranoid anmutenden Spekulationen: Sie werde ihn anzeigen, sie sei ihm nachher vielleicht unbemerkt gefolgt, man werde ihn als den gesuchten Sexualmörder verdächtigen etc. Dies alles schien so weit hergeholt, dass man an eine zumindest momentane psychische Dekompensation denken musste und ich die Stunde verlängerte, um ihn einigermaßen beruhigt entlassen zu können.

In der nächsten Stunde schien er beruhigt, wunderte sich selbst über seine Ängste. Ich besprach mit ihm eine »Angstberuhigungsmethode«, die er zwischen den Stunden verwenden könnte. Er bekam also eine »Hausaufgabe«: Er solle, wann immer er eine Situation angstvoll besetze, diese Situation kurz schriftlich fixieren und in einer ruhigen Stunde überlegen, welchen »Realitätsgrad« diese Situation wohl einnähme. Die Situation mit der zufälligen Passantin bezeichneten wir mit dem Realitätsgrad »0«, Situationen betreffend Beschwerden wegen des Pausenlärms mit »5« (solche Beschwerden hatte es tatsächlich schon gegeben). Ich belegte die Angst wegen der Passantin sogar mit dem Wort »paranoide Angst« – ein Wort, das ihm augenscheinlich gut helfen konnte, seine Ängste zu situieren.

Es war nach fünf oder sechs Sitzungen nicht schwer zu sehen, dass viele starke Ängste sich um sexuelle Verhaltenweisen rankten (immer wieder die Angst, seine Freundin würde sich ihm eines Tages gänzlich verweigern, die Angst, sie würde seine sehr lebhaften Fantasien über andere Frauen entdecken und ihn verlassen, immer wieder größte ängstliche Vorsicht, ja kein Schulmädchen zu ermuntern etc.).

Dass diesen Ängsten Triebwünsche zugrunde lagen, wurde auch in der Übertragung deutlich, wo Träume ängstlich-lustvollen Inhalts, die sich um Lehrerinnen und andere Respektspersonen drehten, immer wieder einmal auftauchten. Diese Träume wurden nur sehr vorsichtig auf die Therapeutin bezogen. Die Szene mit der Hausgehilfin im elterlichen Haushalt wurde sehr oft erwähnt, als »Paradefall« sexualfeindlichen Verhaltens und eine wichtige Determinante seiner Ängste und Schuldgefühle gesehen. Irgendwann meinte er sich zu erinnern, dass diese recht attraktive junge Frau auch dem Vater gefallen habe und von der Mutter eher abgelehnt wurde. Auch ohne dass dies geklärt werden konnte, war auf diese Weise eine ödipale Ebene angesprochen.

Die Person des Vaters trat in den letzten Stunden der Therapie (80 Sitzungen insgesamt) in offenbar realistischerer Weise in den Vordergrund. Er sah die Begrenzungen, die man von Kindheit an diesem Mann auferlegt hatte, spürte so etwas wie Mitleid und konnte erkennen, dass die Kirche ihn für vieles entschädigt hatte und deshalb so wichtig geworden war. Er vermutete auch beim Vater viele unterdrückte sexuelle Wünsche.

Im Verlauf all dieser Überlegungen wurde langsam klarer, dass er sich eine ungeeignete Partnerin gesucht hatte, die in ihrer Frigidität seine Schuldgefühle beruhigte und gleichzeitig anstachelte. Sie zu verlassen schien nicht mehr unmöglich. In einem angedeuteten Rollenspiel macht er ihr und sich klar, warum es mit ihnen so nicht weitergehen konnte. Er versuchte eine »Probetrennung« und zog zeitweise bei einem Freund ein. Später – das erzählte er mir aber erst einige Zeit nach der Therapie, als ich ihn zufällig traf – verliebte er sich in eine passendere Partnerin und trennte sich endgültig.

Viele seiner Ängste waren gemildert, er verabschiedete sich aus der Therapie mit großem Dank und dem Vorsatz, immer wieder auftauchende Ängste im Sinne der »Hausaufgaben« zu analysieren.

Literatur

Alexander, F./French, P. M. (1946): Psychoanalytic Therapy. Ronald Press, New York.

Argelander, H. (1970): Der Flieger. Eine charakteranalytische Fallstudie. Suhrkamp TB, Frankfurt am Main.

Bauer, J. (2006): Warum ich fühle, was ich fühle. Heyne, München.

Berns, Ulrich (2000): Deutung. In: Mertens, W./Waldvogel, B. (Hg.), Handbuch psychoanalytischer Grundbegriffe. Kohlhammer, Stuttgart, S. 131–140.

Bion, W. R. (1970): Attention and interpretation. A scientific approach to insight in psycho-analysis and groups. Tavistock, London.

Bohleber, W. (2000): Identität. In: Mertens, W./Waldvogel, B. (Hg.), Handbuch psychoanalytischer Grundbegriffe. Kohlhammer, Stuttgart.

Brockmann, J./Schlüter, Th./Eckert. J. (2006): Langzeitwirkungen psychoanalytischer und verhaltenstherapeutischer Langzeitpsychotherapien. Eine vergleichende Studie aus der Praxis niedergelassener Psychotherapeuten. In: Psychotherapeut, Heft 1, S. 17–26.

Buchholz, M. B. (1999): Psychotherapie als Profession. Psychosozial-Verlag, Gießen.

Buchholz, M. B. (2006): Psycho News Letter Nr. 55 (hg. DGPT).

Cremerius, J. (1979): Gibt es zwei psychoanalytische Techniken? In: Psyche 33, S. 577–599.

Cremerius, J. (1984): Vom Handwerk des Psychoanalytikers. Frommann Holzboog, Stuttgart

Crits-Christoph, P./Mintz, J. (1991): Implications of therapists effects for the design and analysis of comparative studies of psychotherapies. Journal of Counseling and Clinical Psychology 59, S. 20–26.

Damasio, A. (1994): Descartes Irrtum. Fühlen und Denken und das menschliche Gehirn. München: List

Damasio, A. (2000): Ich fühle, also bin ich. Die Entschlüsselung des Bewusstseins. List, München.

Damasio, A./Damasio, H. (1993): Sprache und Gehirn. In: Spektrum der Wissenschaft, Special „Gehirn und Geist“, S. 46–55.

Dührssen, A./Jorswieck, E. (1965): Eine empirisch-statistische Untersuchung zur Leistungsfähigkeit psychoanalytischer Behandlung. In: Nervenarzt, S. 166 ff.

Eissler, K. (1953): The effects of the structure of the Ego on psychoanalytic technique. In: American. Psychological Association 1, S. 104–143.

Ferenczi, S./Rank, O. (1924): Entwicklungsziele der Psychoanalyse. Internationaler Psychoanalytischer Verlag, Leipzig/Wien/Zürich.

Ferenczi, S. (1933): Die Elastizität der psychoanalytischen Technik. In: Bausteine zur Psychoanalyse, Bd.3, Ullstein Materialien 1927, S. 380–399, Berlin, Frankfurt/Main.

Fischer, G. (1989): Psychoanalyse als dialektischer Prozess. Asanger-Verlag, Heidelberg.

Fonagy, P./Gergely, G./Jurist, E.L./Target, M. (2004): Affektregulierung, Mentalisierung und die Entwicklung des Selbst. Klett-Cotta, Stuttgart.

Fonagy, P./Target, M./Allison, L. (2003): Gedächtnis und therapeutische Wirkung. Psyche 57, S. 841–856.

Freud, S. (1912a): Zur Dynamik der Übertragung. GW Bd. 8.

Freud, S. (1912b): Ratschläge für den Arzt bei der psychoanalytischen Behandlung. GW Bd. 8, S. 375.

Freud, S. (1913): Zur Einleitung der Behandlung. Weitere Ratschläge zur Technik der Psychoanalyse. GW Bd. 8, S. 468.

Freud, S. (1915): Weitere Vorschläge zur Technik der Psychoanalyse: II Erinnern, Wiederholen und Durcharbeiten. GW Bd. 10.

Freud, S. (1921): Massenpsychologie und Ich-Analyse. GW Bd. 13.

Freud, S. (1937): Die endliche und die unendliche Analyse. GW Bd. 16, S. 57–99.

Fürstenau, P. (1979): Zur Theorie der psychoanalytischen Praxis. Klett-Cotta, Stuttgart.

Gendlin, E. (1989): Focusing-orientierte Psychotherapie. Ein Handbuch der erlebensbezogenen Methode. Pfeiffer, München.

Glickstein, M. (1970): Perception, Motives on Personality. Knopf, New York.

Glickstein, M./Yeo, C. (1990): The cerebellum and motor learning. Journal of Cognitive Neuroscience 2, S. 69–80.

Hartmann-Kottek, L. (2004): Gestalttherapie. Springer-Verlag, Berlin/Heidelberg/New York.

Hatfield, E./Cacioppo, J. T./Rapson, R. L. (1992): Primitive emotional contagion. Review of Personality and Social Psychology 14, S. 151–177.

Heisterkamp, G. (2002): Basales Verstehen. Handlungsdialoge in Psychotherapie und Psychoanalyse. Pfeiffer bei Klett-Cotta, Stuttgart.

Jacobs, T. (1986): On countertransference enactments. In: Journal American Psychoanalytical Association 42, S. 741–762.

Jaeggi, E. (1989): Das präsentative Symbol als Wirkfaktor in der Psychotherapie oder: der Patient als Künstler. In: Forum der Psychoanalyse Bd. 5, Heft 2, S.140–153.

Jung, C. G. (1964): Der Mensch und seine Symbole. Walter-Verlag, Olten/Freiburg/Br.

Kernberg, O. (2000): A concerned critique of psychoanalytic education. International Journal of Psychoanalysis 81, S. 97–120.

Klein, G. S. (1967): Peremptory ideation. In: R.R. Holt (Hg) (1967): Motives an thought. New York (Int.Univ.Pr.).

Klein, G. S. (1970): Perception, Motives and Personality. Knopf, New York.

Klüwer, R. (2001): Szene, Handlungsdialog (Enactment) und Verstehen. In: Bohleber, W./Drews, S. (Hg.), Die Gegenwart der Psychoanalyse – die Psychoanalyse der Gegenwart, Springer, Berlin/Heidelberg.

Körner, J. (1985): Vom Erklären zum Verstehen in der Psychoanalyse. Vandenhoeck & Ruprecht, Göttingen.

Krause, R. (1996): Umgang mit Leiden. Mitleid und Handeln aus psychotherapeutischer Sicht. In: Hilpert, K./Winterhoff-Spurk, P. W. (Hg.), Zwischen Nächstenliebe und Betroffenheit. Röhrig, St. Ingbert.

Krause, R. (1997): Allgemeine psychoanalytische Krankheitslehre. Kohlhammer, Stuttgart.

Kris, E. (1952/1977): Die ästhetische Illusion. Suhrkamp, Frankfurt a. M.

Langer, S. (1942): Philosophie auf neuen Wegen. Fischer TB, Frankfurt a. M.

Laplanche, J./Pontalis, J.-B. (1973): Das Vokabular der Psychoanalyse. Suhrkamp TB, Frankfurt a. M., S. 117/118.

Lear, J. (1998): Open minded: working out the logic of the soul, Harvard Univ. Press, Harvard

Lear, J. (1999): Happiness, Death and the Remainder of Life. Harvard University Press, Harvard.

Lear, J. (1999): Eine Interpretation der Übertragung. In: Psyche 53. Jahrgang, Heft 9/10, S. 1071–1101.

LeDoux, J. E. (1995): Emotions: Clues from the brain. Annual Reviews of Psychology 46, S. 209–247.

Leichsenring, F./Biskup, J./Kreische, R./Staats, H. (2005): The Göttingen study of psychoanalytic therapy: first results. International Journal of Psychoanalysis 86, S. 433–455.

Leutz, G. (1974): Psychodrama. (Das klassische Psychodrama nach Moreno) Springer, Berlin/Heidelberg/New York.

Lichtenberg, J. D. (1991): Psychoanalyse und Säuglingsforschung. Springer, Berlin/Heidelberg u. a.

Lorenzer, A. (1970): Sprachzerstörung und Rekonstruktion. Suhrkamp, Frankfurt a. M.

May, Ulrike (2007): Zur Dauer von Freuds Analysen. In: Psyche Jg. 6, Juni 2007.

Mertens, W. (1992/93): Einführung in die psychoanalytische Therapie. Bd. 1, 2, 3. Kohlhammer, Stuttgart/Berlin/Köln.

Mitchell, St. (2005/1997): Psychoanalyse als Dialog. Einfluss und Autonomie in der psychoanalytischen Beziehung. Psychosozial-Verlag, Gießen.

Möller, H. (2007): Methodenintegration: Eintopf oder Menu à la carte. In: Psychotherapie Forum, 15/1, S. 10–12.

Morgenthaler, F. (1978/2005): Technik. Zur Dialektik der psychoanalytischen Praxis. Syndikat, Frankfurt am Main (Neuauflage 2005: Psychosozial-Verlag, Gießen).

Nerenz, K. (1983): Eine Legende zum Begriff der Gegenübertragung. In S. O. Hoffmann (Hg.), Deutung und Beziehung. Fischer, Frankfurt am Main.

Orange, D. M. (1995): Emotional Understanding. Studies in psychoanalytic Epistemology. Guilford Press, New York/London, S. 9.

Parin, P. (1978): Warum die Psychoanalytiker so ungern zu brennenden Zeitproblemen Stellung nehmen. Eine ethnologische Betrachtung (Kritische Glosse). Psyche 32: 385–399.

Reimer, C./Rüger, U. (2000): Psychodynamische Psychotherapien. Lehrbuch der tiefenpsychologisch orientierten Psychotherapien. Springer, Wien/Heidelberg/New York.

Riegels, V. (1981): Zur Funktion des Handelns in der Psychodramatherapie. In: Engelke, E. (Hg.): Psychodrama in der Praxis, Pfeiffer, München.

Ritter, R. (2003): Psychodramatische Aufstellungen. PsychotherapieForum, 4.

Rudolf, G. (2006): Strukturbezogene Psychotherapie: Leitfaden zur psychodynamischen Therapie struktureller Störungen. Schattauer, Stuttgart.

Sandell, R. et al. (2007): Stockholm Outcome of Psychotherapy and Psychoanalysis Project (STOPP). In: Psychotherapy Research, Heft 2.

Sandler, J. (1976): Gegenübertragung und Bereitschaft zur Rollenübernahme. Psyche 30, S. 297–305.

Sandler, J. (1981): Zum Verhältnis von Therapie und Theorie in der Psychoanalyse. Psyche 37, S. 577–595.

Sandler, J./Sandler, A. M. (1985): Vergangenheitsunbewußtes, Gegenwartsunbewußtes und die Deutung der Übertragung. In: Psyche 39: S. 800–829.

Sandler, J./Sandler, A. M. (1987): The past unsconscious, the present unsconscious and the vicissitudes of guilt. International Journal of Psychoanalysis 68, S. 331–341.

Schischkoff, G. (1982): Philosophisches Wörterbuch. Kröner, Stuttgart.

Schmidt, M. G. (2003): Inszenieren, Erinnern, Erzählen – Zur Abfolge therapeutischer Veränderung. Psyche 57, S. 889–903.

Shazer de, St. (2004): Wege der erfolgreichen Kurztherapie. Klett-Cotta, Stuttgart.

Stern, D. (1998): Now-moments und Vitalitätskonturen als neue Basis für psychotherapeutische Modellbildungen. In: Trautmann-Voigt, S./Voigt, B. (Hg.): Bewegung ins Unbewusste. Brandes & Apsel, Frankfurt a. M., S. 82–96.

Stern, D. N./Sander, L. W./Nahum, J. P./Harrison, A. M./Lyons-Ruth, K./Morgan, A. C./Bruschweiler-Stern, N./Tronick, E. Z. (2002): Nicht-deutende

Mechanismen in der psychoanalytischen Therapie. Das ‚Etwas-Mehr' als Deutung. In: Psyche 56, S. 974–1006.

Stolorow, R. D./Atwood, G. E. (1992): Contexts of Being. The Intersubjective Foundations of Psychological Life. The Analytic Press, Hillsdale, New Jersey.

Stolorow, R. D./Atwood, G. E./Orange, D. M. (1999): Kohut and contextualism: toward a post-cartesian psychoanalytic process. Psychoanalytic Psychology 16, S. 380–388.

Stolorow, R. D./Orange, D. M./Atwood, G. (2001): Cartesian and Post-Cartesian Trends in Relational Psychoanalysis. Psychoanalytic Psychology 18, S. 468–484.

Thomä, H. (1983): Ferenczis „mutuelle Analyse" im Lichte der modernen Psychoanalyse. In : Forum der Psychoanalyse, Bd. 17, Heft 3.

Thomä, H. (2004): Ist es utopisch, sich zukünftig Psychoanalytiker ohne besondere berufliche Identität vorzustellen? In: Forum der Psychoanalyse 2/2004, S. 133–158.

Thomä, H./Kächele, H. (1985/86): Lehrbuch der psychoanalytischen Psychotherapie, Bd.1 und 2. Springer, Berlin/Heidelberg/New York.

Thomä, H./Kächele, H. (2006): Psychoanalytische Forschung. Springer, Berlin/Heidelberg/New York.

Tomasello, M. (1999): The Cultural Origin of Human Cognition. Oxford University Press, Oxford.

Wallerstein, R. S. (1988): One Psychoanalysis or many? International Journal of Psychoanalysis 69, S. 5–21.

Wampold, B. E. (2001): The Great Psychotherapy Debate. Models, Methods, and Findings. Lawrence Erlbaum Associates, New Jersey.

Weiss, J./Sampson, H. (1986): The psychoanalytic process. Guilford Press, New York/London.

Winnicott, D. W. (1965/1989): Vom Spiel zur Kreativität. Klett-Cotta, Stuttgart.

Wöller, W./Kruse, J. (2002): Tiefenpsychologisch fundierte Psychotherapie. Schattauer, Stuttgart/New York.

Wollschläger, M.-E./Wollschläger, G. (1998): Der Schwan und die Spinne: Das konkrete Symbol in Diagnostik und Psychotherapie. Huber, Bern.

Register

Abstinenz 18 f., 22, 42, 46, 49, 53, 86, 93–99, 100, 105, 112
Affektabstimmung 45, 132
Affektansteckung 120, 121
Affektivität 37
Affektkontrolle 24
Als-ob-Modus/Situation 131 f.
Analytische Therapie 47 f., 50, 206

Bewegungsneurone 121
Beziehung 18, 20, 23 ff., 38, 40 ff., 51–69, 71–85, 92, 97–100, 104, 107, 115, 117 f., 124, 131–139, 147, 155 ff., 162–172, 175, 186, 212–218, 225 ff., 232

Chirurgenmetapher 46
Control-Mastery-Theorie 35, 40, 50
Couch 17, 50, 62, 86 ff., 163, 188

deklaratives Gedächtnis 64
Deutung 19 ff., 29, 33, 38–42, 49 ff., 59 ff., 72, 77, 87 f., 102–114, 147, 162, 165, 180, 190, 208, 211 ff., 233
Konfliktdeutung 68
Dodo-bird\- Effekt 56
Doppeln 128 ff.
Dynamische Psychotherapie 47

Einfühlung 119 f., 128 f., 134
Einfühlungsvermögen 119
Empathie 18, 23, 40, 44 ff., 57, 60
Enactment 39

Familienaufstellung 166
Familienbild 155
Focusing 16, 58, 105, 176 f.
freie Assoziation 29, 92, 110, 138, 163
Frequenz 26, 28, 47 ff., 91, 108 ff., 163, 218
Gegenübertragung 15, 17, 27, 41 ff., 48, 62, 72, 81, 88 ff., 102, 123, 190, 205, 213
Gegenwartsunbewusstes 28
gemeinsame implizite Beziehung 78
Genogramm 155
gleichschwebende Aufmerksamkeit 86 f.
Grundregel 62, 86 f., 91 ff., 100

Handlungsdialog 39, 243
Handlungsneurone 121

Ich-Funktionen 23 f.
Ich-Mangel 23
implizites Beziehungswissen 61
implizites und explizites Gedächtnis 64
Inszenierung 44, 46, 210
Intersubjektivismus 37 f., 106
Intersubjektivisten 35 f., 57, 103, 106

katathymes Bilderleben 171

korrigierende emotionale Erfahrung 49
Markierung 19, 131 f.
Mentalisierungsfähigkeit 24
Mitagieren 44
Moment of meeting 61, 77

Neurobiologie 62 f., 68, 120, 178
Neutralität 19
normative Idealtechnik 49
Now moment 39, 78

objektive Wahrheit 38

pathologische Beziehungsmodi 71
pathologische Überzeugungen 70
prozedurales Gedächtnis 64
prozedurales Wissen 77
Psychodynamische Psychotherapie 47, 54

Regression 9, 20 f., 29, 90, 110, 145, 163 ff., 175, 210
Rollentausch 24, 32, 42, 45, 68, 74, 112, 117 f., 120 ff., 141, 155 ff., 216, 223

Säuglingsforschung 63, 77, 120
Selbstbehauptung 24
Selbstbestimmung 24
Selbstbild 155
soziales Atom 155
Spiegelneurone 62, 121 ff.
Standortbestimmung 35
Strukturänderungen der Persönlichkeit 28
Symbol
Definition 142
diskursives Symbol 143
präsentatives Symbol 142

therapeutische Grundhaltung 86
Träume 29, 69, 83, 199, 236
Trieb 37, 175

Übergangsraum 35, 156
Übertragung 9, 15 ff., 37, 41 ff., 80 ff., 104, 111, 123 ff., 141, 147 f., 163, 180, 185, 198 f., 205, 225, 236
Übertragungsdeutung 21, 23, 39, 51, 103 f.
Übertreibungen 186

Vergangenheitsunbewusstes 28, 65
Visualisierung 171

Widerstand 150
zweite Zensur 66 ff., 74